Vepi...k@...t
Tel. 02204/68...8

Werner Timischl

Biomathematik

Eine Einführung für
Biologen und Mediziner

Zweite, neubearbeitete Auflage

SpringerWienNewYork

Univ.-Prof. Dipl.-Ing. Dr. Werner Timischl
Institut für Algebra und Diskrete Mathematik
Technische Universität Wien
Wien, Österreich

Reproduktionsfertige Vorlage vom Autor
Druck: Ferdinand Berger & Söhne Gesellschaft m.b.H., A-3580 Horn
Gedruckt auf säurefreiem, chlorfrei gebleichtem Papier – TCF

Mit 44 Abbildungen

Die Deutsche Bibliothek – CIP-Einheitsaufnahme

Timischl, Werner:
Biomathematik : eine Einführung für Biologen und Mediziner /
Werner Timischl. – 2., neubearb. Aufl. – Wien ; New York :
Springer, 1995
   ISBN 3-211-82751-X

ISBN 3-211-82751-X Springer-Verlag Wien New York
ISBN 3-211-82039-6 1. Aufl. Springer-Verlag Wien New York

Vorwort zur zweiten Auflage

Seit dem Erscheinen der ersten Auflage hat sich der Trend fortgesetzt, auch in den Biowissenschaften verstärkt mathematische Methoden zur Gewinnung und Darstellung von Ergebnissen einzusetzen. Diese Entwicklung spiegelt sich u.a. in den Studienplänen für die Biowissenschaften wider, in denen mathematische und statistische Lehrveranstaltungsangebote einen festen Platz gefunden haben.

Es war das Ziel der ersten Auflage, für Studierende der Biowissenschaften ein Lehrbuch bereitzustellen, in dem für den Fachbereich wichtige mathematische Begriffe und Verfahren auf elementarem Niveau dargestellt sind. An dieser Zielsetzung wurde festgehalten und die Inhalte sowie der methodische Aufbau der ersten Auflage weitgehend beibehalten. Die inhaltlichen Änderungen betreffen im wesentlichen die Abschnitte über Matrizen und Differentialgleichungen. Deutlich verstärkt wurde die Zahl der (durchgerechneten) Beispiele und der (mit ausführlichen Lösungshinweisen versehenen) Aufgaben, um die Verwendung des Buches zum Selbststudium zu erleichtern.

Wohl ist die „Biomathematik" in erster Linie als Lehr- und Übungsbuch für Studierende der Biowissenschaften geschrieben. Darüber hinaus ist das Buch aber auch als eine „Materialsammlung" für den Mathematik-Unterricht an Höheren Schulen gedacht. Angesichts der zunehmenden Bedeutung biologischer Fragestellungen, nicht zuletzt bedingt durch die Umweltproblematik, erscheint eine verstärkte Ausrichtung der Schulmathematik auf die Biowissenschaften mehr als sinnvoll.

Das erste Kapitel enthält elementare Techniken zur Beschreibung und Verarbeitung von Beobachtungsdaten. Im Mittelpunkt stehen einfache Operationen mit ein- und zweidimensionalen Datenstrukturen (Meßreihen, Zeitreihen, Datenmatrizen) sowie Gleichungen mit einer oder mehreren Variablen, die als mathematische Modelle für Zusammenhänge zwischen beobachtbaren Größen eingeführt werden. Das zweite Kapitel behandelt für die biologische Praxis wichtige Funktionen. Besondere Beachtung findet dabei das Problem der Kurvenanpassung, also die Schätzung von Funktionsparametern auf Grund eines vorgegebenen Datenmaterials. Es ist ein alter Wunsch der Naturforscher, aus der Kenntnis des gegenwärtigen Zustandes eines Systems das zukünftige Systemverhalten vorhersagen zu können. Dazu ist es notwendig, geeignete Vorhersagemodelle zu besitzen. Diese werden meist mit Hilfe von Differenzengleichungen oder Differentialgleichungen formuliert. Differenzengleichungen werden im dritten Kapitel behandelt. In den Biowissenschaften kommt ihnen vor allem in der Populationsgenetik, aber auch in der Ökologie eine wachsende Bedeutung zu. Das vierte Kapitel ist der

Differential- und Integralrechnung gewidmet. Aus der Sicht des Anwenders ist dieses Kalkül vor allem im Zusammenhang mit Funktionsuntersuchungen, Approximationsaufgaben und Differentialgleichungsmodellen von Bedeutung. Letztere werden im fünften Kapitel separat behandelt. Neben der expliziten Lösung wird – wie bei den Differenzengleichungen – auch in die qualitative Behandlung von nichtlinearen Gleichungen eingeführt.

Die „Biomathematik" stellt den ersten Teil einer aus zwei Bänden bestehenden biometrischen Grundausbildung für Biologen dar. Den zweiten Teil bildet die ebenfalls im Springer-Verlag Wien vom gleichen Verfasser erschienene „Biostatistik"; in diesem Band wird auch die aus der „Biomathematik" bewußt ausgeklammerte Wahrscheinlichkeitsrechnung behandelt. Lesern, die an weiterführenden mathematischen Werken interessiert sind, steht eine große Zahl von Lehrbüchern zur Verfügung; eine Auswahl enthält das Literaturverzeichnis.

An der Gestaltung der „Biomathematik" haben die kritischen Hörerinnen und Hörer der Fachgruppe Biologie an der Universität Wien einen maßgebenden Anteil. Der Stil des Buches spiegelt die Erfahrung wider, daß die angebotenen mathematischen Inhalte von den Studierenden nur dann erfolgreich umgesetzt werden können, wenn der Lehrstoff aus der Schulmathematik heraus auf niedrigem Abstraktionsniveau und mit starkem Anwendungsbezug entwickelt wird. Angesichts dieser Zielsetzung wird auf mathematische Strenge und Vollständigkeit zugunsten methodischer und praktischer Gesichtspunkte verzichtet und besonderer Wert auf ein reiches Übungsmaterial in Form von Beispielen und Aufgaben (am Ende eines jeden Kapitels) gelegt.

Mein Dank gilt allen Lesern, die durch Hinweise zur Verbesserung des Textes und zur Korrektur fehlerhafter Stellen beigetragen haben. Im besonderen habe ich Herrn Dr. Günther Eigenthaler für Korrekturhinweise und Frau Dipl.-Ing. Edith Fenz sowie meiner Tochter Maria für das Mitlesen der Korrekturen zu danken. Schließlich möchte ich Frau Silvia Schilgerius und Herrn Thomas Redl vom Springer-Verlag in Wien für die Betreuung während der Entstehung der Druckvorlage meinen Dank aussprechen.

Wien, im August 1995   Werner Timischl

Inhaltsverzeichnis

1 **Beobachtungsdaten**
   1.1 Skalentypen 1
        1.1.1 Nominale Merkmale 1
        1.1.2 Ordinale Merkmale 3
        1.1.3 Metrische Merkmale 3
        1.1.4 Arithmetischer Mittelwert und Standardfehler 4
        1.1.5 Gleitende Durchschnitte 6
        1.1.6 Mittlere Lebenserwartung 7
   1.2 Elementare Rechenoperationen 10
        1.2.1 Rechnen mit reellen Zahlen und Termen 10
        1.2.2 Rechnen mit fehlerbehafteten Zahlen 17
        1.2.3 Gleichungen in einer Variablen 19
        1.2.4 Abzählformeln 24
   1.3 Matrizen 26
        1.3.1 Begriff der Matrix 26
        1.3.2 Matrizenoperationen 29
   1.4 Gleichungssysteme 36
        1.4.1 Substitutionsmethode 36
        1.4.2 Determinanten 38
        1.4.3 Inverse Matrix 41
        1.4.4 Nichtlineare Gleichungssysteme 44
   1.5 Aufgaben 46

2 **Funktionen**
   2.1 Von der Beobachtung zur Funktion 51
        2.1.1 Ausgleichsfunktionen 51
        2.1.2 Häufigkeitsverteilungen 53
   2.2 Lineare Funktionen 54
        2.2.1 Geradengleichungen 54
        2.2.2 Regressionsgeraden 57
   2.3 Spezielle rationale Funktionen 61
        2.3.1 Potenzfunktionen 61
        2.3.2 Gebrochene lineare Funktionen 66
        2.3.3 Quadratische Polynome 69

2.4   Exponential- und Logarithmusfunktionen   71
       2.4.1   Bestandsproportionale Veränderungen   71
       2.4.2   Begrenzte Wachstums- und Abnahmeprozesse   77
       2.4.3   Logarithmusfunktionen   82
2.5   Sinusförmige Veränderungen   84
       2.5.1   Die allgemeine Sinusfunktion   84
       2.5.2   Kurvenanpassung bei periodischen Daten   89
2.6   Aufgaben   91

3 **Differenzengleichungen**
3.1   Modellbildung auf diskreten Zeitskalen   96
       3.1.1   Diskrete Prozesse   96
       3.1.2   Differenzengleichungen   99
3.2   Lösung von Differenzengleichungen   101
       3.2.1   Lineare Differenzengleichungen erster Ordnung   101
       3.2.2   Lineare Differenzengleichungen zweiter Ordnung   105
3.3   Konvergente und divergente Folgen   109
       3.3.1   Grenzwertbegriff   109
       3.3.2   Grenzwertbestimmung bei rekursiv definierten
                Folgen   112
       3.3.3   Grenzwert von Funktionen   113
3.4   Qualitative Untersuchung von Differenzengleichungen   116
       3.4.1   Gleichgewichtspunkte   116
       3.4.2   Linearisierung   119
3.5   Aufgaben   121

4 **Differentiation und Integration**
4.1   Der Differentialquotient   123
       4.1.1   Begriff der Ableitung   123
       4.1.2   Ableitungsregeln   129
4.2   Beschreibung von Funktionen mit Hilfe der Ableitung   136
       4.2.1   Lokale Approximation durch Polynome   136
       4.2.2   Lineare Approximation   137
       4.2.3   Näherungsparabeln   146
       4.2.4   Lokale Extremwerte   153
4.3   Bestimmtes und unbestimmtes Integral   155
       4.3.1   Das Flächeninhaltsproblem   155
       4.3.2   Stammfunktionen   158
       4.3.3   Integrationsregeln   160
4.4   Aufgaben   164

5 **Differentialgleichungen**
5.1   Modellbildung mit Differentialgleichungen   168
       5.1.1   Die Methode der elementaren Abstraktion   168
       5.1.2   Kompartmentmodellierung   170

5.2   Differentialgleichungen erster Ordnung   171
      5.2.1   Lösung durch Trennung der Variablen   171
      5.2.2   Linear-inhomogene Differentialgleichungen   174
      5.2.3   Die logistische Gleichung   178
5.3   Differentialgleichungen zweiter Ordnung   182
      5.3.1   Harmonische Schwingungen   182
      5.3.2   Die Schwingungsgleichung   186
5.4   Differentialgleichungssysteme   189
      5.4.1   Systeme von zwei linear-homogenen Differentialgleichungen
              erster Ordnung   189
      5.4.2   Systeme von nichtlinearen Differentialgleichungen   190
5.5   Aufgaben   196

Anhang: Lösungen der Aufgaben   200

Literatur   208

Sachverzeichnis   211

Kapitel 1

Beobachtungsdaten

1.1 Skalentypen

1.1.1 Nominale Merkmale

Empirische Daten müssen skaliert werden, bevor eine mathematische Behandlung möglich ist. Hierbei sind mehrere Stufen zu unterscheiden. Die einfachste Form der Skalierung beruht auf einer Klassifizierung, d.h. auf einer Einteilung von Objekten in Klassen, die durch qualitativ verschiedene Merkmalsausprägungen festgelegt sind. Als Beispiel sei die Klassifizierung von Tieren nach verschiedenen Verhaltensweisen oder die Einteilung der Bewohner eines Gebietes nach Berufsgruppen angeführt. Merkmale, deren Ausprägungen nur eine begriffliche Unterscheidung zulassen, von denen sich also nur feststellen läßt, ob sie gleich oder ungleich sind, werden **Nominalmerkmale** genannt. Ordnet man – in beliebiger Weise – die verschiedenen Ausprägungen als Punkte auf einer Skala an, so erhält man eine **nominale Skala**. Auf einer nominalen Skala ist das Abzählen der Objekte, die eine bestimmte Merkmalsausprägung aufweisen, die einzige mögliche Rechenoperation.

Die durch Abzählen der Objekte mit einer bestimmten Merkmalsausprägung x erhaltene Anzahl H_x wird als **absolute Häufigkeit** der jeweiligen Merkmalsausprägung bezeichnet. Trägt man über einer nominalen Skala die absoluten Häufigkeiten der Merkmalsausprägungen auf, so erhält man eine graphische Darstellung des Datenmaterials in Form eines **Block-** oder **Stabdiagramms**. Oft wird statt der absoluten Häufigkeit die **relative Häufigkeit** h_x angegeben, die man erhält, indem man die absolute Häufigkeit durch die Gesamtzahl n der klassifizierten Objekte teilt, d.h. $h_x = H_x/n$.

Beispiel 1.1. Die Blutgruppe (AB0-System) stellt ein Nominalmerkmal mit den Ausprägungen A, B, AB und 0 dar. Das Ergebnis einer Blutgruppenbestimmung ergab z.B.: Von 10000 Personen gehörten 4323 der Blutgruppe A, 1415 der Blutgruppe B, 3660 der Blutgruppe 0 und 602 der Blutgruppe AB an. Die absoluten Häufigkeiten der Blutgruppen sind also $H_A = 4323$, $H_B = 1415$, $H_0 = 3660$ und $H_{AB} = 602$. Dividiert man diese durch den Stich-

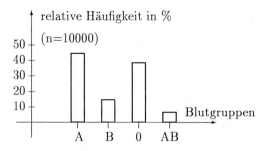

Abb. 1.1. Blockdiagramm zu Beispiel 1.1

probenumfang $n = 10000$, ergeben sich die entsprechenden relativen Häufigkeiten $h_A = 4323/10000 = 0.4324 = 43.23\%$, $h_B = 14.15\%$, $h_0 = 36.60\%$ und $h_{AB} = 6.02\%$, die in Abb. 1.1 durch ein Blockdiagramm dargestellt sind.

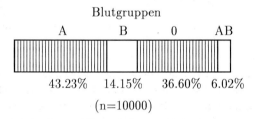

Abb. 1.2. Flächendiagramm zu Beispiel 1.1

Da die Anordnung der den Ausprägungen entsprechenden Blöcke auf der Merkmalsachse völlig willkürlich ist, wird statt des Blockdiagramms oft das einfachere **Flächen-** oder **Streckendiagramm** gewählt. Dieses besteht aus einem z.B. horizontal angeordneten Rechteckstreifen, der im Verhältnis der Häufigkeiten unterteilt ist (vgl. Abb. 1.2). Bei einer Gesamtlänge von S Längeneinheiten ist die zur Merkmalsausprägung x gehörende Streckenlänge l_x also aus $l_x = S \cdot h_x$ zu berechnen.

Beispiel 1.2. Eine Population bestehe aus insgesamt N Individuen. Von diesen sind (bezüglich eines Genorts mit den Allelen A_1, A_2) N_{11} vom Genotyp A_1A_1, N_{12} vom Genotyp A_1A_2 sowie N_{22} vom Genotyp A_2A_2. Wir bestimmen die **Genotyphäufigkeiten**, d.h. die relativen Häufigkeiten D, H und R der Genotypen A_1A_1, A_1A_2 bzw. A_2A_2 sowie die **Genhäufigkeiten**, d.h. die relativen Häufigkeiten p und q der Gene A_1 bzw. A_2. Man erhält: $D = N_{11}/N$, $H = N_{12}/N$, $R = N_{22}/N$ sowie

$$p = \frac{2N_{11} + N_{12}}{2N} = D + \frac{H}{2} \quad \text{und} \quad q = \frac{2N_{22} + N_{12}}{2N} = R + \frac{H}{2}.$$

Wie man leicht nachrechnet, ist $p + q = D + H + R = 1$.

1.1.2 Ordinale Merkmale

Ist ein Merkmal so beschaffen, daß seine Ausprägungen nicht nur eine nominale Unterscheidung der Merkmalsträger (Objekte) ermöglichen, sondern darüber hinaus auch eine Ordnung nach irgendeinem Kriterium (z.B. Größe oder Intensität der Merkmalsausprägungen), so spricht man von einem **ordinalen Merkmal** oder **Rangmerkmal**. Die Ausprägungen eines ordinalen Merkmals bilden eine **ordinale Skala**, die eine weiterreichende Quantifizierung als eine nominale Skala zuläßt, nämlich zusätzlich die Angabe von Rangpositionen. Die Beurteilung von Testleistungen oder des Verhaltens von Personen ist oft nur auf einer Rangskala (z.B. Notenskala) sinnvoll; auch die Bezeichnung der Qualität von landwirtschaftlichen Produkten durch Güteklassen ist eine Rangskalierung.

> **Beispiel 1.3.** Die Wirksamkeit einer Therapie wurde von 25 Patienten subjektiv mit 5 vorgegebenen Rangwerten, nämlich -2 (deutliche Verschlechterung), -1 (mäßige Verschlechterung), 0 (keine Änderung), $+1$ (mäßige Verbesserung) und $+2$ (deutliche Verbesserung), beurteilt. Dabei stellten 2 Patienten eine deutliche Verschlechterung fest, 4 eine mäßige Verschlechterung, 5 keine Änderung, 9 eine mäßige und 5 eine deutliche Verbesserung fest. Was läßt sich daraus über die Wirksamkeit aussagen?

Man ist versucht, in Beispiel 1.3 eine Gesamtbeurteilung in Form eines „mittleren" Rangwertes darzustellen. Eine arithmetische Mittelung der Rangwerte ist allerdings nicht zulässig, da auf Rangskalen eine Addition der Merkmalsausprägungen nicht definiert ist. Ordnet man die Merkmalsausprägungen nach aufsteigender Größe an, so hat man der Reihe nach 2 Rangwerte -2, 4 Rangwerte -1, 5 Rangwerte 0, 9 Rangwerte $+1$ und 5 Rangwerte $+2$. Der so geordneten Rangreihe ist zu entnehmen, daß die mittlere Position (die 13te in der Reihe) mit der Ausprägung $+1$ (mäßige Verbesserung) belegt ist. Der nach dieser Vorschrift gewonnene „Mittelwert" wird als **Median** bezeichnet. (Bei einer geraden Anzahl von Merkmalsausprägungen ist der Median gleich der durch zwei geteilten Summe aus den beiden mittleren Elementen in der geordneten Rangreihe.)

1.1.3 Metrische Merkmale

Im physikalischen Sinn bedeutet die Messung eines Merkmals den Vergleich der Merkmalsausprägung mit einer Maßeinheit. Wiederholtes Auftragen der Maßeinheit ergibt eine Skala, in der aufeinanderfolgende Skalenpunkte gleichlange Intervalle begrenzen. Man erhält eine sogenannte **metrische Skala** und bezeichnet die damit meßbaren Merkmale (Größen) als **metrisch**. Beispiele für metrische Merkmale sind die Zeit oder die Länge. Metrische Skalen werden in **Intervallskalen** mit willkürlichem Nullpunkt und **Verhältnisskalen** mit absolutem Nullpunkt unterteilt. Die Zeitskala ist beispielsweise eine Intervallskala, auf der Verhältnisbildungen (bzw. Aussagen, die darauf beruhen, wie z.B. „4 Uhr ist 100% später als 2 Uhr") sinnlos sind. Im Unterschied dazu ist die Meterskala eine Verhältnisskala, die den höchsten Grad an Quantifizierung zuläßt.

Beispiel 1.4. In einem Fließgewässer soll an einer bestimmten Stelle die PO_4-Konzentration ermittelt werden. Dazu wird die PO_4-Konzentration insgesamt 5-mal gemessen, wobei man die folgenden (mit x bezeichneten) Werte (in mg/l) erhielt: $x_1 = 2.2$, $x_2 = 2.3$, $x_3 = 2.0$, $x_4 = 2.4$, $x_5 = 2.2$. Zur Schätzung der PO_4-Konzentration aus dieser Meßreihe verwenden wir den arithmetischen Mittelwert

$$\overline{x} = \tfrac{1}{5}(x_1 + x_2 + x_3 + x_4 + x_5) = \tfrac{1}{5}(2.2 + 2.3 + 2.0 + 2.4 + 2.2) = 2.22\,.$$

Die Schätzung einer Meßgröße über den arithmetischen Mittelwert ist angebracht, wenn die Meßfehler auf zufallsbedingten Einwirkungen beruhen, die der Beobachter nicht beeinflussen kann. **Zufällige Fehler** können Meßergebnisse nach oben oder unten verfälschen, wobei zu erwarten ist, daß sich durch die Mittelwertbildung die positiven und negativen Abweichungen vom wahren Wert der Meßgröße wenigstens zum Teil aufheben. Im Gegensatz zu den zufälligen Fehlern bewirken die sog. **systematischen Fehler**, die z.B. durch schlecht justierte Instrumente bedingt sind, einseitige Verfälschungen der Messungen.

1.1.4   Arithmetischer Mittelwert und Standardfehler

In Beispiel 1.4 wurde die Messung einer Größe wiederholt ausgeführt und der unbekannte (wahre) Wert der Meßgröße mit Hilfe des aus den einzelnen Meßwerten berechneten arithmetischen Mittelwerts geschätzt. Wir betrachten nun allgemein eine aus insgesamt n Werten bestehende Meßreihe $x_1, x_2, \ldots, x_n$, die sich durch n voneinander unabhängige Wiederholungen der Messung ergeben habe. Der **arithmetische Mittelwert** ist dann durch die Formel

$$\overline{x} = \frac{1}{n}(x_1 + x_2 + \cdots + x_n)$$

gegeben. Die im Zähler stehende Summe aus den durch die Indizes $1, 2, \ldots, n$ unterschiedenen Summanden kürzt man mit Hilfe des **Summenzeichens** $\sum$ gemäß

$$x_1 + x_2 + \cdots + x_n = \sum_{i=1}^{n} x_i$$

ab. Für den Summenausdruck sagt man kurz: Summe über x_i von $i = 1$ bis n. Der (willkürlich ausgewählte) Buchstabe i heißt **Summationsindex**, der Anfangswert $i = 1$ und der Endwert $i = n$ sind die **Summationsgrenzen**. Mit dieser Abkürzung erhält man für den arithmetischen Mittelwert die Formel

$$\overline{x} = \frac{1}{n}\sum_{i=1}^{n} x_i.$$

Beispiel 1.5. Wir zeigen, daß die Summe der positiven Abweichungen der Einzelwerte vom arithmetischen Mittelwert gleich der Summe der negativen Abweichungen ist, d.h., daß

$$\sum_{i=1}^{n}(x_i - \overline{x}) = 0$$

gilt. Um diese Eigenschaft des arithmetischen Mittelwerts zu bestätigen, schreiben wir die Summe ausführlich an und erhalten $(x_1 - \overline{x}) + (x_2 - \overline{x}) + \cdots + (x_n - \overline{x})$. Daraus folgt $x_1 + x_2 + \cdots + x_n - (\overline{x} + \overline{x} + \cdots + \overline{x}) = n\overline{x} - n\overline{x} = 0$.

Die Bedeutung des arithmetischen Mittelwerts wird durch eine wichtige Minimaleigenschaft unterstrichen. Bildet man nämlich aus den Abweichungen $x_i - x^*$ der Meßwerte von irgendeiner festen Zahl x^* die Summe der Quadrate

$$
\begin{aligned}
Q(x^*) &= (x_1 - x^*)^2 + (x_2 - x^*)^2 + \cdots + (x_n - x^*)^2 \\
&= \sum_{i=1}^{n} (x_i - x^*)^2,
\end{aligned}
$$

so nimmt diese Summe ihr Minimum für $x^* = \overline{x}$ an. Wenn man $Q(\overline{x})$ durch n dividiert und dann aus $Q(\overline{x})/n$ die Quadratwurzel zieht, so erhält man die mittlere quadratische Abweichung vom Mittelwert $\overline{x}$, die die Streuung der Meßwerte x_i um $\overline{x}$ beschreibt. Davon zu unterscheiden ist die mittlere quadratische Abweichung der Meßwerte vom wahren Wert x der Meßgröße, die man über die **Varianz**

$$
s_x^2 = \frac{1}{n-1} \sum_{i=1}^{n} (x_i - \overline{x})^2
$$

abschätzt. Die Quadratwurzel

$$
s_x = \sqrt{s_x^2}
$$

aus der Varianz wird als **Standardabweichung** bezeichnet und ist als mittlerer Fehler der Einzelmessung interpretierbar. Dividiert man s_x durch $\sqrt{n}$, so erhält man den **mittleren Fehler** oder **Standardfehler**

$$
s_{\overline{x}} = \frac{s_x}{\sqrt{n}}
$$

des Mittelwerts, mit dem die Güte einer Messung in der Form

$$
\overline{x} \pm s_{\overline{x}}
$$

angegeben wird. Es verbleibt die Frage, was diese Darstellung des Meßergebnisses aussagt. Für eine exakte Antwort darauf sind Kenntnisse aus der Wahrscheinlichkeitsrechnung notwendig. Wir begnügen uns daher an dieser Stelle mit der folgenden, etwas unpräzisen Interpretation: Wenn nur zufallsbedingte Meßfehler vorliegen, dann wird bei ausreichend großem n das Intervall $\overline{x} \pm s_{\overline{x}}$ den wahren Wert der Meßgröße in rund 70 von 100 Meßreihen einschließen. Man pflegt den Standardfehler des Mittelwertes entweder absolut (d.h. in der Form $\pm s_{\overline{x}}$) anzugeben oder in Prozent des Mittelwertes (d.h. in der Form $\pm 100 s_{\overline{x}}/\overline{x}\%$).

Beispiel 1.6. Zur Berechnung der Standardabweichung von x sowie des Standardfehlers von $\overline{x}$ zu der in Beispiel 1.4 angeführten Meßreihe bedient man sich mit Vorteil des in Tabelle 1.1 dargestellten Rechenschemas. Der Tabelle entnimmt man unmittelbar $\overline{x} = 11.1/5 = 2.22$ als Mittelwert, $s_x = \sqrt{0.0880/4} = 0.148$ als Standardabweichung und $s_{\overline{x}} = s_x/\sqrt{5} = 0.066$ als Standardfehler des Mittelwerts. Das Meßergebnis stellt man daher in der Form $x = 2.22 \pm 0.07$ oder $x = 2.22 \pm 3\%$ dar.

Tabelle 1.1. Rechenschema zu Beispiel 1.6

Meßwert-Nr. i	x_i	$(x_i - \overline{x})$	$(x_i - \overline{x})^2$
1	2.2	-0.02	0.0004
2	2.3	0.08	0.0064
3	2.0	-0.22	0.0484
4	2.4	0.18	0.0324
5	2.2	-0.02	0.0004
Σ	11.1	0.00	0.0880

1.1.5 Gleitende Durchschnitte

Eine spezielle Anwendung der arithmetischen Mittelung stellt die Glättung von **Zeitreihen** durch **gleitenden Durchschnitte** dar. Man versteht unter einer Zeitreihe eine Folge $x_0, x_1, x_2 \ldots$ von Beobachtungswerten, die an einem Merkmal X (z.B. Größe einer Population) zu aufeinanderfolgenden, meist äquidistant liegenden Zeitpunkten t_0, t_1, $t_2 \ldots$ gewonnen wurden. Eine Zeitreihe kann man graphisch so darstellen, daß man auf einer Zeitachse die (äquidistanten) Beobachtungszeitpunkte t_i ($i = 0, 1, 2, \ldots$ markiert, jede Beobachtung als Punkt senkrecht im Abstand x_i über dem entsprechenden t-Wert aufträgt und diese Punkte dann durch einen Streckenzug (Polygonzug) verbindet. Häufig ist aus einer solchen Darstellung die Existenz von irregulären Schwankungen erkennbar, die irgendeinem für die betrachtete Größe typischen längerfristigen Zeitverhalten (z.B. längerfristigen Zyklen) überlagert sind. Ein einfaches Verfahren zur Reduzierung der irregulären Schwankungen, d.h. zur Gewinnung einer „geglätteten" Zeitreihe, ist die Methode der gleitenden Durchschnitte. Bei einer Glättung mit einem $(2k + 1)$-gliedrigen Durchschnitt wird jeder Wert x_i der ursprünglichen Zeitreihe (mit Ausnahme der k ersten und k letzten Werte) ersetzt durch den arithmetischen Mittelwert $\overline{x}_i$ aus den k vorangehenden Werten, den k folgenden Werten und x_i selbst, also durch

$$\overline{x}_i = \frac{1}{2k + 1} \sum_{j=i-k}^{i+k} x_j$$

$$= \frac{1}{2k + 1}(x_{i-k} + \cdots + x_i + \cdots + x_{i+k})$$

Eine derartige Mittelwertbildung ist offensichtlich für die ersten bzw. letzten k Glieder der ursprünglichen Zeitreihe nicht möglich; durch Glättung verliert man daher sowohl Glieder am Anfang als auch am Ende der Zeitreihe.

Beispiel 1.7. Im Raum Mistelbach (Niederösterreich) gab es 1973 eine MKS-Epidemie (Maul- und Klauenseuche). Vom 20. 4. bis 20. 5. 1973 wurden täglich die folgenden Anzahlen von Rinderbeständen mit Erstinfektionen registriert: 2, 5, 0, 2, 5, 3, 8, 10, 6, 6, 10, 11, 21, 20, 12, 24, 12, 16, 28, 16, 8, 11, 19, 9, 11, 15, 10, 8, 7, 8, 0. Diese Zeitreihe ist in Abb. 1.3 bzw.

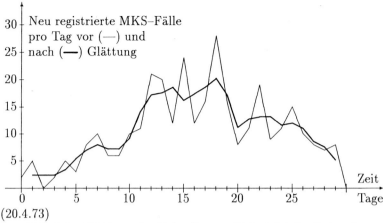

(20.4.73)

Abb. 1.3. Glättung der Zeitreihe von Beispiel 1.7 mit $k = 1$

Abb. 1.4 dargestellt, wobei der Nullpunkt der Zeitskala in den 20. 4. 1973 verlegt wurde.

Bei Glättung mit einem dreigliedrigen Durchschnitt ($k = 1$) erhält man daraus:

$$\overline{x}_1 = \tfrac{1}{3}(x_0 + x_1 + x_3) = \tfrac{1}{3}(2 + 5 + 0) = 2.33,$$
$$\overline{x}_2 = \tfrac{1}{3}(x_1 + x_2 + x_3) = 2.33,$$

usw.

Die ersten beiden Werte der mit 7 Gliedern ($k = 3$) geglätteten Reihe lauten:

$$\overline{x}_3 = \tfrac{1}{7}(x_0 + x_1 + \cdots + x_6)$$
$$= \tfrac{1}{7}(2 + 5 + 0 + 2 + 5 + 3 + 8) = 3.57,$$
$$\overline{x}_4 = \tfrac{1}{7}(x_1 + x_2 + \cdots + x_7) = 4.71.$$

Man erkennt durch Vergleich der Streckenzüge in den Abb. 1.3 und 1.4, daß die Glättung umso stärker ausfällt, je größer die Gliederanzahl ist, die in die Durchschnittsbildung eingeht. Glättungen mit hoher Gliederanzahl sind geeignet, längerfristige Trends in Zeitreihen aufzuzeigen.

Abschließend sei auf eine Gefahr hingewiesen. Bereits „glatte" Zeitreihen werden durch Anwendung der Methode der gleitenden Durchschnitte verzerrt. Dies kann man sich an Hand eines einfachen Beispiels klarmachen. Versucht man etwa die geometrische Folge $3, 6, 12, 24, 48, \ldots$ mit $k = 1$ zu „glätten", so erhält man die Zeitreihe $-, 7, 14, 28, 56, \ldots$, die immer stärker von der ursprünglichen Zahlenfolge abweicht.

1.1.6   Mittlere Lebenserwartung

Auch der Bestimmung der **mittleren Lebenserwartung** liegt eine arithmetische Mittelung zugrunde. Die mittlere Lebenserwartung, die u.a. in der Populationsbiologie eine Rolle spielt, setzt ein Datenmaterial in folgender Form voraus: In

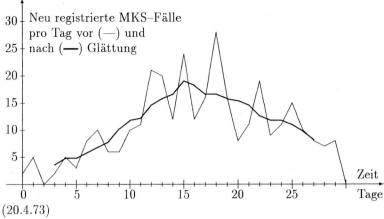

(20.4.73)

Abb. 1.4. Glättung der Zeitreihe von Beispiel 1.7 mit $k = 3$

einer Gruppe von Individuen, die einem gemeinsamen Ereignis ausgesetzt sind, wird die Zahl der Überlebenden im Verlaufe der Zeit registriert. Besteht das gemeinsame Ereignis darin, daß die betrachteten Individuen praktisch zur selben Zeit (d.h. innerhalb einer kurzen Zeitspanne) geboren wurden, so spricht man von einer **Geburtenkohorte**.

Um ein konkretes Beispiel vor Augen zu haben, betrachte man Tabelle 1.2. Diese enthält für eine unter Laborbedingungen gehaltene Kohorte von weiblichen Tsetsefliegen (*Glossina p. palpalis*) die Zahl n_a der Überlebenden in Abhängigkeit vom Alter a (gezählt vom Schlüpfdatum an in Einheiten von 10 Tagen). So ist beispielsweise zum Zeitpunkt $a = 5$, d.h. 5 Zeiteinheiten nach dem Schlüpfen, die Zahl der Überlebenden $n_a = 88$. Um Kohorten von unterschiedlicher Größe miteinander vergleichen zu können, wird die Reihe der Überlebendenzahlen normiert, d.h. man geht zu einer fiktiven Kohorte mit einer willkürlich festgesetzten Anfangsgröße l_0 über (z.B. $l_0 = 100$ oder $l_0 = 1$). Die Überlebendenzahlen dieser fiktiven Kohorte, die man **Lebensraten** nennt und mit l_a bezeichnet, hängen mit den entsprechenden n_a-Werten über die Formel

$$l_a = l_0 \frac{n_a}{n_0}$$

zusammen. Bildet man die Differenz $d_a = l_a - l_{a+1}$, so erhält man die Zahl der Individuen in der (fiktiven) Kohorte, die im Altersintervall zwischen a und $a+1$ sterben. Das Todesrisiko für das einzelne Individuum im Alter a läßt sich nun dadurch charakterisieren, daß man d_a auf die Anzahl l_a der dem Todesrisiko aus-

Tabelle 1.2. Aussterben einer Geburtenkohorte von Tsetsefliegen

Alter a	0	1	2	3	4	5	6	7	8	9	10	11
Zahl n_a	120	119	117	115	102	88	69	47	31	22	10	0

gesetzten Individuen bezieht. Der sich ergebende Quotient

$$q_a = \frac{d_a}{l_a} = 1 - \frac{l_{a+1}}{l_a}$$

heißt **altersspezifische Sterberate**.

Um die mittlere Lebenserwartung e_a eines Individuums im Alter a zu bestimmen, muß die Verteilung der Todesfälle zwischen je zwei aufeinanderfolgenden Zeitpunkten a und $a + 1$ bekannt sein. Oft ist es ausreichend, diese Verteilung als gleichförmig anzunehmen, sodaß ein im Altersintervall zwischen a und $a + 1$ sterbendes Individuum im Durchschnitt eine halbe Zeiteinheit in diesem Altersintervall verlebt. Die Gesamtzahl der Zeiteinheiten, die von den l_a den Zeitpunkt a erlebenden Individuen im Altersintervall von a bis $a + 1$ verlebt werden, ist durch

$$l_{a+1} + \frac{d_a}{2} = l_{a+1} + \frac{l_a - l_{a+1}}{2} = \frac{l_a + l_{a+1}}{2}$$

gegeben. Der erste Summand links drückt den Beitrag der das betrachtete Altersintervall überlebenden Individuen aus (l_{a+1} Individuen verleben je eine Zeiteinheit, insgesamt werden also l_{a+1} Zeiteinheiten verlebt); der zweite Summand, nämlich $d_a/2$, stellt die Anzahl der Zeiteinheiten dar, die von den d_a im Altersintervall zwischen a und $a + 1$ sterbenden Individuen in diesem Altersintervall verlebt werden (jedes dieser Individuen verbringt im Durchschnitt dort eine halbe Zeiteinheit). Die l_a das Alter a erlebenden Individuen verleben daher in den verbleibenden Zeitintervallen von a bis $a + 1$, von $a + 1$ bis $a + 2$, usw. bis zum Aussterben der Kohorte zum Zeitpunkt ω ($l_\omega = 0$) noch insgesamt

$$\frac{l_a + l_{a+1}}{2} + \frac{l_{a+1} + l_{a+2}}{2} + \cdots + \frac{l_{\omega-1}}{2} =$$
$$\frac{l_a}{2} + l_{a+1} + l_{a+2} + \cdots + l_{\omega-1}$$

Zeiteinheiten. Dividiert man die Anzahl dieser Zeiteinheiten durch l_a, so folgt die mittlere Lebenserwartung

$$e_a = \frac{1}{2} + \frac{1}{l_a} \sum_{i=a+1}^{\omega-1} l_i$$

eines a Zeiteinheiten alten Individuums. Soviele Zeiteinheiten hat im Durchschnitt ein das Alter a erlebendes Individuum noch bis zu seinem Tod zu verleben.

Beispiel 1.8. Für die in Tabelle 1.2 dargestellte Kohorte soll e_8 berechnet werden. (Man wähle $l_0 = 100$; l_a drückt dann die Anzahl der Überlebenden in Prozent aus.) Es ist $\omega = 11$ und $e_8 = 1/2 + (l_9 + l_{10})/l_8$. Mit $l_8 = l_0 n_8/n_0 = 100 \cdot 31/120 = 25.83$, $l_9 = l_0 n_9/n_0 = 100 \cdot 22/120 = 18.33$ und $l_{10} = l_0 n_{10}/n_0 = 100 \cdot 10/120 = 8.33$ ergibt sich $e_8 = 1.53$ Zeiteinheiten (15.3 Tage).

Tabelle 1.3. Sterbetafel für eine Laborkolonie von Tsetsefliegen

a	l_a	d_a	$1000q_a$	$100e_a$
0	1000	8	8	650
1	992	17	17	555
2	975	17	17	464
3	958	108	113	371
4	850	117	137	312
5	733	158	216	253
6	575	183	319	209
7	392	133	340	184
8	258	75	290	153
9	183	100	545	95
10	83	83	1000	50

Stellt man die Größen l_a, d_a, q_a und e_a in Abhängigkeit vom Alter a in Form einer Tabelle dar, so erhält man eine **Kohorten-Sterbetafel** für die betrachtete Population. Die dort aufgelisteten Größen werden auch als die **Sterbetafelfunktionen** bezeichnet.

> **Beispiel 1.9.** Aus den in Tabelle 1.2 angegebenen Überlebendenzahlen erhält man mit $l_0 = 1000$ die in Tabelle 1.3 wiedergegebene Sterbetafel (alle Eintragungen sind auf ganze Zahlen gerundet).

Die in den folgenden Kapiteln dargelegten mathematischen Methoden setzen zumeist metrische Skalen voraus. Das Rechnen auf metrischen Skalen entspricht den von der Schule her gewohnten Rechenregeln für den Bereich der reellen Zahlen bzw. Teilbereichen davon.

1.2   Elementare Rechenoperationen

1.2.1   Rechnen mit reellen Zahlen und Termen

a) Betrag, Vorzeichen, Intervall. Die reellen Zahlen lassen sich in umkehrbar eindeutiger Weise den Punkten einer Geraden zuordnen, wenn man auf der Geraden den der Zahl 0 entsprechenden Punkt als Nullpunkt und eine Maßeinheit festlegt. Man kann dann die Zahlen mit den entsprechenden Punkten auf der Geraden (der sogenannten **Zahlengeraden**) identifizieren. Der **Betrag** $|a|$ einer Zahl a ist geometrisch als Abstand des der Zahl a entsprechenden Punktes (kurz des Punktes a) vom Nullpunkt zu interpretieren. Durch Angabe dieses Abstandes ist eine Zahl a bis auf ihr Vorzeichen (**Signum**, kurz: sgn) festgelegt. Für positives a ist $sgn(a) = +1$, für negatives a gilt $sgn(a) = -1$; ferner ist $sgn(0) = 0$ festgelegt. Damit läßt sich eine jede Zahl a schreiben als $a = sgn(a)\,|a|$.

Die reellen Zahlen sind auf der Zahlengeraden der Größe nach „aufgereiht". Zur Angabe der Größenbeziehungen werden die Symbole = (gleich), $\neq$ (ungleich), > (größer), < (kleiner), $\geq$ (größer gleich) und $\leq$ (kleiner gleich) benutzt. Alle reellen Zahlen x, die größer als die vorgegebene Zahl a und kleiner als die vorgegebene Zahl b ($b > a$) sind, bilden ein sogenanntes **offenes Intervall** der Zahlengeraden, wofür man auch kurz $a < x < b$ oder (a, b) schreibt. Sollen auch die Randpunkte zum Intervall gehören, soll also gelten $a \leq x \leq b$, so spricht man von einem **abgeschlossenen Intervall** und schreibt dafür $[a, b]$. Mit Hilfe der Intervallmitte $m = (a + b)/2$ und der halben Intervalllänge $d = (b - a)/2$ ist für $[a, b]$ auch die Darstellung $m \pm d$ gebräuchlich; als Beispiel sei das mit dem Standardfehler $s_{\bar{x}}$ gebildete Ungenauigkeitsintervall $\bar{x} \pm s_{\bar{x}}$ für den Mittelwert $\bar{x}$ einer Meßreihe genannt. Ist keine untere Grenze bzw. keine obere Grenze gegeben, so hat man die einseitig offenen Intervalle $-\infty < x \leq b$ bzw. $a \leq x < +\infty$.

b) Potenzen, Binomialentwicklung. Die grundlegenden arithmetischen Rechenoperationen mit reellen Zahlen und reellwertigen Termen werden von der Schule her als bekannt vorausgesetzt. Im besonderen angemerkt seien die Festlegung $a^0 = 1$ ($a \neq 0$) einer Potenz mit dem Exponenten 0, die Definitionen

$$a^{-n} = 1/a^n \quad \text{bzw.} \quad a^{n/m} = \sqrt[m]{a^n}$$

von Potenzen mit negativen bzw. gebrochenen Exponenten, die sogenannten **Potenzgesetze**

$$a^n a^m = a^{n+m} \,, \ a^n b^n = (ab)^n \,, \ (a^n)^m = a^{nm}$$

$$\frac{a^n}{a^m} = a^{n-m} \,, \ \frac{a^n}{b^n} = \left(\frac{a}{b}\right)^n$$

und die Formeln

$$(a \pm b)^2 = a^2 \pm 2ab + b^2 \quad \text{bzw.} \quad a^2 - b^2 = (a + b)(a - b)$$

für das Quadrat eines Binoms bzw. für die Differenz von zwei Quadraten.

Beispiel 1.10.
    a) Die Körperoberfläche A (in m^2) eines Menschen kann nach DU BOIS aus der Körperhöhe H (in cm) und dem Körpergewicht M (in kg) mit Hilfe der Formel $A = 0.007184 \cdot H^{0.725} \cdot M^{0.425}$ geschätzt werden. Für einen Menschen mit 180cm Größe und 80kg Gewicht ergibt sich damit eine Hautfläche von ungefähr 2m^2.
    b) Eine Population befinde sich bezüglich eines Genorts mit den Allelen A_1 und A_2 im HARDY–WEINBERGschen Gleichgewicht, d.h., zwischen den Häufigkeiten p und q der Allele A_1 bzw. A_2 einerseits und den Häufigkeiten D, H und R der Genotypen $A_1 A_1$, $A_1 A_2$ bzw. $A_2 A_2$ andererseits bestehen die Beziehungen

$$D = p^2 \,, \ H = 2pq \,, \ R = q^2 \,.$$

Wir zeigen, daß das HARDY–WEINBERGsche Gleichgewicht genau dann vorliegt, wenn $H^2 = 4DR$ ist. (Mit dieser Formel kann man überprüfen, ob sich eine Population im HARDY–WEINBERGschen Gleichgewicht befindet.)

Einerseits ist nämlich $4DR = 4 \cdot p^2 \cdot q^2 = (2pq)^2 = H^2$; andererseits erhält man mit $H^2 = 4DR$

$$p^2 = \left(D + \frac{H}{2}\right)^2 = D^2 + DH + \frac{H^2}{4} =$$
$$D^2 + DH + DR = D(D + H + R) = D\,,$$
$$2pq = 2\left(D + \frac{H}{2}\right)\left(R + \frac{H}{2}\right) = 2DR + HR + DH + \frac{H^2}{2} =$$
$$\frac{H^2}{2} + HR + DH + \frac{H^2}{2} = H(H + R + D) = H\,,$$
$$q^2 = \left(R + \frac{H}{2}\right)^2 = R\,.$$

c) Die Varianz einer Meßreihe $x_1, x_2, \ldots, x_n$ mit dem Mittelwert $\overline{x}$ wurde durch die Formel

$$s_x^2 = \frac{1}{n-1} \sum_{i=1}^{n} (x_i - \overline{x})^2$$

definiert. Zur praktischen Berechnung der Varianz wird oft die Formel

$$s_x^2 = \frac{1}{n-1}\left(\sum_{i=1}^{n} x_i{}^2 - n\overline{x}^2\right)$$

verwendet, die man aus der zuerst angegebenen erhält, wenn man dort die Quadratsumme folgendermaßen zerlegt:

$$\sum_{i=1}^{n} (x_i - \overline{x})^2 \; = \; \sum_{i=1}^{n} (x_i{}^2 - 2x_i\overline{x} + \overline{x}^2)$$
$$= \; \sum_{i=1}^{n} x_i^2 - 2\overline{x} \sum_{i=1}^{n} x_i + n\overline{x}^2$$
$$= \; \sum_{i=1}^{n} x_i^2 - n\overline{x}^2\,.$$

Ersetzt man $\overline{x}$ durch $\sum x_i/n$, so ergibt sich eine weitere Formel für die Varianz, nämlich

$$s_x^2 = \frac{1}{n-1}\left[\sum_{i=1}^{n} x_i{}^2 - \frac{1}{n}\left(\sum_{i=1}^{n} x_i\right)^2\right].$$

Wir betrachten nun allgemein Potenzen von Binomen mit natürlichen Exponenten, also Terme der Gestalt $(a+b)^n$ mit $(n = 0, 1, \ldots)$. Wie man leicht nachrechnet, gilt

$$(a + b)^0 \; = \; 1a^0 b^0,$$

$$
\begin{aligned}
(a+b)^1 &= 1a^1b^0 + 1a^0b^1 \\
(a+b)^2 &= 1a^2b^0 + 2a^1b^1 + 1a^0b^2, \\
(a+b)^3 &= 1a^3b^0 + 3a^2b^1 + 3a^1b^2 + 1a^0b^3, \\
(a+b)^4 &= 1a^4b^0 + 4a^3b^1 + 6a^2b^2 + 4a^1b^3 + 1a^0b^4,
\end{aligned}
$$

usw.

Man erkennt, daß die Entwicklung von $(a+b)^n$ aus $n+1$ Summanden S_k besteht, die wir mit Hilfe des Index k von 0 bis n durchnumerieren. Jeder Summand S_k besteht aus drei Faktoren, den Potenzen a^{n-k} und b^k sowie einer vorangestellten Zahl, die man **Binomialkoeffizient** nennt und durch das Symbol $\binom{n}{k}$ darstellt (gelesen: n über k). Die Binomialkoeffizienten lassen sich nach einer einfachen Regel bestimmen; man denkt sich die Binomialentwicklung – wie dies oben geschehen ist – nach fallenden Potenzen von a (bzw. steigenden Potenzen von b) vorgenommen und die Binomialkoeffizienten in Form des (nach PASCAL benannten) Dreiecks

$$
\begin{array}{ccccccccc}
& & & & 1 & & & & \\
& & & 1 & & 1 & & & \\
& & 1 & & 2 & & 1 & & \\
& 1 & & 3 & & 3 & & 1 & \\
1 & & 4 & & 6 & & 4 & & 1
\end{array}
$$

$\cdot \qquad \cdot \qquad \cdot \qquad \cdot \qquad \cdot$

angeschrieben. In diesem Dreieck stehen dann an den seitlichen Rändern nur Einser und jeder „innere" Koeffizient ist gleich der Summe der beiden links und rechts darüberstehenden Koeffizienten. Eine direkte Berechnung des Binomialkoeffizienten $\binom{n}{k}$ ist für $n = 1, 2, \ldots$ und $k = 1, 2, \ldots, n$ mit Hilfe der Formel

$$
\binom{n}{k} = \frac{n(n-1)(n-2)\cdots(n-k+1)}{1 \cdot 2 \cdot 3 \cdots k}
$$

möglich. Mit den so definierten Binomialkoeffizienten und der zusätzlichen Festlegung $\binom{n}{0} = 1$ für $n = 0, 1, \ldots$ kann die Entwicklung der n-ten Potenz des Binoms $a + b$ durch die Formel

$$
(a+b)^n = \sum_{k=0}^{n} S_k \quad \text{mit} \quad S_k = \binom{n}{k} a^{n-k} b^k
$$

ausgedrückt werden.

Beispiel 1.11.

a) Die Binomialentwicklung spielt u.a. in der Genetik eine Rolle. Bekanntlich entstehen aus einer Paarung vom Typ $A_1A_1 \times A_1A_2$ mit gleicher Chance A_1A_1- und A_1A_2-Nachkommen. Will man z.B. wissen, welche Genotypkombinationen bei vier aus dem betrachteten Paarungstyp hervorgegangenen Nachkommen möglich sind und in welcher Relation die Chancen stehen, mit denen diese Kombinationen auftreten, kann man in folgender Weise vorgehen: Man schreibt symbolisch $(A_1A_1 + A_1A_2)^4$ und nimmt die Binomialentwicklung

$$
\begin{aligned}
(A_1A_1 + A_1A_2)^4 &= 1(A_1A_1)^4 + 4(A_1A_1)^3(A_1A_2) + 6(A_1A_1)(A_1A_2)^2 \\
&\quad +4(A_1A_1)(A_1A_2)^3 + 1(A_1A_2)^4
\end{aligned}
$$

vor. Offensichtlich können von den Nachkommen alle vier, drei, zwei, einer oder keiner vom Typ A_1A_1 sein.(Die Reihenfolge, mit der die Genotypen entstehen, spielt keine Rolle.) Diesen fünf Möglichkeiten entsprechen die Summanden auf der rechten Seite der Binomialentwicklung. Darüber hinaus bringen die den Genotypkombinationen vorangestellten Koeffizienten zum Ausdruck, daß sich die Chancen für das Eintreten dieser fünf Möglichkeiten wie $1:4:6:4:1$ verhalten.

b) Die Binomialentwicklung ist auch bei numerischen Berechnungen von Nutzen. Es soll z.B. das Volumen V eines Würfel bestimmt werden. Dazu muß man die Kantenlänge a messen und $V = a^3$ berechnen. Im allgemeinen wird die Messung fehlerbehaftet sein; wenn Δx den Meßfehler bezeichnet, so kann man die gemessene Kantenlänge a^* durch $a^* = a + \Delta x = a(1 + \Delta x/a)$ und das damit berechnete (fehlerbehaftete) Volumen durch $V^* = a^3(1 + \Delta x/a)^3$ ausdrücken. Der relative Fehler des Volumens ist also durch

$$
\frac{V^* - V}{V} = \left(1 + \frac{\Delta x}{a}\right)^3 - 1
$$

gegeben. Wenn $\Delta x/a$ nicht größer als 10% ist, kann man mit ausreichender Genauigkeit in der Binomialentwicklung

$$
\left(1 + \frac{\Delta x}{a}\right)^3 = 1 + 3\left(\frac{\Delta x}{a}\right) + 3\left(\frac{\Delta x}{a}\right)^2 + \left(\frac{\Delta x}{a}\right)^3 \approx 1 + 3\left(\frac{\Delta x}{a}\right)
$$

die quadratischen und kubischen Terme vernachlässigen. Im Rahmen dieser Näherung ergibt sich daher, daß der relative Fehler

$$
\frac{V^* - V}{V} = 3\frac{\Delta x}{a}
$$

des Volumens gleich dem dreifachen relativen Fehler $\Delta x/a$ der Kantenlänge ist.

c) *Logarithmus.* Wir erinnern an die Definition des **Logarithmus** $\log_a z$ aus einer Zahl $z > 0$ zur Basis $a > 1$: Dieser ist jene Zahl $x = \log_a z$, mit der man die Basis a potenzieren muß, um den Logarithmanden z zu erhalten, d.h., es gilt $a^x = z$. Daraus folgen unmittelbar die nützlichen Formeln

$$
\log_a a^x = x \quad \text{und} \quad a^{\log_a z} = z.
$$

Von besonderem Interesse sind der **Zehnerlogarithmus** mit der Basis $a = 10$ (statt $\log_{10}$ schreibt man auch kurz lg) sowie der **natürliche Logarithmus** mit der Basis $a = e = 2.71828\ldots$ (statt $\log_e$ schreibt man kurz $\ln$). Unter Beachtung der entsprechenden Regeln für das Rechnen mit Potenzen kann man die folgenden **logarithmischen Rechengesetze** bestätigen (statt $\log_a$ wird kurz $\log$ geschrieben):

$$\begin{aligned}
\log z_1 + \log z_2 &= \log z_1 z_2\,, \\
\log z_1 - \log z_2 &= \log(z_1/z_2)\,, \\
\log z^n &= n \log z\,.
\end{aligned}$$

Speziell folgt mit $n = -1$ aus der letzten Formel $\log(1/z) = -\log z$. Wendet man $\log_b$ (b ist irgendeine zulässige Basis) auf die Identität $z = a^{\log_a z}$ an, so ergibt sich $\log_b z = \log_a z \cdot \log_b a$, woraus

$$\log_a z = \frac{1}{\log_b a} \log_b z$$

folgt. Diese Formel erlaubt die Umrechnung von Logarithmen zur Basis b in solche zur Basis a. Speziell lautet die Umrechnungsformel zwischen den Zehnerlogarithmen und den natürlichen Logarithmen $\ln z = 2.303 \lg z$.

Beispiel 1.12.

(a) $\log_2 16 = \log_2 2^4 = 4$

(b) $10^{\lg 2} = 2$

(c) $\ln 1 = \ln e^0 = 0$

(d) $[H] = 3.1 \cdot 10^{-4}$; $pH = -\lg[H] = -\lg 3.1 + 4 = 3.51$

(e) $\ln(N_0 e^{-rt}) = \ln N_0 + \ln e^{-rt} = \ln N_0 - rt$

(f) $L = 10 \lg(I/I_0)$; $I = ?$
(WEBER–FECHNERsche Formel; I ist Intensität einer Schallquelle, L die empfundene Lautstärke in Dezibel (dB); I_0 ist die sogenannte Reizschwelle)
$L/10 = \lg(I/I_0)$; $10^{L/10} = I/I_0$; $I = I_0 10^{L/10}$

d) Berechnung des rechtwinkeligen Dreiecks. Wir gehen von einem Rechteck mit den Seiten a, b und der Diagonale c aus. Die Diagonale teilt das Rechteck in zwei kongruente (deckungsgleiche) **rechtwinkelige Dreiecke** mit dem Flächeninhalt $A = ab/2$. Die am rechten Winkel anliegenden Dreiecksseiten a und b werden **Katheten**, die dem rechten Winkel gegenüberliegende Dreieckseite c wird **Hypotenuse** genannt. Die Katheten hängen nach dem **pythagoreischen Lehrsatz**

$$a^2 + b^2 = c^2$$

mit der Hypotenuse zusammen. Wir bezeichnen mit β den von der Hypotenuse c und der Kathete a eingeschlossenen Winkel (a heißt in diesem Zusammenhang die **Ankathete** von β, die gegenüberliegende Seite b die **Gegenkathete** von β).

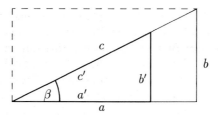

Abb. 1.5. Zur Definition von Sinus, Kosinus und Tangens

Der Winkel β ist durch das Verhältnis von je zwei Dreieckseiten eindeutig bestimmt. Teilt man nämlich nach Abb. 1.5 das rechtwinkelige Dreieck durch eine Parallele zur Kathete b in zwei Teile, so erhält man ein kleineres rechtwinkeliges Dreieck mit denselben Winkeln wie das ursprüngliche Dreieck (entsprechend den Seiten des ursprünglichen Dreiecks seien die Seiten des kleineren Dreiecks mit a', b' und c' bezeichnet) und ein **Trapez** mit den Parallelseiten b', b sowie der Höhe $h = a - a'$ (der Flächeninhalt des Trapezes ist also $(b + b')(a - a')/2$). Die Summe

$$\frac{a'b'}{2} + \frac{(b + b')(a - a')}{2} = \frac{ba + b'a - ba'}{2}$$

dieser Teilflächen muß natürlich gleich dem Flächeninhalt $ab/2$ des ursprünglichen Dreiecks sein. Setzt man die Flächeninhalte gleich, so ergibt sich nach kurzer Umformung $b'/a' = b/a$, d.h. das Verhältnis der Gegenkathete von β zur Ankathete von β bleibt konstant. Entsprechendes gilt für das Verhältnis von Gegenkathete zur Hypotenuse sowie von Ankathete zur Hypotenuse. Man bezeichnet diese durch einen vorgegebenen Winkel β festgelegten Seitenverhältnisse im rechtwinkeligen Dreieck als **Tangens** (Gegenkathete/Ankathete), **Sinus** (Gegenkathete/Hypotenuse) und **Kosinus** (Ankathete/Hypotenuse) des Winkels β und schreibt dafür $\tan\beta$, $\sin\beta$ bzw. $\cos\beta$. Die genannten, zu vorgegebenen Winkeln gehörenden Seitenverhältnisse werden zusammenfassend auch als **Kreisfunktionswerte** (spitzer Winkel) bezeichnet und können aus einschlägigen Tabellen bzw. mit dem Taschenrechner bestimmt werden.

Bei Berechnungen mit dem Taschenrechner achte man auf die Festlegung des **Winkelmaßes**. Statt des **Gradmaßes** wird häufig auch das **Bogenmaß** verwendet. Bezeichnet $\beta°$ das Gradmaß eines Winkels β und $\text{arc}\,\beta$ das entsprechende Bogenmaß (arc steht für Bogen) so gilt

$$\text{arc}\beta = \beta° \frac{\pi}{180°} \, ,$$

wobei $\pi = 3.1415926\ldots$ ist. Das Bogenmaß eines Winkels β kann geometrisch als Maßzahl der Länge des zu β gehörenden Bogens auf dem Einheitskreis, d.h. einem Kreis mit der Längeneinheit als Radius, interpretiert werden. Für einen Kreis mit beliebigem Radius r gilt, daß die Länge s des zu einem Winkel β gehörenden **Kreisbogens** durch $s = r\,\text{arc}\beta$ gegeben ist; insbesondere ist der Kreisumfang $U = r\,\text{arc}360° = 2\,r\,\pi$.

Beispiel 1.13. Bei senkrechtem Einfall der Sonnenlichts auf eine (ebene) Blattfläche vom Inhalt A wird pro Flächen- und Zeiteinheit die Energie I eingestrahlt. Die dem Blatt durch direkte Einstrahlung zugeführte Sonnenleistung ist gegeben durch das Produkt $P = IA$ (A ist zugleich der Querschnitt des einfallenden Lichstrahlenbündels). Diese Formel ist allerdings nur dann anwendbar, wenn die Sonnenstrahlen senkrecht einfallen. Wird die Blattfläche um einen Winkel β verdreht, so hat das auf die Blattfläche auftreffende Lichtstrahlenbündel den Querschnitt $A' = A \cos\beta$, sodaß die zugeführte Sonnenleistung in der verdrehten Lage durch $P' = IA' = IA\cos\beta = P\cos\beta$ gegeben ist. Man mache sich den Zusammenhang zwischen A und A' an Hand einer Skizze klar! Ist etwa $\beta = 60°$, so ergibt sich $P' = 0.5P$.

1.2.2 Rechnen mit fehlerbehafteten Zahlen

a) Absoluter und relativer Fehler. Die Zahlen, mit denen irgendwelche Berechnungen ausgeführt werden, sind meist fehlerbehaftet und stellen oft nur Näherungswerte dar. Wenn es sich bei den Zahlen um Meßwerte handelt, sind wohl in erster Linie die Meßfehler für die Ungenauigkeiten verantwortlich. Eine weitere Fehlerquelle ist die beim numerischen Rechnen prinzipiell notwendige Beschränkung auf eine bestimmte Anzahl von Stellen. Die Verkürzung auf die zugelassene Stellenanzahl erfolgt in der Regel durch **Auf-** oder **Abrunden**. Man rundet ab, d.h., man läßt die letzte beibehaltene Ziffer unverändert, wenn auf sie eine 0, 1, 2, 3 oder 4 folgt. Andernfalls wird aufgerundet, d.h., die letzte beibehaltene Ziffer um 1 erhöht. Der auf 2 Nachkommastellen gerundete Näherungswert für $\pi = 3.1415926\ldots$ ist also 3.14, bei Runden auf 3 Nachkommastellen erhält man 3.142.

Es sei x^* ein Näherungswert für eine Zahl mit dem exakten Wert x. Man bezeichnet die Differenz $\Delta x^* = x^* - x$ als **absoluten Fehler** von x^*. Da der exakte Wert x im allgemeinen unbekannt ist, muß man sich meist mit einer Abschätzung von Δx^* begnügen. Beispielsweise gilt, wenn x^* aus x durch Runden auf n Nachkommastellen hervorgegangen ist, für den absoluten Rundungsfehler die Abschätzung $|\Delta x^*| \le 0.5 \cdot 10^{-n}$. Das Verhältnis $\Delta x^*/x$ des absoluten Fehlers von x^* zum exakten Wert heißt der **relative Fehler** von x^*. Die Größenordnung des relativen Fehlers wird durch die Anzahl der **signifikanten Ziffern** bestimmt. Zur Erklärung dieses Begriffs denke man sich die Zahl x in der **normalisierten Gleitpunktdarstellung** $x = m \cdot 10^k$ angeschrieben, d.h. als Produkt einer Zahl m mit $0.1 \le m < 1$ und einer Zehnerpotenz mit ganzzahligem Exponenten k. Man bezeichnet die auf der n-ten Nachkommastelle von m stehende Ziffer als signifikant, wenn der Betrag des absoluten Fehlers von m nicht größer als $0.5 \cdot 10^{-n}$ ist. Auf Grund dieser Festlegung sind z.B. alle Ziffern einer durch Runden enstehenden Näherung signifikant. Wenn man die Zahl 3.216 auf 2 signifikante Ziffern rundet, erhält man 3.2; rundet man 3216 auf 2 signifikante Stellen, folgt 3200. Der relative Fehler beträgt in beiden Fällen $(3.2 - 3.216)/3.216 = (3200 - 3216)/3216 \approx -0.5\%$.

b) Fehlerfortpflanzung. Führt man mit fehlerbehafteten Zahlen eine Rechnung durch, so wird wegen der Fehler der in die Rechnung eingehenden Daten im allgemeinen auch das Resultat der Rechnung fehlerbehaftet sein. Man spricht von **Fehlerfortpflanzung**, die wir kurz an Hand einer einfachen Rechenoperation betrachten wollen. Es soll die Differenz der Zahlen x^* bzw. y^* mit den absoluten Fehlern $\Delta x^* = x^* - x$ bzw. $\Delta y^* = y^* - y$ gebildet werden, wobei wir $x > y > 0$ annehmen wollen. Offensichtlich ist der relative Fehler von $x^* - y^*$ durch

$$\frac{(x^* - y^*) - (x - y)}{x - y} = \frac{x^* - x}{x - y} - \frac{y^* - y}{x - y} = \frac{x}{x - y}\left(\frac{\Delta x^*}{x}\right) - \frac{y}{x - y}\left(\frac{\Delta y^*}{y}\right)$$

gegeben. Man erkennt, daß bei der Differenzbildung besondere Vorsicht dann geboten ist, wenn x und y fast übereinstimmen. In diesem Fall sind die Faktoren $x/(x - y)$ und $y/(x - y)$ sehr groß, wodurch die relativen Fehler der Eingangsdaten beträchtlich verstärkt werden. Der Sachverhalt wird verständlicher, wenn man bedenkt, daß bei der Subtraktion von annähernd gleich großen Zahlen eine **Auslöschung** der führenden Ziffern erfolgt, was zur Folge hat, daß die mit Fehlern behafteten „hinteren" Ziffern die Genauigkeit des Resultats bestimmen.

Es ist bei praktischen Berechnungen oft sehr mühsam, die Ungenauigkeiten abzuschätzen, die durch fehlerbehaftete Eingangsdaten in die Rechnung hineingetragen werden. Die Sache wird weiters dadurch verkompliziert, daß bei Durchführung der einzelnen Rechenschritte laufend Rundungsfehler hinzukommen, die sich den fortgepflanzten Fehlern überlagern. Um wenigstens die Rundungsfehler auszuschalten, sollte man beim numerischen Rechnen immer eine höhere Stellenanzahl verwenden, als man tatsächlich im Ergebnis angibt. Es ist üblich, mit 2 bis 3 zusätzlichen Stellen, sogenannten **Schutzstellen**, zu arbeiten. Der durch ungenaue Eingangsdaten bedingte Fehler läßt sich durch Schutzstellen natürlich nicht beseitigen. Er bestimmt letztlich die Genauigkeit eines Resultats, und man sollte sich bei Ergebnisdarstellungen stets fragen, ob die angeschriebene Stellenanzahl angesichts der vorhandenen Fehler in den Eingangsdaten überhaupt sinnvoll ist.

Beispiel 1.14. Wir zeigen an Hand eines einfachen Rechenbeispiels, was durch Akkumulierung der Rundungsfehler passieren kann. Es soll die Varianz der (exakten) Werte 1.07, 1.08 und 1.09 bestimmt werden, wobei wir zuerst nur eine Schutzstelle vereinbaren, d.h., alle Zwischenergebnisse werden auf 4 signifikante Ziffern gerundet. Zur Varianzberechnung verwenden wir die in Beispiel 1.10c zuletzt angegebene Formel $s^2 = (\sum x_i^2 - (\sum x_i)^2/n)/(n - 1)$. Es ist $\sum x_i = 3.240$, $\sum x_i^2 \approx 1.145 + 1.166 + 1.188 = 3.499$. Wegen $(\sum x_i)^2 \approx 10.50$ und $(\sum x_i)^2/3 \approx 3.500$ ergibt sich für s^2 der (negative!) Näherungswert -0.0005. Offensichtlich hat bei der Differenzbildung eine Auslöschung der ersten 3 signifikanten Ziffern stattgefunden und das negative Resultat wurde durch die (fehlerbehafteten) vierten Stellen verursacht. Bei Verwendung von zwei Schutzstellen erhält man für s^2 den Näherungswert 0.00005, bei Verwendung von drei Schutzstellen ergibt sich schließlich das exakte Resultat $s^2 = 0.0001$. In unserem Fall ist die Definitionsgleichung $s^2 = \sum (x_i - \overline{x})^2/(n - 1)$ numerisch wesentlich günstiger. Sie liefert ohne jegliche Schutzstelle das exakte Resultat.

Das letzte Beispiel zeigt, daß verschiedene Algorithmen (Rechenvorschriften) zur Lösung eines Problems zwar mathematisch gleichwertig sein können, beim numerischen Rechnen aber unterschiedlich gute Ergebnisse liefern. Gegenüber Rundungsfehlern anfällige Algorithmen werden auch als **numerisch instabil** bezeichnet.

1.2.3 Gleichungen in einer Variablen

a) Formulierung mathematischer Modelle mit Hilfe von Gleichungen. Die besondere Rolle der Mathematik im Bereich der Naturwissenschaften resultiert aus der Tatsache, daß sich viele in der Natur auftretende Phänomene mit Hilfe von mathematischen Modellen beschreiben lassen. Bei der **Modellbildung** werden der Beobachtung (direkt oder indirekt) zugängliche Größen durch mathematische Objekte und die Zusammenhänge zwischen jenen durch mathematische Beziehungen ausgedrückt, und zwar so, daß sich das jeweilige mathematische Objekt im wesentlichen so verhält wie die dadurch dargestellte reale Größe. Bei den mathematischen Objekten kann es sich z.B. um Variable handeln, bei den mathematischen Beziehungen um lineare, quadratische oder kompliziertere Gleichungen.

> **Beispiel 1.15.** Eine Insektenpopulation mit anfangs je einer Million Weibchen und Männchen möge bei natürlichem Wachstum pro Generation jeweils auf das fünffache anwachsen. Zur Bekämpfung der Population wird pro Generation eine bestimmte Anzahl S von sterilen Männchen freigelassen, die sich mit der Naturpopulation völlig vermischen (*Sterile Insektentechnik*). Wie groß muß S sein, damit ein weiterer Populationszuwachs verhindert wird?
>
> Es sei x die Anzahl der Männchen in einer bestimmten Generation (ebenso groß ist die Anzahl der Weibchen). Wenn sich jedes Weibchen mit einem Männchen paart, so gibt es insgesamt x Paarungen pro Generation, aus der ohne Kontrollmaßnahmen $5x$ weibliche und ebenso viele männliche Nachkommen hervorgehen. Nach einer Generation gibt es also je $x' = 5x$ Männchen und Weibchen in der Population. Wenn dagegen pro Generation S sterile Männchen freigelassen werden, so ist von den x Paarungen pro Generation nur der Anteil $x/(x + S)$ fertil, denn das ist gerade der Anteil der fertilen Männchen in der Population; die Gesamtzahl der fertilen Paarungen beträgt daher $x^2/(x + S)$, d.h., die Größe x' der männlichen bzw. weiblichen Population ist in der Folgegeneration durch $x' = 5x^2/(x + S)$ gegeben.
>
> Die Populationsgröße nimmt ab, wenn $x'/x = 5x/(x + S) < 1$ ist; sie nimmt zu, falls $5x/(x + S) > 1$ ist und sie bleibt gleich für $5x/(x + S) = 1$. Um den gesuchten kritischen Wert S_0 von S zu finden, muß man also die Gleichung $5x/(x + S) = 1$ nach S auflösen. Als Lösung findet man $S_0 = 4x$, d.h., wenn die Freilassungsrate (Anzahl der freigelassenen Männchen pro Generation) den vierfachen Wert der Größe der Naturpopulation (männlich) erreicht bzw. übertrifft, nimmt die Population nicht mehr zu.

Das betrachtete Beispiel läßt das in Abb. 1.6 dargestellte Schema für die mathematische Analyse eines Naturgeschehens erkennen. Die an den Schritt der Mo-

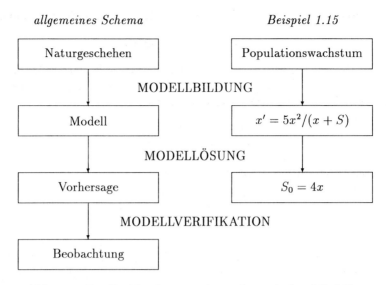

Abb. 1.6. Zur Problemlösung mit mathematischen Modellen

dellbildung anschließende **Modellösung** führt – durch Anwendung von mathematischen Methoden – zu Vorhersagen über das betrachtete Naturgeschehen. Ein Vergleich der vorhergesagten Werte mit den beobachteten entscheidet schließlich, ob das Modell akzeptiert werden kann oder modifiziert werden muß (**Modellverifikation**). Um vom mathematischen Modell zu einer Vorhersage zu gelangen, sind meist irgendwelche **Gleichungen** oder **Ungleichungen** aufzulösen. Im vorangehenden Beispiel hat es sich um die Bruchgleichung $5x/(x+S) = 1$ gehandelt, die nach S aufzulösen war. Diese Gleichung kann durch Multiplikation mit dem Nenner $x + S$ auf die lineare Gleichung $5x = x + S$ zurückgeführt werden, die die Lösung $S_0 = 4x$ unmittelbar abzulesen gestattet.

Steht anstelle des Gleichheitszeichens eines der Zeichen $<$, $>$, $\leq$ oder $\geq$, so spricht man von einer Ungleichung. Wie bei einer Gleichung dürfen auch bei Ungleichungen auf beiden Seiten dieselben Terme addiert oder subtrahiert werden. Eine Multiplikation der beiden Seiten mit einem Term ist aber nur dann erlaubt, wenn der Term stets positiv ist. (Bei Multiplikation mit einer negativen Konstanten ist das $<$-Zeichen durch ein $>$-Zeichen und umgekehrt zu ersetzen.) Beispielsweise wird die Ungleichung $5x/(x+S) \leq 1$ bruchfrei gemacht, wenn man sie mit dem stets positiven Term $x + S$ multipliziert, was $5x \leq x + S$ ergibt. Subtraktion von x auf beiden Seiten liefert schließlich $4x \leq S$ bzw. $S \geq 4x$. Hat man dagegen die Ungleichung $-x > 3$ nach x aufzulösen, so muß bei Multiplikation mit -1 das $>$-Zeichen durch $<$ ersetzt werden, d.h., $-x > 3$ ist gleichwertig mit $x < -3$.

b) Algebraische Gleichungen. Die lineare Gleichung $a_1 x + a_0 = 0$ ist ein Sonderfall der algebraischen Gleichung n-ten Grades ($n = 1, 2, \ldots$), d.h. der Gleichung

$$a_n x^n + a_{n-1} x^{n-1} + \cdots + a_1 x + a_0 = 0$$

mit der Gleichungsvariablen x und den als konstant angenommenen Koeffizienten $a_n \neq 0, a_{n-1}, \ldots, a_1, a_0$. Für algebraische Gleichungen vom Grad $n < 5$ existieren systematische Lösungsverfahren. Am bekanntesten ist das Verfahren zur Lösung der **quadratischen Gleichung**

$$a_2 x^2 + a_1 x + a_0 = 0 \,.$$

Ihre Lösungen lassen sich mit Hilfe der Formel

$$x_{1,2} = \frac{1}{2a_2} \left(-a_1 \pm \sqrt{a_1^2 - 4a_2 a_0} \right)$$

ausrechnen, soferne die Diskriminante $D = a_1^2 - 4a_2 a_0 \geq 0$ ist. Mit den Lösungen x_1, x_2 kann das **quadratische Polynom** $Q(x) = a_2 x^2 + a_1 x + a_0$ als Produkt der **Linearfaktoren** $x - x_1, x - x_2$ und der Konstanten a_2 dargestellt werden, d.h., es gilt

$$a_2 x^2 + a_1 x + a_0 = a_2 (x - x_1)(x - x_2) \,.$$

Hat man umgekehrt ein quadratisches Polynom $Q(x)$ in der Variablen x in dieser Weise in Linearfaktoren zerlegt, so kann man aus dieser Darstellung sofort die Lösungen der entsprechenden quadratischen Gleichung $Q(x) = 0$ ablesen.

Beispiel 1.16. Um die **intraspezifische Konkurrenz** in einer Population zu beschreiben, macht man für die zeitliche Änderung R der Populationsgröße x den sogenannten **logistischen** Ansatz $R = rx(1 - x/C)$. Die Konstanten r und $C > 0$ werden die **natürliche Zuwachsrate** bzw. die **Kapazität des Lebensraumes** genannt. Wir bestimmen jenen Wert von x, für den sich ein Nullwachstum ergibt, d.h. für den $R = 0$ ist.

Zu lösen ist die quadratische Gleichung $rx(1 - x/C) = 0$. Der quadratische Ausdruck links liegt bereits in faktorisierter Form vor und ist gleich Null, wenn einer der beiden nichtkonstanten Faktoren x bzw. $1 - x/C$ verschwindet. Das ist gerade für $x = 0$ (triviale Lösung) oder $x = C$ der Fall.

Beispiel 1.17. Wenn eine Population bejagt wird, kann man die zeitliche Änderung R' der Populationsgröße x durch $R' = rx(1 - x/C) - Ex$ ausdrücken (SCHAEFERsches Modell). Wie vorhin bedeuten r und C die natürliche Zuwachsrate bzw. die Kapazität des Lebensraumes; die Konstante E beschreibt die Bejagungsintensität derart, daß $H = Ex$ die Anzahl der bejagten (erlegten) Tiere pro Zeiteinheit darstellt. Zu bestimmen ist jener Wert $x^* > 0$ von x, für den die Populationsgröße konstant bleibt (d.h. $R' = 0$ ist) sowie jener Wert E' von E, für den der pro Zeiteinheit erbeutete Ertrag $H = Ex^*$ möglichst groß ist.

Durch Nullsetzen von R' erhält man die quadratische Gleichung $rx(1 - x/C - E/r) = 0$. Spaltet man den Faktor rx ab (dieser ergibt nullgesetzt die triviale Lösung $x = 0$), so verbleibt die lineare Gleichung $1 - x/C - E/r = 0$ mit der gesuchten Lösung $x^* = C(1 - E/r)$. Diese Lösung ist nur dann positiv, wenn $E < r$ bleibt, d.h., die Bejagung nicht zu stark ist.

Zur Beantwortung der zweiten Frage nach dem maximalen Ertrag beachten wir, daß $H = Ex^* = EC(1 - E/r)$ ein quadratischer Ausdruck in E ist, den man wie folgt umwandeln kann (**quadratische Ergänzung**):

$$
\begin{aligned}
H &= -\frac{C}{r}\left(E^2 - rE\right) \\
&= -\frac{C}{r}\left(E^2 - rE + \frac{r^2}{4}\right) + \frac{Cr}{4} \\
&= -\frac{C}{r}\left(E - \frac{r}{2}\right)^2 + \frac{Cr}{4}.
\end{aligned}
$$

Aus der letzten Darstellung sieht man aber, daß H den größten Wert $H_{\max} = Cr/4$ annimmt, wenn $E = E' = r/2$ ist.

Ein Zahlenbeispiel soll die gefundenen Ergebnisse illustrieren. Die Kapazität des Lebensraumes wurde für Blauwale auf $C = 150\,000$ Tiere geschätzt, die natürliche Zuwachsrate auf $r = 0.08$ pro Jahr. Aus diesen Angaben ergibt sich der maximale Ertrag von $H_{\max} = 3\,000$ Tieren pro Jahr bei einem hypothetischen Tierbestand von $x^* = 75\,000$ Tieren. Bei diesem Blauwalbestand könnte man also jährlich 3000 Tiere fangen, ohne die „Substanz" der Population anzugreifen.

Im folgenden aus der Populationsgenetik stammenden Beispiel geht es um die Lösung einer Bruchgleichung, die auf eine spezielle Gleichung vom Grad $n = 3$ zurückgeführt werden kann.

Beispiel 1.18. Wir betrachten einen Genort mit den Allelen A_1, A_2. Die Fitness der Genotypen A_1A_1, A_1A_2, A_2A_2 sei beschrieben durch die Selektionskoeffizienten f_{11}, f_{12} bzw. f_{22}. Nach dem **Selektionsmodell** von FISHER und WRIGHT ist der Zusammenhang zwischen der Häufigkeit p des A_1-Gens in der Elterngeneration und der entsprechenden Häufigkeit p' in der Tochtergeneration durch

$$
p' = \frac{1}{\Phi(p)}p\Big(f_{11}p + f_{12}(1 - p)\Big)
$$

gegeben, wobei der Nenner

$$
\Phi(p) = f_{11}p^2 + 2f_{12}p(1 - p) + f_{22}(1 - p)^2
$$

die sogenannte **mittlere Fitness** bedeutet (vgl. z.B. NÖBAUER/TIMISCHL 1979). Zu bestimmen sind jene Werte von p, für die $p' = p$ ist, für die also trotz Selektion die Genhäufigkeiten von einer Generation zur nächsten gleich bleiben.

Ersetzt man links p' durch p und multipliziert mit dem Nenner $\Phi(p)$ aus, so folgt nach Zusammenfassen aller Terme auf einer Seite und Herausheben von p

$$p\left(f_{11}p^2 + 2f_{12}p(1-p) + f_{22}(1-p)^2 - f_{11}p - f_{12}(1-p)\right) = 0\,.$$

Diese Gleichung ist offensichtlich erfüllt, wenn der erste Faktor links Null ist – dies ergibt als erste Lösung $p^{(1)} = 0$ – oder der quadratische Ausdruck in der Klammer verschwindet. Nullsetzen dieses (nach Potenzen von p geordneten) Ausdrucks liefert die quadratische Gleichung

$$a_2 p^2 + a_1 p + a_0 = 0$$

mit $a_2 = f_{11} + f_{22} - 2f_{12}$, $a_1 = 3f_{12} - f_{11} - 2f_{22}$ und $a_0 = f_{22} - f_{12}$. Deren Lösungen findet man am schnellsten, wenn man den Zusammenhang $a_1 = -a_0 - a_2$ beachtet und damit a_1 eliminiert. Auf diese Art erhält man

$$a_2 p^2 - a_0 p - a_2 p + a_0 =$$
$$p(a_2 p - a_0) - (a_2 p - a_0) =$$
$$a_2 \left(p - \frac{a_0}{a_2}\right)(p-1) = 0\,.$$

Aus der somit gefundenen Zerlegung in Linearfaktoren entnimmt man die beiden weiteren Lösungen des Problems, nämlich $p^{(2)} = 1$ und

$$p^{(3)} = \frac{a_0}{a_2} = \frac{f_{22} - f_{12}}{f_{11} + f_{22} - 2f_{12}}\,.$$

Die Methode der Zerlegung in Linearfaktoren erweist sich auch bei der Auflösung von **quadratischen Ungleichungen** als zweckmäßig. Demnach führt man beispielsweise $x^2 - 4 > 0$ über in $(x-2)(x+2) > 0$, woraus man sofort erkennt, daß die linke Seite größer als Null ist, wenn entweder beide Linearfaktoren größer oder kleiner als Null sind, d.h., wenn entweder $x > 2$ oder $x < -2$ ist, also wenn der Abstand $|x|$ vom Nullpunkt größer als 2 ist: $|x| > 2$.

c) Exponentialgleichungen. Gleichungen, die nicht algebraisch sind, nennt man **transzendent**. Transzendente Gleichungen sind u.a. die Exponential- und logarithmischen Gleichungen. Bei der Lösung dieser Gleichungen wendet man die Regel an, daß die beiden Seiten einer Gleichung zu einer Potenz mit derselben Basis $a > 1$ erhoben bzw. – falls beide Seiten stets positiv sind – logarithmiert werden dürfen.

Beispiel 1.19.
a) Für die Änderung der Größe N einer Population von *Paramaecium caudatum* wurde bei einem Versuch in einem Medium mit begrenztem Volumen in Abhängigkeit von der Zeit t (in Tagen) die folgende Formel gefunden (vgl. GAUSE 1971):

$$N(t) = \frac{375}{1 + e^{5.169 - 2.309t}}\,.$$

Nach welcher Zeit t' ist die Populationsgröße auf 300 Individuen angewachsen? Gesucht ist die Lösung der Gleichung

$$300 = \frac{375}{1 + e^{5.169 - 2.309t}} \, .$$

Nach Multiplikation mit dem Nenner ergibt sich nach kurzer Umformung $e^{5.169 - 2.309t} = 0.25$. Logarithmiert man nun auf beiden Seiten, so erhält man die lineare Gleichung $5.169 - 2.309t = \ln 0.25$ mit der Lösung $t' = 2.84$ Tage.

b) Der Durchmesser D einer Kürbisfrucht (*Cucurbita pepo*) nimmt in Abhängigkeit von der Zeit t am Anfang nach der Formel $D = D_0 e^{kt}$ zu. Nach welcher Zeit t' hat sich der Anfangsdurchmesser D_0 verdoppelt? Die **Verdopplungszeit** t' findet man als Lösung der Gleichung $2D_0 = D_0 e^{kt}$. Kürzt man durch D_0 und logarithmiert, so folgt die Gleichung $\ln 2 = kt$, woraus sich $t' = (\ln 2)/k$ ergibt. Ist beispielsweise $k = 0.27$ pro Tag, so ergibt sich die Verdopplungszeit $t' = (\ln 2)/0.27 = 2.57$ Tage.

1.2.4   Abzählformeln

a) Multiplikationsformel. Bei verschiedenen praktischen Problemen geht es darum, daß eine endliche Anzahl von Objekten nach gewissen Regeln zusammengestellt bzw. ausgewählt wird, und man wissen möchte, auf wieviele Arten die jeweiligen Zusammenstellungen möglich sind. Wir befassen uns zuerst mit einem elementaren Abzählproblem, dem das folgende Modell zugrunde liegt:

Gegeben sind k Zellen, die von 1 bis k durchnumeriert werden. Jede Zelle kann mit einem Objekt belegt werden, wobei wir annehmen, daß für die i-te Zelle n_i Objekte ($i = 1, 2, \ldots, k$) zur Auswahl stehen. Gesucht ist die Anzahl der möglichen Belegungen.

Offensichtlich gibt es für die erste Zelle n_1 mögliche Belegungen. Zu jeder Belegung der ersten Zelle existieren n_2 mögliche Belegungen der zweiten. Die erste und zweite Zelle kann daher auf $n_1 \cdot n_2$ mögliche Arten belegt werden. In dem man diese Überlegungen weiterführt, gelangt man zur sogenannten **Multiplikationsformel**

$$n_1 \cdot n_2 \cdot \, \cdots \, \cdot n_k,$$

mit der man die Anzahl der möglichen Belegungsvarianten aller k Zellen berechnet. Steht für jede Zelle dieselbe Anzahl n von Objekten zur Auswahl, reduziert sich die Multiplikationsformel auf die Potenz n^k.

Beispiel 1.20.

a) Mit Hilfe eines Experimentes soll untersucht werden, ob der Ertrag einer bestimmten Pflanze von der Sorte abhängt, wobei 3 Sorten zur Diskussion stehen. Ferner sollen 2 Bodentypen sowie 2 Düngevarianten berücksichtigt und jede Untersuchungsbedingung durch 4 Versuche realisiert werden. Wieviele Parzellen müssen geplant werden? Die Antwort findet man mit der Multiplikationsformel, indem man den Einflußgrößen Sorte, Bodentyp und Düngung „Zellen" zuordnet, die auf 3-, 2- bzw. 2-fache Art belegt werden können. Somit gibt es $3 \times 2 \times 2 = 12$ verschiedene Untersuchungsbedingungen, unter denen jeweils 4 Wiederholungen stattfinden sollen, d.h. es sind insgesamt 48 Parzellen für das Experiment erforderlich.

b) Die Nukleotide einer DNS-Kette können in vier verschiedenen Formen auftreten, da es vier verschiedene Basen (Adenin, Cytosin, Guanin, Thymin) gibt. Folglich kann eine aus n Nukleotiden bestehende Kette auf 4^n-fache Weise realisiert werden.

b) Permutationen. Eine Variante des eben betrachteten Abzählproblems geht davon aus, daß die Objekte, mit denen die k Zellen belegt werden, aus ein- und derselben Menge M stammen, die $n \geq k$ verschiedene Elemente aufweist. Für die erste Zelle gibt es also n verschiedene Belegungen, für die zweite nur mehr $n - 1$ usw. Für die k-te Zelle verbleiben schließlich noch $n - k + 1$ Objekte zur Auswahl. Die Multiplikationsformel liefert jetzt insgesamt

$$P(k, n) = n(n - 1)(n - 2) \cdots (n - k + 1)$$

verschiedene Belegungen der k Zellen, wobei jede Belegung einer Anordnung von k Objekten aus M entspricht. Man bezeichnet jede dieser Anordnungen auch als eine k-**Permutation** der n Objekte.

Im Sonderfall $n = k$ enthält M genau so viele verschiedene Elemente, wie Zellen vorhanden sind. Die Belegung der Zellen führt daher dazu, daß alle in M vorhandenen Elemente ausgewählt werden. Jede dieser Anordnungen stellt eine k-Permutation von k Objekten dar, die man auch kürzer als eine Permutation von k Objekten nennt. Die Anzahl $P(k, k)$ der verschiedenen Permutationen von k Objekten ist durch das Produkt der natürlichen Zahlen von 1 bis k gegeben, wofür man kurz $k!$ (gelesen: k-Fakultät) schreibt. Es gilt also

$$P(k, k) = k! = k(k - 1)(k - 2) \cdots 1.$$

Mit Hilfe des Begriffs der Fakultät kann die Anzahl der k-Permutationen auch in der Form

$$P(k, n) = n(n - 1)(n - 2) \cdots (n - k + 1) \frac{(n - k)(n - k - 1) \cdots 1}{(n - k)(n - k - 1) \cdots 1} = \frac{n!}{(n - k)!}$$

dargestellt werden. Für $n = k$ erhält man wieder $P(k, k) = k!$, wenn man zusätzlich die Festlegung $0! = 1$ vereinbart.

c) Kombinationen. Wie gezeigt wurde, gibt es $P(k, n)$ verschiedene k-Permutationen von n Objekten, d.h. Zusammenstellungen von jeweils k Objekten, die aus einer Menge M mit n ($n \geq k$) verschiedenen Elementen ausgewählt wurden. Da die ausgewählten Objekte der Reihe nach der ersten, zweiten usw. Zelle zugewiesen wurden, spricht man von Zusammenstellungen, bei denen die Reihenfolge der Anordnung wesentlich ist. Im Gegensatz dazu sind k-**Kombinationen** Zusammenstellungen von jeweils k aus M ausgewählten Objekten, bei denen es nicht auf die Reihenfolge der Anordnung ankommt. Mit anderen Worten: Jede aus M gebildete Teilmenge mit k Elementen ist eine k-Kombination.

Wir bezeichnen die Anzahl der k-Kombinationen von n Objekten mit $C(k, n)$. Da jede k-Kombination aus $k!$ verschiedenen k-Permutationen besteht, muß die Gleichung $P(k, n) = k!C(k, n)$ gelten, woraus

$$C(k, n) = \frac{P(k, n)}{k!} = \frac{n(n-1)(n-2)\cdots(n-k+1)}{1\cdot 2\cdot 3\cdots k} = \binom{n}{k}$$

folgt. Die Anzahl der k-Kombinationen von n Objekten kann daher mit dem Binomialkoeffizienten $\binom{n}{k}$ berechnet werden.

Beispiel 1.21. Die einfache Rückfangmethode wird verwendet, um die (unbekannte) Größe x einer Population zu schätzen. Man fängt a Tiere ein, markiert sie und läßt sie wieder frei. Nachdem sie sich mit der übrigen Population vermischt haben, wird eine zweite Stichprobe von n Tieren aus der Population entnommen und die markierten Tiere gezählt. Bei der betrachteten Rückfangmethode ist das folgende Abzählproblem von Interesse: Auf wieviele Arten kann die zweite Stichprobe mit genau r markierten Tieren ausgewählt werden?

Zunächst ist festzustellen, daß die zweite Stichprobe aus einer Population ausgewählt wird, in der sich a markierte und $x - a$ nicht markierte Tiere befinden. Wir bezeichnen die Menge der markierten Tiere mit M und die Menge der nicht markierten Tiere mit N. Die r markierten Tiere müssen natürlich aus M ausgewählt worden sein; sie bilden eine r-Kombination aus M, von denen es $C(r, a) = \binom{a}{r}$ verschiedene gibt. Analog bilden die restlichen $n - r$ nicht markierten Tiere eine $(n - r)$-Kombination aus N. Zu jeder r-Kombination aus M gibt es also $C(n - r, x - a) = \binom{x-a}{n-r}$ verschiedene $(n - r)$-Kombinationen aus N. Daher ist die gesuchte Anzahl von Zusammenstellungen mit r markierten und $n - r$ nicht markierten Tieren – ohne Berücksichtigung der Anordnung – durch das Produkt

$$C(r, a)C(n - r, x - a) = \binom{a}{r}\binom{x - a}{n - r}$$

gegeben.

1.3 Matrizen

1.3.1 Begriff der Matrix

Häufig liegt ein zu bearbeitendes Datenmaterial in folgender Form vor: An n Untersuchungseinheiten wurden p Merkmale $X_1, X_2, \ldots, X_p$ beobachtet. Die Untersuchungseinheiten können verschiedene Objekte oder Versuchspersonen, aber auch zu verschiedenen Zeitpunkten erfolgte Untersuchungen an ein und demselben Objekt darstellen. Als Ergebnis der Beobachtungen hat man $n \times p$ Merkmalswerte x_{ij} $(i = 1, 2, \ldots, n; j = 1, 2, \ldots, p)$, wobei die zweifach indizierte Größe x_{ij} den an der i-ten Untersuchungseinheit festgestellten Wert von X_j bedeutet. Es ist zweckmäßig, die Daten in Tabellenform darzustellen, etwa so, daß die Zeilen den Untersuchungseinheiten und die Spalten den Merkmalen entsprechen (vgl. Tabelle 1.4). Läßt man in der Tabelle die Kopfzeile und die Vorspalte weg, verbleiben die Werte x_{ij} in Form eines aus n Zeilen und p Spalten bestehenden Rechteckschemas angeordnet, das man eine $n \times p$-**Matrix** nennt und durch

$$\mathbf{X} = \begin{pmatrix} x_{11} & x_{12} & \cdots & x_{1p} \\ x_{21} & x_{22} & \cdots & x_{2p} \\ \vdots & \vdots & \vdots & \vdots \\ x_{n1} & x_{n2} & \cdots & x_{np} \end{pmatrix}$$

oder kürzer durch $\mathbf{X} = (x_{ij})_{n \times p}$ darstellt. Jedes x_{ij} heißt **Element** der Matrix. Durch die Zeilenzahl n und Spaltenzahl p wird die **Dimension** $n \times p$ der Matrix festgelegt. Im Sonderfall $n = p$ (Zeilen- und Spaltenzahl stimmen überein), spricht man von einer **quadratischen Matrix**, im Sonderfall $p = 1$ von einem **Spaltenvektor** und im Sonderfall $n = 1$ von einem **Zeilenvektor**. Eine Matrix der Dimension $n \times p$ kann man auch als „Zusammenfassung" von p Spaltenvektoren (mit je n Elementen) oder n Zeilenvektoren (mit je p Elementen) auffassen. Spaltenvektoren werden meist durch Kleinbuchstaben bezeichnet; in diesem Sinne schreiben wir z.B. für den aus den Elementen der j-ten Spalte der Datenmatrix bestehenden Spaltenvektor $\mathbf{x}_j = (x_{ij})_{n \times 1}$. Auch Zeilenvektoren werden durch Kleinbuchstaben bezeichnet, denen allerdings ein Apostroph angefügt wird.

Wir betrachten nun in der Datenmatrix $\mathbf{X}$ den mit den Elementen der i-ten Zeile (d.h. mit den am i-ten Objekt beobachteten Merkmalswerten) gebildeten Zeilenvektor, für den wir $\mathbf{x}'_i = (x_{i1}, x_{i2}, \ldots, x_{ip})$ schreiben. Indem man die Elemente als Koordinaten eines Punktes in einem p-dimensionalen **Merkmalsraum** deutet, der von p rechtwinkelig angeordneten Merkmalsachsen aufgespannt wird, kann man das i-te Objekt geometrisch als Punkt darstellen. Stellt man auf diese Art alle Zeilenvektoren von $\mathbf{X}$ als Punkte dar, ergibt sich eine die Objekte repräsentierende Verteilung von Punkten im Merkmalsraum, an denen man Beziehungsstrukturen zwischen den Objekten studieren kann.

Beispiel 1.22. Auf 5 Untersuchungsquadraten wurden die Häufigkeiten von

Tabelle 1.4. Datentabelle

Untersuchungs-einheit	Merkmale					
	X_1	X_2	$\cdots$	X_j	$\cdots$	X_p
1	x_{11}	x_{12}	$\cdots$	x_{1j}	$\cdots$	x_{1p}
2	x_{21}	x_{22}	$\cdots$	x_{2j}	$\cdots$	x_{2p}
$\vdots$	$\vdots$	$\vdots$	$\vdots$	$\vdots$	$\vdots$	$\vdots$
i	x_{i1}	x_{i2}	$\cdots$	x_{ij}	$\cdots$	x_{ip}
$\vdots$	$\vdots$	$\vdots$	$\vdots$	$\vdots$	$\vdots$	$\vdots$
n	x_{n1}	x_{n2}	$\cdots$	x_{nj}	$\cdots$	x_{np}

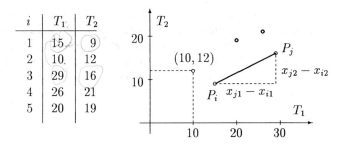

Abb. 1.7. Daten und Punkteverteilung zu Beispiel 1.22

2 taxonomischen Einheiten T_1 und T_2 bestimmt und in einer Tabelle zusammengefaßt (vgl. Abb. 1.7). Die Unterschiede in der Besiedlungsstruktur der einzelnen Quadrate kann man gut zum Ausdruck bringen, wenn man die auf jedem Quadrat i beobachteten Häufigkeiten x_{i1} und x_{i2} von T_1 bzw. T_2 als Koordinaten eines Punktes P_i aufgefaßt und diesen in einem rechtwinkeligen Koordinatensystem dargestellt, in dem T_1 der horizontalen Achse und T_2 der vertikalen Achse entspricht. Punkte, die nahe beisammenliegen, stimmen offensichtlich auch in ihren Besiedlungszahlen weitgehend überein. Die Lagebeziehungen werden numerisch durch die Angabe der Distanzen zwischen den Punkten ausgedrückt. Ein einfaches Distanzmaß ist der **euklidische Abstand**. Sind (x_{i1}, x_{i2}) und (x_{j1}, x_{j2}) die Koordinaten zweier Punkte P_i bzw. P_j, dann ist der euklidische Abstand dieser Punkte gleich der Länge

$$d_{ij} = \sqrt{(x_{j1} - x_{i1})^2 + (x_{j2} - x_{i2})^2}$$

ihrer geradlinigen Verbindung. Mit dieser Formel erhält man z.B. für die in Abb. 1.7 eingezeichnete Enfernung der Punkte $(15, 9)$ und $(29, 16)$

$$\sqrt{(29 - 15)^2 + (16 - 9)^2} = \sqrt{245} = 15.65.$$

Die auf diese Art zwischen allen Punkten in Abb. 1.7 berechneten Entfernungen kann man übersichtlich in der sogenannten **Distanzmatrix**

$$\mathbf{D} = (d_{ij})_{5 \times 5} = \begin{pmatrix} 0 & 5.83 & 15.65 & 16.28 & 11.18 \\ 5.83 & 0 & 19.42 & 18.36 & 12.21 \\ 15.65 & 19.42 & 0 & 5.83 & 9.49 \\ 16.28 & 18.36 & 5.83 & 0 & 6.32 \\ 11.18 & 12.21 & 9.49 & 6.32 & 0 \end{pmatrix}$$

zusammenfassen. Ihr entnimmt man z.B., daß im Kreuzungspunkt der dritten Zeile und vierten Spalte der Wert 5.83 steht, d.h. die den Untersuchungsquadraten 3 und 4 entsprechenden Punkte weisen einen Abstand von 5.83 Einheiten auf.

Wenn zwei Matrizen $\mathbf{A}$ und $\mathbf{B}$ dieselbe Dimension $n \times p$ besitzen und darüber hinaus in allen einander entsprechenden Elementen übereinstimmen, also $a_{ij} = b_{ij}$

für alle $i = 1, 2, \ldots, n$ und $j = 1, 2, \ldots, p$ gilt, schreibt man kurz $\mathbf{A} = \mathbf{B}$. Die aus einer Matrix $\mathbf{A} = (a_{ij})_{n \times p}$ durch Vertauschen der Zeilen und Spalten enstehende Matrix $\mathbf{A}' = (a_{ji})_{p \times n}$ heißt **transponierte Matrix** von $\mathbf{A}$. Speziell nennt man eine quadratische Matrix $\mathbf{X}$ **symmetrisch**, wenn sie mit ihrer Transponierten $\mathbf{X}'$ übereinstimmt, d.h. $\mathbf{X} = \mathbf{X}'$ gilt. Die in Beispiel 1.22 betrachtete Distanzmatrix ist offensichtlich symmetrisch.

1.3.2 Matrizenoperationen

a) Addition. Gegeben seien die in ihren Dimensionen übereinstimmenden Matrizen $\mathbf{A} = (a_{ij})_{n \times p}$ und $\mathbf{B} = (b_{ij})_{n \times p}$. Die Summe $\mathbf{A} + \mathbf{B}$ ist erklärt als jene $(n \times p)$-Matrix, deren Elemente gleich der Summe der entsprechenden Elemente von $\mathbf{A}$ und $\mathbf{B}$ sind, d.h.

$$(a_{ij})_{n \times p} + (b_{ij})_{n \times p} = (a_{ij} + b_{ij})_{n \times p}.$$

Beispiel 1.23. Es soll der Ertrag von p Getreidesorten A_j $(j = 1, 2, \ldots, p)$ verglichen werden. Dazu wird eine Anbaufläche in eine bestimmte Anzahl n von Blöcken B_i $(i = 1, 2, \ldots, n)$ so unterteilt, daß in jedem Block die durch die Lage bedingten Unterschiede (z.B. hinsichtlich der Bodenfruchtbarkeit) weitgehend verschwinden. Jeder Block wird nun in p Parzellen geteilt, und diese den Sorten zufällig zugeteilt. Bezeichnet x_{ij} den im i-ten Block von der j-ten Sorte erhaltenen Ertrag, kann man die Versuchsergebnisse in der Datenmatrix $\mathbf{X} = (x_{ij})_{n \times p}$ zusammenfassen, in der die Zeilen den Blöcken und die Spalten den Sorten entsprechen. Zwecks Vereinfachung der Rechnung werden die weiteren Überlegungen mit der sehr einfachen (3×2)-Datenmatrix

$$\mathbf{X} = \begin{pmatrix} 45 & 39 \\ 41 & 37 \\ 43 & 41 \end{pmatrix}$$

angestellt. Das der betrachteten Versuchsanlage zugrundeliegende Modell geht davon aus, daß sich der im i-ten Block für die j-te Sorte beobachtete Ertrag x_{ij} additiv darstellen läßt aus einem vom Block und der Sorte unabhängigen Sockelwert, einem (von der Sorte unabhängigen) Blockeffekt, einem (vom Block unabhängigen) Sorteneffekt und einem verbleibenden (durch den Block- bzw. Sortenfaktor nicht erklärbaren) Restterm. Dabei wird der Sockelwert durch das Gesamtmittel $\bar{x}_{..} = (45 + 39 + 41 + 37 + 43 + 41)/6 = 41$ geschätzt. Den Effekt des i-ten Blocks schätzt man mit Hilfe der Abweichung $\bar{x}_{i.} - \bar{x}_{..}$ des i-ten Zeilenmittels vom Gesamtmittel:

$$\begin{aligned} \bar{x}_{1.} - \bar{x}_{..} &= (45 + 39)/2 - 41 = 1, \\ \bar{x}_{2.} - \bar{x}_{..} &= (41 + 37)/2 - 41 = -2, \\ \bar{x}_{3.} - \bar{x}_{..} &= (43 + 41)/2 - 41 = 1. \end{aligned}$$

Analog wird der Effekt der j-ten Sorte mit Hilfe der Abweichung $\bar{x}_{.j} - \bar{x}_{..}$ des j-ten Spaltenmittels vom Gesamtmittel geschätzt:

$$\bar{x}_{.1} - \bar{x}_{..} = (45 + 41 + 43)/3 - 41 = 2,$$

$$\bar{x}_{.2} - \bar{x}_{..} = (39 + 37 + 41)/3 - 41 = -2.$$

Schließlich findet man die einzelnen Restterme, indem man von jedem x_{ij} das Gesamtmittel sowie die entsprechenden Block- und Sorteneffekte subtrahiert. Zusammenfassend kann man die vorgenommene Aufspaltung der Beobachtungswerte in Matrizenform durch

$$\begin{pmatrix} 45 & 39 \\ 41 & 37 \\ 43 & 41 \end{pmatrix} = \begin{pmatrix} 41 & 41 \\ 41 & 41 \\ 41 & 41 \end{pmatrix} + \begin{pmatrix} 1 & 1 \\ -2 & -2 \\ 1 & 1 \end{pmatrix} + \begin{pmatrix} 2 & -2 \\ 2 & -2 \\ 2 & -2 \end{pmatrix} + \begin{pmatrix} 1 & -1 \\ 0 & 0 \\ -1 & 1 \end{pmatrix}$$

wiedergeben.

b) Multiplikation mit einer reellen Zahl. Die Summe $\mathbf{A} + \mathbf{B}$ reduziert sich im Sonderfall $\mathbf{B} = \mathbf{A}$ auf $\mathbf{A} + \mathbf{A} = (2a_{ij})_{n\times p}$. Schreibt man (wie beim Rechnen mit reellen Zahlen) $2\mathbf{A} = \mathbf{A} + \mathbf{A}$, hat man $2(a_{ij})_{n\times p} = (2a_{ij})_{n\times p}$; es ist also sinnvoll, die Multiplikation einer Matrix $\mathbf{A} = (a_{ij})_{n\times p}$ mit einer reellen Zahl λ durch die Vorschrift

$$\lambda(a_{ij})_{n\times p} = (\lambda a_{ij})_{n\times p}$$

festzulegen, nach der jedes Element von $\mathbf{A}$ mit λ zu multiplizieren ist. Diese Vorschrift kommt z.B. zur Anwendung, wenn man das **Zentroid**, d.h. den **geometrischen Schwerpunkt**, von n Punkten berechnet, durch die irgendwelche Objekte in einem Merkmalsraum dargestellt werden. Es seien die am i-ten Objekt $(i = 1, 2, \ldots, n)$ beobachteten Werte von p Merkmalen durch den Zeilenvektor $\mathbf{x}'_i = (x_{i1}, x_{i2}, \ldots, x_{ip})$ zusammengefaßt. Durch Mittelung der Zeilenvektoren $\mathbf{x}'_i$ $(i = 1, 2, \ldots, n)$ ergibt sich

$$\mathbf{m}' = \frac{1}{n}(\mathbf{x}'_1 + \mathbf{x}'_2 + \cdots + \mathbf{x}'_n).$$

Indem man die Addition durch Summation der entsprechenden Elemente ausführt und dann die Elemente des Summenvektors mit dem Vorfaktor $1/n$ multipliziert, folgt die Darstellung

$$\mathbf{m}' = (\bar{x}_{.1}, \bar{x}_{.2}, \ldots, \bar{x}_{.p})$$

mit den durch

$$\bar{x}_{.j} = \frac{1}{n}(x_{1j} + x_{2j} + \cdots + x_{nj}) \quad (j = 1, 2, \ldots, p)$$

gegebenen Elementen, die die Koordinaten des Schwerpunktes bilden.

Beispiel 1.24. Wir greifen auf die Daten von Beispiel 1.22 zurück. Dort wurden an 5 Untersuchungseinheiten (Quadraten) zwei Merkmale (Häufigkeiten der Taxa T_1 und T_2) festgestellt und die Quadrate als Punkte in der (T_1, T_2)-Ebene dargestellt (vgl. Abb. 1.7). Die Abbildung läßt auf Grund der Lagebeziehungen zwischen den Punkten Rückschlüsse auf die Ähnlichkeit der Quadrate hinsichtlich der Besiedlungszahlen zu. Eine numerische

Beurteilung der Lagebeziehungen kann mit den aus den Punktkoordinaten berechneten euklidischen Abständen vorgenommen werden. Man erkennt, daß die Quadrate 1 und 2 sowie die Quadrate 3 und 4 insoferne am ähnlichsten sind, als die entsprechenden Punkte die kleinste Distanz (nämlich 5.83) aufweisen. Zur Darstellung der Ähnlichkeitsbeziehungen wird man daher in einem ersten Schritt zwei Gruppen ähnlicher Objekte bilden, von denen die eine die Punkte P_1 und P_2 und die andere die Punkte P_3 und P_4 vereinigt. Will man die Klassifikation der Quadrate nach ihrer Ähnlichkeit fortsetzen, stellt sich nun die Frage, welcher Gruppe der verbleibende Punkt P_5 „näher" liegt. Zur Beantwortung dieser Frage muß man die bisher nur zwischen zwei Punkten definierte Entfernung verallgemeinern und ein Abstandsmaß zwischen zwei Gruppen einführen. Wir bezeichnen dazu die die Punkte P_1 und P_2 enthaltende Gruppe mit G_{12}, jene Gruppe, die die Punkte P_3 und P_4 enthält, mit G_{34} und denken uns auch P_5 in einer (1-elementigen) Gruppe G_5 befindlich. Zu einem Abstandsmaß zwischen zwei Gruppen gelangt man z.B. so, daß man die in jeder Gruppe vereinigten Punkte durch deren Zentroid ersetzt und dann den Abstand zwischen den Gruppen als euklidischen Abstand zwischen den jeweiligen Zentroiden definiert. Die Zentroide von G_{12} und G_{34} sind durch die Mittelwerte

$$\tfrac{1}{2}[(15,9) + (10,12)] \;=\; \tfrac{1}{2}(25,21) = (12.5, 10.5) \quad \text{bzw.}$$
$$\tfrac{1}{2}[(29,16) + (26,21)] \;=\; \tfrac{1}{2}(55,37) = (27.5, 18.5)$$

bestimmt, das Zentroid von G_5 fällt natürlich mit P_5 zusammen. Daher ist der Abstand zwischen G_{12} und G_{34} durch

$$\sqrt{(27.5 - 12.5)^2 + (18.5 - 10.5)^2} = 17,$$

zwischen G_{12} und G_5 durch 11.34, und zwischen G_{34} und G_5 durch 7.52 gegeben. Der Punkt P_5 liegt also näher bei G_{34} als bei G_{12} und wird daher in einem zweiten Fusionsschritt mit G_{34} vereinigt, wodurch die die Punkte P_3, P_4 und P_5 enthaltende Gruppe G_{345} entsteht. Diese Gruppe besitzt das Zentroid $(25, 18.67)$; der Abstand von G_{12} beträgt 14.93. Mit der Vereinigung der Gruppen G_{12} und G_{345} in eine alle Untersuchungseinheiten umfassende Gruppe ist die Klassifikation der Untersuchungseinheiten abgeschlossen. Das Ergebnis der Gruppierung kann in übersichtlicher Weise durch ein sogenanntes **Dendrogramm** dargestellt werden, das nicht nur zeigt, welche Untersuchungseinheiten zu Gruppen zusammentreten, sondern – wenn man eine vertikale Abstandsskala einführt – auf welchem Abstandsniveau die verschiedenen Gruppenbildungen erfolgen (vgl. Abb. 1.8).

Die durch das Dendrogramm zum Ausdruck gebrachte Klassifikation wäre wohl auch mit freiem Auge aus der Punkteverteilung in Abb. 1.7 zu ersehen gewesen. Im allgemeinen liegen von den zu klassifizierenden Untersuchungseinheiten jedoch $p > 2$ Merkmale vor. In diesem Fall können **numerische Klassifikationsverfahren** eine wertvolle Hilfe leisten. Ein derartiges Verfahren, die sogenannte **Zentroidmethode** mit dem euklidischen Abstand als „Unähnlichkeitsmaß", wurde beispielhaft dargestellt.

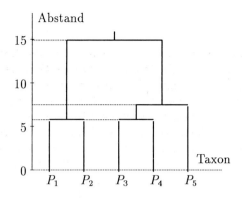

Abb. 1.8. Dendrogramm zu Beispiel 1.24

d) Skalarprodukt. Es seien

$$\mathbf{a'} = (a_1, a_2, \ldots, a_n) \quad \text{und} \quad \mathbf{b} = \begin{pmatrix} b_1 \\ b_2 \\ \vdots \\ b_n \end{pmatrix}$$

ein Zeilen- bzw. Spaltenvektor mit jeweils n reellen Elementen. Unter dem **Skalarprodukt** $\mathbf{a'} \cdot \mathbf{b}$ versteht man die durch

$$\mathbf{a'} \cdot \mathbf{b} = \sum_{i=1}^{n} a_i b_i$$

definierte Summe aus den Produkten der einander entsprechenden Elemente von $\mathbf{a'}$ und $\mathbf{b}$.

Die geometrische Bedeutung des Skalarprodukts liegt darin, daß man damit Entfernungen und Winkel ausdrücken kann. Um dies zu zeigen, beschränken wir uns auf den Fall $n = 2$ und deuten die Elemente a_1 und a_2 von $\mathbf{a'}$ als horizontale bzw. vertikale Koordinate eines Punktes A in einem rechtwinkeligen Koordinatensystem. Analog kann $\mathbf{b}$ durch den Punkt B dargestellt werden. Offensichtlich gilt für den quadrierten Abstand $\overline{AO}^2$ des Punktes A vom Koordinatenursprung O

$$\overline{AO}^2 = \sum_{i=1}^{2} a_i^2 = (a_1, a_2) \cdot \begin{pmatrix} a_1 \\ a_2 \end{pmatrix} = \mathbf{a'} \cdot \mathbf{a}.$$

Der quadrierte Abstand $\overline{AB}^2$ der Punkte A und B kann durch

$$\overline{AB}^2 = \sum_{i=1}^{2} (a_i - b_i)^2 = (a_1 - b_1, a_2 - b_2) \cdot \begin{pmatrix} a_1 - b_1 \\ a_2 - b_2 \end{pmatrix} = (\mathbf{a} - \mathbf{b})' \cdot (\mathbf{a} - \mathbf{b})$$

ausgedrückt werden. Schließlich kann der Winkel $\alpha = \angle(AOB)$ zwischen den von O nach A bzw. von O nach B führenden Strahlen mit Hilfe der Formel

$$\cos \alpha = \frac{\mathbf{a'} \cdot \mathbf{b}}{\sqrt{\mathbf{a'} \cdot \mathbf{a}} \sqrt{\mathbf{b'} \cdot \mathbf{b}}}$$

berechnet werden.

Beispiel 1.25. Wir greifen noch einmal auf die Daten in Beispiel 1.22 zurück. Dort wurde die „Unähnlichkeit" zweier Objekte (Untersuchungsquadrate) mit Hilfes des euklidischen Abstandes zwischen den zwei Objekte in der (T_1, T_2)-Ebene repräsentierenden Punkten A und B ausgedrückt. Ein Maß für die „Ähnlichkeit" der Objekte ist durch den Kosinus des Winkels $\alpha = \angle(AOB)$ gegeben, den die vom Koordinatenursprung O nach A bzw. nach B führenden Strahlen einschließen. Z.B. ergibt sich für die Punkte $A = P_1 = (15, 9)$ und $B = P_2 = (10, 12)$ (vgl. Abb. 1.7) das **Ähnlichkeitsmaß**:

$$
\begin{aligned}
\cos \alpha_{12} &= \frac{(15, 9) \cdot \begin{pmatrix} 10 \\ 12 \end{pmatrix}}{\sqrt{(15, 9) \cdot \begin{pmatrix} 15 \\ 9 \end{pmatrix}} \sqrt{(10, 12) \cdot \begin{pmatrix} 10 \\ 12 \end{pmatrix}}} \\
&= \frac{15 \cdot 10 + 9 \cdot 12}{\sqrt{15^2 + 9^2} \sqrt{10^2 + 12^2}} = 0.944 \,.
\end{aligned}
$$

Der größtmögliche Wert $\cos \angle(AOB) = 1$ wird angenommen, wenn die beiden Punkte auf einem von O ausgehenden Strahl liegen; in diesem Fall stimmt das Verhältnis entsprechender Koordinatenwerte überein.

Die mit dem Skalarprodukt ausgedrückten Formeln für den euklidischen Abstand zweier Punkte A und B sowie für den Winkel $\angle(AOB)$ gelten auch für $n > 2$. Die Punkte A und B sind nun geometrische Darstellungen von n-elementigen Zeilen- bzw. Spaltenvektoren in einem n-dimensionalen Koordinatensystem.

Beispiel 1.26. An n Objekten wurden zwei Merkmale X und Y gemessen und dabei die Wertepaare (x_i, y_i) $(i = 1, 2, \ldots, n)$ erhalten. Indem man von jedem x_i den Mittelwert $\bar{x}$ der X-Stichprobe subtrahiert, erhält man die zentrierten Stichprobenwerte $a_i = x_i - \bar{x}$ von X. Analog ergeben sich durch Subtraktion des Mittelwerts $\bar{y}$ der Y-Stichprobe von den y_i die zentrierten Stichprobenwerte $b_i = y_i - \bar{y}$ von Y. Ein Maß zur Beschreibung des Zusammenhangs zwischen der X- und Y-Stichprobe ist der durch die Formel

$$
r_{xy} = \frac{\sum_{i=1}^{n} a_i b_i}{\sqrt{\sum_{i=1}^{n} a_i^2} \sqrt{\sum_{i=1}^{n} b_i^2}}
$$

definierte **Korrelationskoeffizient**, der auch geometrisch gedeutet werden kann. Wir stellen dazu die Merkmale X und Y, d.h. die den Merkmalen entsprechenden Spaltenvektoren, als Punkte A bzw. B in einem n-dimensionalen Koordinatensystem dar, dessen Achsen den Objekten entsprechen, indem wir die a_i bzw. b_i als rechtwinkelige Koordinaten interpretieren. Dann ist $r_{xy} = \cos \angle(AOB)$.

d) Multiplikation. Das **Produkt A·B** der Matrizen $\mathbf{A} = (a_{ij})_{n \times p}$ und $\mathbf{B} = (b_{ij})_{p \times m}$ ist eine Matrix $\mathbf{C}$ der Dimension $n \times m$. Jedes Element c_{ij} von $\mathbf{C}$ wird so gebildet, daß man den i-ten Zeilenvektor $\mathbf{a}'_i$ von $\mathbf{A}$ mit dem j-ten Spaltenvektor $\mathbf{b}_j$ von $\mathbf{B}$ skalar multipliziert, d.h., es gilt

$$c_{ij} = \mathbf{a}'_i \cdot \mathbf{b}_j = \sum_{k=1}^{p} a_{ik} b_{kj}$$

für $i = 1, 2, \ldots, n$ und $j = 1, 2, \ldots, m$. Die Produktbildung ist offensichtlich nur dann möglich, wenn der erste Faktor $\mathbf{A}$ ebenso viele Spalten besitzt, wie der zweite Faktor $\mathbf{B}$ Zeilen aufweist.

Beispiel 1.27. Zu berechnen sind die Produkte $\mathbf{A}' \cdot \mathbf{A}$, $\mathbf{A} \cdot \mathbf{A}'$, $\mathbf{A} \cdot \mathbf{b}$, $\mathbf{A} \cdot \mathbf{D}$ sowie $\mathbf{A} \cdot \mathbf{E}$, wobei

$$\mathbf{A} = \begin{pmatrix} 2 & -1 \\ -3 & 4 \end{pmatrix}, \quad \mathbf{b} = \begin{pmatrix} 2 \\ -5 \end{pmatrix}, \quad \mathbf{D} = \begin{pmatrix} 4 & 0 \\ 0 & 5 \end{pmatrix} \quad \text{und} \quad \mathbf{E} = \begin{pmatrix} 1 & 0 \\ 0 & 1 \end{pmatrix}$$

vorgegeben ist. Die Multiplikationen führt man zweckmäßigerweise – so wie in Tabelle 1.5 gezeigt – mit Hilfe eines Rechenschemas durch. Die Ergebnisse lauten:

$$\mathbf{A}' \cdot \mathbf{A} = \begin{pmatrix} 13 & -14 \\ -14 & 17 \end{pmatrix} \quad \text{und} \quad \mathbf{A} \cdot \mathbf{A}' = \begin{pmatrix} 5 & -10 \\ -10 & 25 \end{pmatrix}$$

(man beachte, daß $\mathbf{A} \cdot \mathbf{A}' \neq \mathbf{A}' \cdot \mathbf{A}$ ist) sowie

$$\mathbf{A} \cdot \mathbf{b} = \begin{pmatrix} 9 \\ -26 \end{pmatrix}, \quad \mathbf{A} \cdot \mathbf{D} = \begin{pmatrix} 8 & -5 \\ -12 & 20 \end{pmatrix} \quad \text{und} \quad \mathbf{A} \cdot \mathbf{E} = \begin{pmatrix} 2 & -1 \\ -3 & 4 \end{pmatrix}$$

(man beachte, daß $\mathbf{A} \cdot \mathbf{E} = \mathbf{A}$ und – wie man schnell nachrechnet – auch $\mathbf{E} \cdot \mathbf{A} = \mathbf{A}$ gilt; die Wirkung der Multiplikation mit $\mathbf{D}$ besteht darin, daß die erste Spalte von $\mathbf{A}$ mit 4 und die zweite mit 5 multipliziert wird).

Wir fassen zusammen: Durch Vertauschung der Faktoren ergibt sich bei der Matrizenmultiplikation – soferne diese überhaupt ausführbar ist – im allgemeinen ein anderes Resultat; die Matrizenmultiplikation ist – im Gegensatz zur Multiplikation von reellen Zahlen – nicht kommutativ. Eine Sonderstellung nehmen quadratische Matrizen $\mathbf{D} = (d_{ij})_{n \times n}$ ein, die nur für $i = j$, d.h. in der Hauptdiagonale, von Null verschiedene Elemente d_{ii} besitzen. Man bezeichnet derartige Matrizen als **Diagonalmatrizen**. Multipliziert man eine Matrix $\mathbf{A}$ von rechts mit einer Diagonalmatrix $\mathbf{D} = (d_{ij})_{n \times n}$ von entsprechender Dimension n, wird jedes Element in der ersten Spalte von $\mathbf{A}$ mit d_{11}, jedes Element der zweiten Spalte mit d_{22} usw. multipliziert. Analog führt die Linksmultiplikation $\mathbf{D} \cdot \mathbf{A}$ dazu, daß die i-te Zeile von $\mathbf{A}$ mit d_{ii} ($i = 1, 2, \ldots, n$) multipliziert wird. Sind alle Hauptdiagonalelemente einer Diagonalmatrix gleich Eins (wir bezeichnen diese Diagonalmatrizen speziell mit $\mathbf{E}$), gilt $\mathbf{A} \cdot \mathbf{E} = \mathbf{E} \cdot \mathbf{A} = \mathbf{A}$. Die Matrix $\mathbf{E}$ spielt also bei der Matrizenmultiplikation eine analoge Rolle wie die Zahl Eins bei der Multiplikation im Bereich der reellen Zahlen. Man nennt $\mathbf{E}$ daher **Einheitsmatrix**.

Tabelle 1.5. Matrizenmultiplikationen zu Beispiel 1.27

$\mathbf{A}' \cdot \mathbf{A}$	2 $\quad$ -1	
	-3 $\quad$ 4	
2 $\quad$ -3	$2 \cdot 2 + (-3) \cdot (-3) = 13$	$2 \cdot (-1) + (-3) \cdot 4 = -14$
-1 $\quad$ 4	$(-1) \cdot 2 + 4 \cdot (-3) = -14$	$(-1) \cdot (-1) + 4 \cdot 4 = 17$

$\mathbf{A} \cdot \mathbf{A}'$	2 $\quad$ -3	
	-1 $\quad$ 4	
2 $\quad$ -1	5	-10
-3 $\quad$ 4	-10	25

$\mathbf{A} \cdot \mathbf{b}$	2
	-5
2 $\quad$ -1	9
-3 $\quad$ 4	-26

$\mathbf{A} \cdot \mathbf{D}$	4 $\quad$ 0	
	0 $\quad$ 5	
2 $\quad$ -1	8	-5
-3 $\quad$ 4	-12	20

$\mathbf{A} \cdot \mathbf{E}$	1 $\quad$ 0	
	0 $\quad$ 1	
2 $\quad$ -1	2	-1
-3 $\quad$ 4	-3	4

Beispiel 1.28. Es sei $\mathbf{X} = (x_{ij})_{n \times p}$ eine Datenmatrix, in der die x_{ij} die an n Objekten gemessenen Werte von p Merkmalen X_1, X_2, ..., X_p bedeuten.

a) Eine grundlegende Umformung besteht darin, daß man $\mathbf{X}$ spaltenweise „standardisiert". Zu diesem Zweck hat man aus den Elementen einer jeden Spalte j ($j = 1, 2, \ldots, p$) das arithmetische Mittel $\bar{x}_{.j}$ sowie die Standardabweichung s_j zu bestimmen und jedes x_{ij} durch das entsprechende „Z-Score" $z_{ij} = (x_{ij} - \bar{x}_{.j})/s_j$ zu ersetzen. Die Überführung von $\mathbf{X}$ in $\mathbf{Z} = (z_{ij})_{n \times p}$ kann durch geeignete Matrizenoperationen vorgenommen werden, wenn man die Mittelwerte und die Standardabweichungen mit Hilfe der Matrizen

$$\bar{\mathbf{X}} = \begin{pmatrix} \bar{x}_{.1} & \bar{x}_{.2} & \cdots & \bar{x}_{.p} \\ \bar{x}_{.1} & \bar{x}_{.2} & \cdots & \bar{x}_{.p} \\ \vdots & \vdots & \vdots & \vdots \\ \bar{x}_{.1} & \bar{x}_{.2} & \cdots & \bar{x}_{.p} \end{pmatrix} \quad \text{bzw.} \quad \mathbf{D} = \begin{pmatrix} 1/s_1 & 0 & \cdots & 0 \\ 0 & 1/s_2 & \cdots & 0 \\ \vdots & \vdots & \vdots & \vdots \\ 0 & & \cdots & 1/s_p \end{pmatrix}$$

zusammenfaßt. Die Subtraktion der Spaltenmittelwerte von den x_{ij} wird durch die Differenzmatrix $\mathbf{X} - \bar{\mathbf{X}}$ dargestellt; die spaltenweise Multiplikation mit den Faktoren $1/s_j$ wird bewirkt, indem man die Differenzmatrix von rechts mit der Diagonalmatrix $\mathbf{D}$ multipliziert. Somit ist $\mathbf{Z} = (\mathbf{X} - \bar{\mathbf{X}}) \cdot \mathbf{D}$.

b) Verschiedene Auswertungsverfahren setzen voraus, daß aus der Datenmatrix $\mathbf{X}$ zuerst die sogenannte **Kovarianzmatrix** $\mathbf{S} = (s_{ij})_{p \times p}$ berechnet wird. Dabei bedeutet jedes s_{ij} mit $i \neq j$ die **Kovarianz** zwischen den aus den Elementen der i-ten und j-ten Spalte bestehenden Stichproben. Die Kovarianz s_{ij}, die ein Maß für die gemeinsame Variation der Merkmalswerte von X_i und X_j ist, wird mit der Formel

$$s_{ij} = \frac{1}{n-1} \sum_{k=1}^{n} (x_{ki} - \bar{x}_{.i})(x_{kj} - \bar{x}_{.j})$$

berechnet. Im Falle $i = j$ erhält man daraus die bekannte Formel für die mit den Elementen der i-ten Spalte gebildete Varianz, d.h., $s_{ii} = s_i^2$. Auch die Kovarianzmatrix läßt sich durch Matrizenoperationen aus der Datenmatrix $\mathbf{X}$ gewinnen. Es gilt

$$\mathbf{S} = \frac{1}{n-1}(\mathbf{X} - \bar{\mathbf{X}})' \cdot (\mathbf{X} - \bar{\mathbf{X}}),$$

wobei $\bar{\mathbf{X}}$ dieselbe Bedeutung wie in Punkt a) besitzt.

1.4   Gleichungssysteme

1.4.1   Substitutionsmethode

Nicht selten treten in der Praxis Fragestellungen auf, wo mehrere Gleichungen nach mehreren Variablen aufgelöst werden sollen. Der besonders wichtige Sonderfall eines **Systems von n linearen Gleichungen** mit $n > 1$ Variablen $x_1, x_2, \ldots, x_n$ liegt vor, wenn die Variablen aus n Gleichungen der Gestalt

$$a_{i1}x_1 + a_{i2}x_2 + \cdots + a_{in}x_n = b_i$$

mit vorgegebenen Koeffizienten $a_{i1}, a_{i2}, \ldots, a_{in}$ und Konstanten b_i zu berechnen sind. Indem man die Koeffizienten a_{ij}, die Gleichungsvariablen x_i und die „rechten Seiten" b_i durch die Matrizen

$$\mathbf{A} = \begin{pmatrix} a_{11} & a_{12} & \cdots & a_{1n} \\ a_{21} & a_{22} & \cdots & a_{2n} \\ \vdots & \vdots & \vdots & \vdots \\ a_{n1} & a_{n2} & \cdots & a_{nn} \end{pmatrix}, \quad \mathbf{x} = \begin{pmatrix} x_1 \\ x_2 \\ \vdots \\ x_n \end{pmatrix} \quad \text{bzw. } \mathbf{b} = \begin{pmatrix} b_1 \\ b_2 \\ \vdots \\ b_n \end{pmatrix}$$

zusammenfaßt, kann man die linke Seite des Gleichungssystem durch das Matrizenprodukt $\mathbf{A} \cdot \mathbf{x}$ darstellen und somit das Gleichungssystem kurz in der Form

$$\mathbf{A} \cdot \mathbf{x} = \mathbf{b}$$

schreiben. Die $n \times n$-Matrix $\mathbf{A}$ heißt die **Koeffizientenmatrix** des Gleichungssystems.

Von den systematischen Verfahren zur Lösung von linearen Gleichungssystemen sei zuerst die von der Schule her bekannte **Substitutionsmethode** erwähnt. Bei dieser Methode wird mit Hilfe einer Gleichung eine Variable (z.B. x_1) durch die anderen ausgedrückt und der so erhaltene Ausdruck dann in den verbleibenden Gleichungen an die Stelle von x_1 gesetzt. Auf diese Weise erhält man ein System von $n-1$ linearen Gleichungen mit den Variablen $x_2, x_3, \ldots, x_n$. In diesem System wird nun wieder eine Gleichung ausgewählt und damit eine Variable durch die restlichen ausgedrückt, wodurch man ein System von $n-2$ Gleichungen erhält. So fortfahrend gelangt man schließlich zu einer linearen Gleichung mit einer Variablen.

Beispiel 1.29. Für $n = 2$ erhält man das einfache System

$$
\begin{aligned}
a_{11}x_1 + a_{12}x_2 &= b_1 \\
a_{21}x_1 + a_{22}x_2 &= b_2
\end{aligned}
$$

von zwei linearen Gleichungen mit den beiden Variablen x_1, x_2. Wir wenden die Substitutionsmethode an, um eine explizite Darstellung der Lösungen zu finden. Wenn z.B. $a_{11} \neq 0$ ist, kann mit Hilfe der ersten Gleichung x_1 durch $(b_1 - a_{12}x_2)/a_{11}$ dargestellt werden. Setzt man diesen Ausdruck für x_1 in die zweite Gleichung ein, so folgt eine lineare Gleichung für x_2 mit der Lösung

$$
x_2 = \frac{a_{11}b_2 - a_{21}b_1}{a_{11}a_{22} - a_{21}a_{12}},
$$

soferne der Nenner $a_{11}a_{22} - a_{21}a_{12} \neq 0$ ist. Für x_1 ergibt sich

$$
x_1 = \frac{b_1 - a_{12}x_2}{a_{11}} = \frac{b_1 a_{22} - b_2 a_{12}}{a_{11}a_{22} - a_{21}a_{12}}.
$$

Beispiel 1.30. Die Maximum-Likelihood-Methode wird in der Statistik verwendet, um unbekannte Parameter zu schätzen. Die Anwendung dieser Methode zur Schätzung der von zwei Parametern Q und R abhängigen (theoretischen) Häufigkeiten der Farbausprägungen von gewissen Kaninchenarten (vgl. LI 1976) führt auf das Gleichungssystem

$$
\begin{aligned}
\frac{-a}{1-Q} + \frac{b}{Q-R} &= 0 \\
\frac{-b}{Q-R} + \frac{c}{R} &= 0.
\end{aligned}
$$

Zu bestimmen sind Q und R bei vorgegebenen beobachteten Häufigkeitswerten a, b und c.

Durch Ausmultiplizieren mit den jeweiligen Nennern erhält man nach Umordnen das lineare System

$$
\begin{aligned}
(a+b)Q &- aR &= b \\
cQ &- (b+c)R &= 0.
\end{aligned}
$$

Aus der zweiten Gleichung folgt $Q = (b+c)R/c$; Einsetzen in die erste Gleichung liefert $(a+b)(b+c)R/c - aR = b$, woraus man die Lösung $R = c/(a+b+c)$ und damit auch $Q = (b+c)R/c = (b+c)/(a+b+c)$ gewinnt.

1.4.2 Determinanten

Die in Beispiel 1.29 erhaltenen Lösungsformeln für x_1 und x_2 zeigen im Aufbau eine weitgehende Übereinstimmung. Sowohl die Zähler als auch der beiden Formeln gemeinsame Nenner stellen eine Differenz von zwei Produkten dar. Man prägt sich diese Differenzen besonders leicht ein, wenn man sie von speziellen **zweireihigen Determinanten** herleitet.

Was unter einer zweireihigen Determinante zu verstehen ist, sei an Hand der Koeffizientenmatrix $\mathbf{A} = (a_{ij})_{2\times 2}$ von Beispiel 1.29 erklärt. Die Determinante $|\mathbf{A}|$ der (quadratischen) Matrix $\mathbf{A}$ ist der durch

$$|\mathbf{A}| = \begin{vmatrix} a_{11} & a_{12} \\ a_{21} & a_{22} \end{vmatrix} = a_{11}a_{22} - a_{21}a_{12}$$

definierte Ausdruck, also gleich der Differenz aus dem Produkt der **Hauptdiagonalelemente** a_{11}, a_{22} und dem Produkt der **Nebendiagonalelemente** a_{21}, a_{12}. Man beachte, daß Determinanten nur für quadratische Matrizen erklärt sind. Die mit den Elementen der Koeffizientenmatrix gebildete Determinante heißt speziell **Koeffizientendeterminante**; sie stimmt mit dem im Nenner der Lösungsformeln für x_1 und x_2 stehenden Ausdruck überein. Ersetzt man in $|\mathbf{A}|$ die erste, d.h. die zur Variablen x_1 gehörende Spalte durch die „rechte Seite" des Gleichungssystems, so erhält man

$$|\mathbf{A_1}| = \begin{vmatrix} b_1 & a_{12} \\ b_2 & a_{22} \end{vmatrix} = b_1 a_{22} - b_2 a_{12}.$$

Das ist aber genau der im Zähler der Lösungsformel für x_1 stehende Ausdruck. Analog erhält man aus der Koeffizientendeterminante $|\mathbf{A}|$, wenn man die zweite Spalte durch die „rechte Seite" ersetzt, die Determinante

$$|\mathbf{A_2}| = \begin{vmatrix} a_{11} & b_1 \\ a_{21} & b_2 \end{vmatrix} = a_{11}b_2 - a_{21}b_1,$$

also den Zählerausdruck in der Lösungsformel für x_2.

Die Bedeutung der Koeffizientendeterminante liegt unter anderem darin begründet, daß sie über die **Lösbarkeit** des Gleichungssystems entscheidet. Ist sie von Null verschieden, so gibt es eine eindeutig bestimmte Lösung, die in der Form

$$x_1 = \frac{|\mathbf{A_1}|}{|\mathbf{A}|}, \; x_2 = \frac{|\mathbf{A_2}|}{|\mathbf{A}|}$$

dargestellt werden kann (CRAMERsche Regel).

Beispiel 1.31. Im Zusammenhang mit verschiedenen statistischen Fragestellungen treten Gleichungen der Gestalt

$$\begin{vmatrix} 1-\lambda & r \\ r & 1-\lambda \end{vmatrix} = 0$$

mit einer vorgegebenen Konstanten r auf. Welche Werte von λ erfüllen die Gleichung, wenn $r = 0.214$ ist? Die Auflösung der Determinante führt zunächst auf die quadratische Gleichung $(1 - \lambda)^2 - r^2 = 0$. Spaltet man den quadratischen Ausdruck links in Linearfaktoren auf, so erhält man die Gleichung $(1 - \lambda + r)(1 - \lambda - r) = 0$, woraus man unmittelbar die beiden Lösungen $\lambda_1 = 1 + r = 1.214$ und $\lambda_2 = 1 - r = 0.786$ ablesen kann.

Das folgende Beispiel zeigt eine Schwierigkeit auf, die bei der numerischen Lösung eines linearen Gleichungssystems auftreten kann.

Beispiel 1.32. Gegeben sei das Gleichungssystem

$$
\begin{aligned}
1.001x_1 &- x_2 = 0.999 \\
x_1 &- x_2 = 1 + \Delta,
\end{aligned}
$$

in dem Δ einen Datenfehler (z.B. bedingt durch Meßungenauigkeiten) darstellt. Um es aufzulösen, berechnen wir die Koeffizientendeterminante $|\mathbf{A}| = -0.001$ sowie die Determinanten $|\mathbf{A_1}| = 0.001 + \Delta$ und $|\mathbf{A_2}| = 0.002 + 1.001\Delta$. Mit Hilfe der CRAMERschen Regel ergeben sich die Lösungen $x_1 = |\mathbf{A_1}|/|\mathbf{A}| = -1 - 1000\Delta$ und $x_2 = |\mathbf{A_2}|/|\mathbf{A}| = -2 - 1001\Delta$. Der Fehler Δ wird also auf Grund der Kleinheit von $|\mathbf{A}|$ ganz wesentlich verstärkt. Allgemein heißt ein Problem **schlecht konditioniert**, wenn – wie in diesem Beispiel – ein geringer relativer Fehler in den Eingangsdaten einen großen relativen Fehler des Ergebnisses nach sich zieht.

Die CRAMERsche Regel gilt nicht nur für Systeme aus zwei linearen Gleichungen, sondern allgemein für Systeme mit n linearen Gleichungen. Es sei $\mathbf{A} = (a_{ij})_{n \times n}$ die Koeffizientenmatrix mit von Null verschiedener Determinante $|\mathbf{A}|$. Ferner sei $\mathbf{A_i}$ die sich aus $\mathbf{A}$ ergebende Matrix, wenn man die i-te Spalte durch die „rechte Seite" $\mathbf{b}$ des Gleichungssystems ersetzt. Dann kann jede Variable x_i des Gleichungssystems explizit durch

$$
x_i = \frac{|\mathbf{A_i}|}{|\mathbf{A}|} \quad (i = 1, 2, \ldots, n)
$$

ausgedrückt werden. Es verbleibt die Frage, wie man Determinanten mit mehr als zwei Reihen berechnet. Zu diesem Zweck beachte man:

- Sind für eine Determinante $|\mathbf{A}|$ alle Elemente a_{ij} mit $i > j$, also alle Elemente unter der Hauptdiagonale, gleich Null, ist der Wert der Determinante gleich dem Produkt der Hauptdiagonalelemente.

- Der Wert einer Determinante bleibt unverändert, wenn man die mit einer Konstanten λ multiplizierten Elemente einer Spalte (Reihe) zu den entsprechenden Elementen einer anderen Spalte (Reihe) addiert.

- Wenn man in einer Determinante zwei benachbarte Zeilen (Spalten) miteinander vertauscht, ändert sich das Vorzeichen der Determinante.

Die beiden letztgenannten Eigenschaften können dazu benutzt werden, durch geeignetes Kombinieren oder Vertauschen von Zeilen (bzw. Spalten) eine gegebene Determinante so umzuformen, daß alle Elemente unter der Hauptdiagonale gleich Null sind.

Beispiel 1.33. In einem Modell zur Beschreibung der Verteilung von Blei im menschlichen Körper wurde angenommen, daß pro Zeiteinheit eine gewisse Bleimenge D (in μg) über die Lungen und den Verdauungstrakt in das Blut (Kompartiment 1) gelangt und von dort in das Gewebe (Kompartiment 2) sowie in die Knochen (Kompartiment 3) verteilt wird. Ferner wurde berücksichtigt, daß sowohl aus dem Blutkompartiment (auf dem Harnweg) als auch aus dem Gewebekompartiment (Haar-, Nägel-, Schweißbildung) pro Zeiteinheit eine bestimmte Bleimenge ausgeschieden wird. Im Verlaufe der Zeit stellt sich zwischen der zugehenden und abgehenden Bleimenge ein sogenanntes Fließgleichgewicht ein. Die in diesem Zustand im Blut-, Gewebe- und Knochenkompartiment befindlichen Bleimengen (in μg) x_1, x_2 bzw. x_3 genügen dem Gleichungssystem (vgl. BATSCHELET et al. 1979):

$$
\begin{array}{rrrrr}
-0.0361x_1 & + & 0.0124x_2 & + & 0.000035x_3 & = & -D \\
0.0111x_1 & - & 0.0285x_2 & & & = & 0 \\
0.00389x_1 & & & - & 0.000035x_3 & = & 0
\end{array}
$$

Wir bestimmen die im Gewebekompartiment vorhandene Bleimenge, die nach der CRAMERschen Regel durch $x_2 = |\mathbf{A_2}|/|\mathbf{A}|$ gegeben ist mit

$$
|\mathbf{A}| = \begin{vmatrix}
-0.0361 & 0.0124 & 0.000035 \\
0.0111 & -0.0285 & 0 \\
0.00389 & 0 & -0.000035
\end{vmatrix}
$$

als Koeffizientendeterminante und

$$
|\mathbf{A_2}| = \begin{vmatrix}
-0.0361 & -D & 0.000035 \\
0.0111 & 0 & 0 \\
0.00389 & 0 & -0.000035
\end{vmatrix}
$$

als Zählerdeterminante. Zur Berechnung der Determinanten nehmen wir jeweils eine Umformung auf eine „Dreiecksform" vor, in der alle Elemente unter der Hauptdiagonale gleich Null sind.

Zu diesem Zweck müssen in $|\mathbf{A}|$ die Elemente a_{21} und a_{31} durch Addition von geeigneten Vielfachen von Zeilen oder Spalten auf den Wert Null gebracht werden. Offensichtlich wird a_{31} zu Null, wenn man die mit dem Faktor $a_{31}/a_{33} = 0.00389/(-0.000035) = -111.143$ multiplizierte dritte Spalte von der ersten subtrahiert. Es ergibt sich:

$$
|\mathbf{A}| = \begin{vmatrix}
-0.03221 & 0.0124 & 0.000035 \\
0.0111 & -0.0285 & 0 \\
0 & 0 & -0.000035
\end{vmatrix}
$$

Indem man nun die mit $a_{21}/a_{11} = 0.0111/(-0.03221) = -0.344613$ multiplizierte erste Zeile von der zweiten subtrahiert, wird auch a_{21} zu Null; damit hat man $|\mathbf{A}|$ auf die gewünschte Dreiecksform

$$
|\mathbf{A}| = \begin{vmatrix}
-0.03221 & 0.0124 & 0.000035 \\
0 & -0.02423 & 0.00001206 \\
0 & 0 & -0.000035
\end{vmatrix}
$$

gebracht, aus der – durch Multiplikation der Hauptdiagonalelemente – sofort $|\mathbf{A}| = 2.732 \cdot 10^{-8}$ folgt.

Um $|\mathbf{A_2}|$ auf Dreiecksform zu bringen, genügt es, der Reihe nach die zweite Zeile mit der dritten, die erste Spalte mit der zweiten und die zweite Spalte mit der dritten zu vertauschen, wobei die Determinante insgesamt ihr Vorzeichen wechselt:

$$|\mathbf{A_2}| = - \begin{vmatrix} -D & 0.000035 & -0.0361 \\ 0 & -0.000035 & 0.00389 \\ 0 & 0 & 0.0111 \end{vmatrix} = 3.885 \cdot 10^{-7} D\,.$$

Die gesuchte Bleimenge im Gewebe ist daher durch $x_2 = |\mathbf{A_2}|/|\mathbf{A}| = 14.22 D$ gegeben.

1.4.3 Inverse Matrix

Man kann die Auflösung eines linearen Gleichungssystems $\mathbf{A} \cdot \mathbf{x} = \mathbf{b}$ auch so beschreiben, daß man das gegebene System – mit Hilfe zulässiger Umformungen – in ein neues System mit der Einheitsmatrix $\mathbf{E}$ als Koeffizientenmatrix überführt. Ein systematisches Verfahren zur Umformung von $\mathbf{A}$ in $\mathbf{E}$ ist das GAUSS–JORDANsche Eliminationsverfahren. Wir erläutern dieses Verfahren an Hand eines Systems aus zwei linearen Gleichungen, das wir in folgender Form anschreiben:

$$\begin{aligned} a_{11}x_1 &+& a_{12}x_2 &=& 1 \cdot b_1 &+& 0 \cdot b_2 \\ a_{21}x_1 &+& a_{22}x_2 &=& 0 \cdot b_1 &+& 1 \cdot b_2\,. \end{aligned}$$

Ohne Einschränkung können wir $a_{11} \neq 0$ voraussetzen. In einem ersten Schritt werden die Gleichungen so umgeformt, daß die Koeffizienten von x_1 die Werte 1 bzw. 0 besitzen. Dazu wird die erste Gleichung durch a_{11} dividiert und angeschrieben. Indem man diese Gleichung mit a_{21} multipliziert und von der zweiten subtrahiert, ergibt sich:

$$\begin{aligned} 1 \cdot x_1 &+& (a_{12}/a_{11})x_2 &=& (1/a_{11})b_1 &+& 0 \cdot b_2 \\ 0 \cdot x_1 &+& (a_{22} - a_{21}a_{12}/a_{11})x_2 &=& (-a_{21}/a_{11})b_1 &+& 1 \cdot b_2\,. \end{aligned}$$

Um auch die Koeffizienten von x_2 in die Werte 0 bzw. 1 überzuführen, dividieren wir zuerst die zweite Gleichung durch den Koeffizienten $a_{22} - a_{21}a_{12}/a_{11} = |\mathbf{A}|/a_{11}$ von x_2, wobei $|\mathbf{A}| \neq 0$ vorauszusetzen ist, und notieren

$$0 \cdot x_1 + 1 \cdot x_2 = (-a_{21}/|\mathbf{A}|)b_1 + (a_{11}/|\mathbf{A}|)b_2$$

als neue zweite Gleichung. Ist $a_{12} = 0$, sind wir am Ziel; andernfalls multiplizieren wir diese Gleichung mit a_{12}/a_{11} und subtrahieren sie von der ersten. Es folgt:

$$\begin{aligned} 1 \cdot x_1 &+& 0 \cdot x_2 &=& (a_{22}/|\mathbf{A}|)b_1 &+& (-a_{12}/|\mathbf{A}|)b_2 \\ 0 \cdot x_1 &+& 1 \cdot x_2 &=& (-a_{21}/|\mathbf{A}|)b_1 &+& (a_{11}/|\mathbf{A}|)b_2\,. \end{aligned}$$

Damit ist die gewünschte Umformung erreicht. Faßt man das Ergebnis in Matrix-
form durch

$$\begin{pmatrix} x_1 \\ x_2 \end{pmatrix} = \begin{pmatrix} 1 & 0 \\ 0 & 1 \end{pmatrix} \cdot \begin{pmatrix} x_1 \\ x_2 \end{pmatrix} = \begin{pmatrix} a_{22}/|\mathbf{A}| & -a_{12}/|\mathbf{A}| \\ -a_{21}/|\mathbf{A}| & a_{11}/|\mathbf{A}| \end{pmatrix} \cdot \begin{pmatrix} b_1 \\ b_2 \end{pmatrix}$$

zusammen, so erkennt man, daß die Umformung durch Multiplikation der „rechten
Seite" $\mathbf{b}$ des Gleichungssystems mit der Matrix

$$\mathbf{A}^{-1} = \begin{pmatrix} a_{22}/|\mathbf{A}| & -a_{12}/|\mathbf{A}| \\ -a_{21}/|\mathbf{A}| & a_{11}/|\mathbf{A}| \end{pmatrix} = \frac{1}{|\mathbf{A}|} \begin{pmatrix} a_{22} & -a_{12} \\ -a_{21} & a_{11} \end{pmatrix}$$

herbeigeführt wird. Man bezeichnet $\mathbf{A}^{-1}$ als die zu $\mathbf{A} = (a_{ij})_{2\times 2}$ **inverse Matrix**.

Beispiel 1.34. Gegeben ist das Gleichungssystem:

$$\begin{aligned} 3x_1 + x_2 &= 2 \\ 5x_1 + 3x_2 &= 1 \,. \end{aligned}$$

Wegen

$$\mathbf{A} = \begin{pmatrix} 3 & 1 \\ 5 & 3 \end{pmatrix}, \quad |\mathbf{A}| = \begin{vmatrix} 3 & 1 \\ 5 & 3 \end{vmatrix} = 4 \text{ und } \mathbf{A}^{-1} = \frac{1}{4} \begin{pmatrix} 3 & -1 \\ -5 & 3 \end{pmatrix}$$

ist

$$\begin{pmatrix} x_1 \\ x_2 \end{pmatrix} = \mathbf{A}^{-1} \cdot \begin{pmatrix} 2 \\ 1 \end{pmatrix} = \begin{pmatrix} 3/4 & -1/4 \\ -5/4 & 3/4 \end{pmatrix} \cdot \begin{pmatrix} 2 \\ 1 \end{pmatrix} = \begin{pmatrix} 5/4 \\ -7/4 \end{pmatrix};$$

die Lösungen sind daher: $x_1 = 5/4, x_2 = -7/4$.

Allgemein gilt: Zu jeder quadratischen Matrix $\mathbf{A}$ mit nichtverschwindender De-
terminante $|\mathbf{A}|$ gibt es eine inverse Matrix $\mathbf{A}^{-1}$, für die $\mathbf{A}^{-1} \cdot \mathbf{A} = \mathbf{A} \cdot \mathbf{A}^{-1} = \mathbf{E}$
gilt. Die Berechnung von $\mathbf{A}^{-1}$ kann so erfolgen, daß man das lineare Gleichungs-
system $\mathbf{A} \cdot \mathbf{x} = \mathbf{E} \cdot \mathbf{b}$ mit dem GAUSS–JORDANschen Eliminationsverfahren in
$\mathbf{E} \cdot \mathbf{x} = \mathbf{A}^{-1} \cdot \mathbf{b}$ überführt.

Beispiel 1.35. Die Anwendung des GAUSS–JORDANschen Eliminationsver-
fahrens zur Ermittlung der inversen Matrix soll an Hand der 3×3-Matrix

$$\mathbf{A} = \begin{pmatrix} 2 & 2 & -3 \\ 3 & -2 & -4 \\ 5 & 4 & -6 \end{pmatrix}$$

demonstriert werden. Wir bilden das Gleichungssystem:

$$\begin{pmatrix} 2 & 2 & -3 \\ 3 & -2 & -4 \\ 5 & 4 & -6 \end{pmatrix} \cdot \begin{pmatrix} x_1 \\ x_2 \\ x_3 \end{pmatrix} = \begin{pmatrix} 1 & 0 & 0 \\ 0 & 1 & 0 \\ 0 & 0 & 1 \end{pmatrix} \cdot \begin{pmatrix} b_1 \\ b_2 \\ b_3 \end{pmatrix}.$$

Im ersten Umformungsschritt wird die erste Gleichung durch 2 dividiert; diese dann mit 3 (bzw. 5) multipliziert und von der zweiten (bzw. dritten) Gleichung subtrahiert; die Koeffizientenmatrix hat danach in der ersten Spalte die Eintragungen 1, 0 bzw. 0:

$$\begin{pmatrix} 1 & 1 & -3/2 \\ 0 & -5 & 1/2 \\ 0 & -1 & 3/2 \end{pmatrix} \cdot \begin{pmatrix} x_1 \\ x_2 \\ x_3 \end{pmatrix} = \begin{pmatrix} 1/2 & 0 & 0 \\ -3/2 & 1 & 0 \\ -5/2 & 0 & 1 \end{pmatrix} \cdot \begin{pmatrix} b_1 \\ b_2 \\ b_3 \end{pmatrix}.$$

Im zweiten Schritt wird die zweite Gleichung durch -5, d.h. durch den Koeffizienten von x_2 dividiert; diese dann von der ersten subtrahiert und zur dritten addiert mit dem Ergebnis, daß die Koeffizientmatrix in der zweiten Spalte die Eintragungen 0, 1 bzw. 0 aufweist. Wir fassen den zweiten Schritt in dem folgenden Schema zusammen, in dem die $\mathbf{x}$- sowie die $\mathbf{b}$-Spalte weggelassen ist:

$$\begin{array}{ccc|ccc} 1 & 0 & -14/10 & 2/10 & 1/5 & 0 \\ 0 & 1 & -1/10 & 3/10 & -1/5 & 0 \\ 0 & 0 & 14/10 & -22/10 & -1/5 & 1 \end{array}$$

Schließlich wird die dritte Gleichung durch $14/10$ dividiert und danach zur ersten (zweiten) Gleichung nach vorhergehender Multiplikation mit $14/10$ $(1/10)$ addiert. Es folgt in schematischer Darstellung:

$$\mathbf{E} = \left\{ \begin{array}{ccc|ccc} 1 & 0 & 0 & -2 & 0 & 1 \\ 0 & 1 & 0 & 1/7 & -3/14 & 1/14 \\ 0 & 0 & 1 & -11/7 & -1/7 & 5/7 \end{array} \right\} = \mathbf{A}^{-1}.$$

Während auf der linken Seite die Koeffizientenmatrix $\mathbf{A}$ sukzessive in die Einheitsmatrix übergeführt wurde, ist auf der rechten Seite die inverse Matrix $\mathbf{A}^{-1}$ entstanden.

Der Begriff der inversen Matrix spielt nicht nur im Zusammenhang mit linearen Gleichungssystemen eine Rolle. Das nächste Beispiel zeigt eine Anwendung aus der multivariaten Statistik.

Beispiel 1.36. Die quadrierte MAHALANOBIS-Distanz zwischen dem Zentroid $\mathbf{m}$ einer n-dimensionalen Stichprobe mit der Kovarianzmatrix $\mathbf{S}$ und einem vorgegebenen festen Punkt $\mathbf{m_0}$ ist durch den Ausdruck

$$D_M^2 = (\mathbf{m} - \mathbf{m_0})' \cdot \mathbf{S}^{-1} \cdot (\mathbf{m} - \mathbf{m_0})$$

gegeben. (Dieser Ausdruck stellt ein Matrizenprodukt mit drei Faktoren dar, für das – wie für das Produkt von drei reellen Zahlen – das Assoziativgesetz gilt.)

Konkret möge die (transponiert dargestellte) Datenmatrix

$$\mathbf{X}' = \begin{pmatrix} 386 & 431 & 419 & 472 & 524 & 534 \\ 218 & 188 & 256 & 246 & 241 & 243 \end{pmatrix}$$

vorliegen, die die an sechs Versuchspflanzen (*Tussilago farfara*) gemessenen Konzentrationen (in μMol pro g Trockensubstanz) der aus einer Nährlösung aufgenommenen Ca-Ionen (Merkmal X_1, erste Zeile) bzw. Mg-Ionen (Merkmal X_2, zweite Zeile) beinhaltet. Die Koordinaten des Zentroids $\mathbf{m}$ sind die Mittelwerte $\bar{x}_{.1} = 461$ und $\bar{x}_{.2} = 232$ der X_1- bzw. X_2-Stichprobe. Gesucht ist die quadrierte MAHALANOBIS-Distanz des Zentroids vom Punkt $\mathbf{m}_0' = (420, 260)$.

Die Kovarianzmatrix $\mathbf{S}$ und deren Inverse $\mathbf{S}^{-1}$ sind

$$\mathbf{S} = \begin{pmatrix} 3541.6 & 577.2 \\ 577.2 & 621.2 \end{pmatrix} \text{ bzw. } \mathbf{S}^{-1} = \begin{pmatrix} 3.327 \cdot 10^{-4} & -3.092 \cdot 10^{-4} \\ -3.092 \cdot 10^{-4} & 1.897 \cdot 10^{-3} \end{pmatrix}.$$

Die gesuchte quadrierte Distanz ist daher

$$\begin{aligned} D_M^2 &= (41, -28) \cdot \begin{pmatrix} 3.327 \cdot 10^{-4} & -3.092 \cdot 10^{-4} \\ -3.092 \cdot 10^{-4} & 1.897 \cdot 10^{-3} \end{pmatrix} \cdot \begin{pmatrix} 41 \\ -28 \end{pmatrix} \\ &= (41, -28) \cdot \begin{pmatrix} 0.02230 \\ -0.06579 \end{pmatrix} = 2.756. \end{aligned}$$

1.4.4 Nichtlineare Gleichungssysteme

Man spricht von einem nichtlinearen Gleichungssystem, wenn es wenigstens eine nichtlineare Gleichung enthält. Nichtlineare Gleichungen treten in vielfältigen Formen auf; sie können z.B. quadratische oder höhere Potenzen der Unbekannten enthalten, die Unbekannten können im Nenner von Bruchtermen vorkommen oder als Exponenten bzw. Logarithmanden. Nichtlineare Systeme lassen sich nur in Sonderfällen exakt lösen.

In manchen Fällen gelingt eine **Umformung in äquivalente lineare Gleichungssysteme**. Das ursprünglich nichtlineare System in Beispiel 1.30 wurde auf diese Weise gelöst; einen weiteren Anwendungsfall bringt das folgende Beispiel eines Systems aus zwei algebraischen Gleichungen, die in Linearfaktoren aufgespalten sind.

Beispiel 1.37. Wir betrachten zwei Arten, die um zwei gemeinsame „Nischen" konkurrieren. Die Individuenanzahlen seien x_1 bzw. x_2. Für beide Arten gelte, daß bei Abwesenheit der jeweils anderen Art die auf die Zeiteinheit bezogene Änderung der Individuenanzahl nach dem logistischen Ansatz von der Individuenanzahl abhängt (siehe Beispiel 1.16). Demnach ist z.B. die Änderung der Individuenanzahl der ersten Art pro Zeiteinheit durch $r_1 x_1 (1 - x_1/C_1)$ gegeben. In dieser Darstellung drückt der Term $-x_1/C_1$ die negative Rückkopplung der Mitglieder der ersten Art auf das Wachstum infolge intraspezifischer Konkurrenz aus. Sind nun zusätzlich noch x_2 Individuen der zweiten Art im selben Habitat anwesend, so tritt auch eine interspezifische Konkurrenz auf und der Rückkopplungsterm $-x_1/C_1$ ist zu ersetzen durch $-x_1/C_1 - \alpha_{12} x_2/C_1$, wobei die Konstante α_{12} ein unterschiedliches intra- bzw. interspezifisches Konkurrenzverhalten zuläßt. Analoges gilt für die zweite Art, so daß wir im Rahmen dieser Überlegungen die auf die

Zeiteinheit bezogenen Änderungen R_1 bzw. R_2 der Individuenanzahlen für zwei konkurrierende Arten durch

$$R_1 = r_1 x_1 \left(1 - \frac{x_1 + \alpha_{12} x_2}{C_1} \right),$$

$$R_2 = r_2 x_2 \left(1 - \frac{x_2 + \alpha_{21} x_1}{C_2} \right)$$

darstellen können (VOLTERRAsches Konkurrenzmodell).

Die Frage nach jenen Werten von x_1 und x_2, für die $R_1 = R_2 = 0$ gilt, d.h., für die die Individuenzahlen unverändert bleiben, führt auf das nichtlineare Gleichungssystem

$$x_1 \left(1 - \frac{x_1 + \alpha_{12} x_2}{C_1} \right) = 0$$

$$x_2 \left(1 - \frac{x_2 + \alpha_{21} x_1}{C_2} \right) = 0.$$

Offensichtlich sind die Gleichungen dieses Systems erfüllt, wenn einer der folgenden Fälle vorliegt:

- $x_1 = x_2 = 0$
- $x_2 = 0$ und $1 - (x_1 + \alpha_{12} x_2)/C_1 = 0$
- $1 - (x_2 + \alpha_{21} x_1)/C_2 = 0$ und $x_1 = 0$
- $1 - (x_2 + \alpha_{21} x_1)/C_2 = 1 - (x_1 + \alpha_{12} x_2)/C_1 = 0$

Der erste Fall repräsentiert die sogenannte triviale Lösung des Systems. Der zweite und dritte Fall führt auf die Individuenanzahlen $x_2 = 0$, $x_1 = C_1$ bzw. $x_2 = C_2$, $x_1 = 0$. Der zuletzt angeführte Fall stellt ein lineares Gleichungssystem mit den Lösungen

$$x_1 = \frac{C_1 - C_2 \alpha_{12}}{1 - \alpha_{12} \alpha_{21}}, \; x_2 = \frac{C_2 - C_1 \alpha_{21}}{1 - \alpha_{12} \alpha_{21}}$$

dar. Damit diese Lösungen positiv sind (nur dann sind sie von Interesse), müssen die Zähler $C_1 - C_2 \alpha_{12}$, $C_2 - C_1 \alpha_{21}$ entweder beide positiv oder negativ sein. (Der Nenner $1 - \alpha_{12} \alpha_{21}$ besitzt dann stets dasselbe Vorzeichen wie die Zähler; denn sind z.B. beide Zähler positiv, so folgt aus $C_1 > C_2 \alpha_{12}$ und $C_2 > C_1 \alpha_{21}$ zunächst $C_1/C_2 > \alpha_{12}$ und $C_2/C_1 > \alpha_{21}$, woraus man schließlich $1 = (C_1/C_2)(C_2/C_1) > \alpha_{12} \alpha_{21}$ erhält).

Die in den Beispielen 1.30 und 1.37 gelungene Umformung in äquivalente lineare Gleichungssysteme soll nicht darüber hinwegtäuschen, daß diese Methode nur in Ausnahmefällen zum Ziel führt. Bei gewissen Typen von nichtlinearen Systemen ist eine Vereinfachung durch **Verringerung der Gleichungsanzahl** (und damit auch der Variablen) erreichbar, z.B. dann, wenn das System aus einer linearen und einer nichtlinearen Gleichung besteht. Dazu braucht man nur mit Hilfe der linearen Gleichung eine Variable durch die andere auszudrücken und in die nichtlineare Gleichung einzusetzen (Substitutionsmethode).

1.5   Aufgaben

1. Eine Meßreihe besteht aus den Längenmeßwerten (in cm) 135.6, 134.8, 135.9, 134.1 und 133.8. Zu bestimmen sind der (arithmetische) Mittelwert, die Standardabweichung sowie der mittlere Fehler des Mittelwertes.

2. In einer Kohorte aus ursprünglich 60 weiblichen Tsetsefliegen (*Glossina p. palpalis*) wurden ab Beginn der reproduktiven Phase täglich die abgelegten Puparien gezählt. Für die ersten 30 Tage ergaben sich die folgenden Anzahlen: 9, 12, 8, 6, 6, 2, 0, 0, 1, 0, 4, 10, 13, 8, 5, 1, 1, 0, 1, 2, 2, 2, 4, 10, 7, 8, 2, 1, 1, 4. Man zeichne die mit einem 5gliedrigen gleitenden Durchschnitt geglättete Zeitreihe.

3. In einer Mäusepopulation werden 50% der Neugeborenen ein Jahr alt, 25% überleben das zweite Jahr und 12.5% das dritte Jahr. Wie groß ist die mittlere Lebenserwartung der Neugeborenen, wenn kein Tier das vierte Lebensjahr vollendet?

4. Nach einer in Florida durchgeführten Studie beträgt die durch Sonneneinstrahlung durchschnittlich auf einen Quadratmeter der Erdoberfläche auftreffende Energie ca. $7.2 \cdot 10^9$ Joule pro Jahr. Davon werden rund 25% von der Pflanzendecke absorbiert. Nur etwa 5% der absorbierten Energie werden von den Pflanzen genutzt. Wie groß ist die Nutzenergie (Brutto-Primärproduktion) in Joule pro Quadratmeter und Jahr?

5. Ein Laubbaum mit einer mittleren Lebensdauer von 100 Jahren produziert insgesamt 6600 kg O_2. Ein PKW verbraucht im Stadtverkehr pro Minute 290 Liter O_2. Die Dichte von O_2 beträgt 1.43 kg/m^3 (Dichte = Masse pro Volumen). Für wie lange reicht die jährliche O_2-Produktion eines Laubbaumes?

6. Der durchschnittliche Durchmesser von Kapillaren im Blutgefäßsystem des Menschen beträgt 0.01 mm; die durchschnittliche Strömungsgeschwindigkeit des Blutes in den Kapillaren ist 0.6 mm/s. Wie groß ist das pro Stunde durch einen Kapillarenquerschnitt strömende Blutvolumen?

7. Im folgenden wird angenommen, daß sich die jeweilige Population hinsichtlich des betrachteten Merkmals im HARDY–WEINBERGschen Gleichgewicht befindet.

   a) Der Albinismus geht auf ein rezessives Gen zurück, dessen Häufigkeit in menschlichen Populationen auf $q = 0.007$ geschätzt wird. Wie groß ist die Häufigkeit der normalen Albinogenträger?

   b) Die Bestimmung der MN-Blutgruppen in einer Stichprobe aus 1279 Personen hat z.B. ergeben, daß 363 Personen vom Typ MM sind. Wieviele Personen sind vom Genotyp NN bzw. MN?

Tabelle 1.6. Daten zu Aufgabe 9b

tax. Gruppe	rel. Häufigkeit in %	
	Stelle 1	Stelle 2
Ephemeridae	34.4	1.0
Plecoptera	5.9	0.1
Trichoptera	30.7	0.4
Diptera	8.5	93.6
Coleoptera	7.0	0.2
Oligochaeta	11.0	4.6
Rest	2.5	0.1

8. Man zeige an Hand der Stichprobe $x_1, x_2, \ldots, x_n$, daß die Summe $Q(x^*)$ der Quadrate der Abweichungen der Stichprobenwerte x_i von irgendeiner festen Zahl x^* ihr Minimum für $x^* = \overline{x}$ annimmt.

9. Ein Maß für die Artenmannigfaltigkeit in ökologischen Systemen ist der SHANNON-Index H_S. Besteht das System aus s Arten $A_1, A_2, \ldots, A_s$ und sind $p_1, p_2, \ldots, p_s$ die entsprechenden relativen Häufigkeiten, so ist H_S definiert durch $H_S = -(p_1 \ln p_1 + p_2 \ln p_2 + \cdots + p_s \ln p_s)$.

   a) Man berechne H_S für ein System mit zwei gleich häufigen Arten, zehn gleich häufigen Arten bzw. zehn Arten, von denen eine 91% der Individuen stellt und die restlichen je 1%.

   b) Im Zuge einer Zustandsanalyse eines Fließgewässers wurden an zwei Stellen Bodenproben genommen und die darin enthaltenen Individuen des Makrozoobenthos ausgezählt. Die relativen Häufigkeiten der wichtigsten taxonomischen Gruppen sind in Tabelle 1.6 angeführt. Man vergleiche die Artenvielfalt der beiden Stellen mit dem SHANNON-Index. (Stelle 1 ist weitgehend frei von anthropogenen Einflüssen, Stelle 2 liegt im Einflußbereich der Abwasserleitung einer Papierfabrik und stellt einen Extremlebensraum dar.)

10. Ein Ameisenhaufen möge näherungsweise die Gestalt eines Drehkegels mit einer Seitenlinie von 50 cm besitzen. Der Kegelmantel schließe mit der Basisfläche einen Winkel von 40° ein. Wie groß ist die bei senkrechter Sonneneinstrahlung auf den Ameisenhaufen pro Stunde auftreffende Sonnenenergie, wenn als mittlere Intensität der Sonneneinstrahlung 400 Joule pro m² und Sekunde genommen wird?

11. In einer Population ist eine bestimmte Anzahl x der Mitglieder von einer Infektion befallen. Pro Jahr gesunden 80% der Erkrankten und 400 neue Fälle treten auf. Für welche Werte von x nimmt die Zahl der Erkrankten von einem Jahr zum nächsten zu (ab)?

12. Es sei A_2 ein (rezessives) Defektgen mit der Anfangshäufigkeit $q_0 = 0.02$. Unter der Annahme, daß die homozygoten Defektgenträger keine Nachkommen zeugen, ist die Häufigkeit q_n des A_2-Gens nach n Generationen durch die Formel $q_n = q_0/(1 + nq_0)$ gegeben. Nach wievielen Generationen ist die Anfangshäufigkeit von A_2 halbiert?

13. Nach dem radioaktiven Zerfallsgesetz nimmt die Anzahl der Kerne einer radioaktiven Substanz nach der Formel $n = n_0 e^{-\lambda t}$ ab. Für das Kohlenstoffisotop C^{14} ist $\lambda = 0.0001203$ pro Jahr. Wie groß ist die Halbwertszeit, d.h. jene Zeit $t_{1/2}$, nach deren Verlauf die Hälfte der Ausgangsmenge zerfallen ist?

14. Das Kohlenstoffisotop C^{14} wird zur Abschätzung des Alters von Fossilien verwendet. Dazu wird das Verhältnis v des Gehalts an C^{14} und C^{12} im Fossil bestimmt. Ist v_0 das entsprechende Verhältnis in der Atmosphäre, so erhält man eine Abschätzung für das Alter t aus der Formel $v/v_0 = e^{-\lambda t}(\lambda = 0.0001203 \ 1/\text{Jahr})$. Wie groß ist t (in Jahren), falls $v/v_0 = 0.7$?

15. Die barometrische Höhenformel $p = p_0 e^{-h/S}$ gestattet es, den Atmosphärendruck p in Abhängigkeit von der Seehöhe h zu berechnen, wobei p_0 der Normaldruck der Luft ($p_0 = 1\text{atm} \approx 10^5 \text{Pa}$) und $S = 8000\text{m}$ ist. In welcher Seehöhe ist der Luftdruck auf 8/10 des Normaldrucks abgesunken?

16. Wenn sich eine Population aus N Individuen, die am Beginn in einem kleinen Gebiet konzentriert sind, durch Diffusion ausbreitet, so läßt sich der Ausbreitungsradius R in Abhängigkeit von der Zeitdauer t der Ausbreitung aus der Formel $R^2 = a^2 t \ln N$ abschätzen. Die Konstante a^2 kann als mittlere quadratische Verschiebung der Individuen pro Zeiteinheit interpretiert werden (vgl. OKUBO 1980).

     a) Nach welcher Zeit t hat sich die Population von der Ausgangsstelle über eine Kreisfläche mit dem Radius R_0 ausgebreitet, wenn die Populationsgröße nach dem Gesetz $N = e^{rt}$ anwächst (r ist die natürliche Zuwachsrate)?

     b) Im nördlichen Großbritannien breiteten sich die Eichenwälder in den letzten 20 000 Jahren um ca. 1000km aus. Die natürliche Zuwachsrate sei mit 16 pro Generation angenommen. Als Generationsdauer nehme man 70 Jahre. Welchen Schätzwert erhält man für die mittlere quadratische Ausbreitung in km^2 pro Generation (vgl. PIELOU 1977)?

17. Zur Beschreibung des Zusammenhangs zwischen der Photosyntheserate P und der Lichtintensität I werden u.a. die Formeln

$$\text{a) } P = \frac{\alpha I P_{\max}}{\alpha I + P_{\max}} \quad \text{und b) } P = \alpha I \left(1 - e^{\frac{-P_{\max}}{\alpha I}} \right)$$

empfohlen (vgl. THORNLEY 1976). Man löse die Gleichungen nach $P_{\max}$ auf!

Tabelle 1.7. Daten zu Aufgabe 20

Taxa	1	2	3	4	5	6
X_1	1	1	2	3	4	5
X_2	3	5	5	3	2	4

18. Für das in Beispiel 1.18 behandelte Selektionsmodell wurde gezeigt, daß in einer Population die Häufigkeit p des A_1-Gens konstant bleibt, wenn $p = p_1 = 1$ bzw. $p = p_2 = 0$ bzw. $p = p_3 = (f_{22} - f_{12})/(f_{11} + f_{22} - 2f_{12})$ ist. Von dem Ausdruck für p_3 muß allerdings vorausgesetzt werden, daß $0 < p_3 < 1$ gilt. Welche Ungleichungen zwischen den Selektionskoeffizienten müssen erfüllt sein, damit dies der Fall ist?
Hinweis: Man schreibe p_3 in der Form $p_3 = 1/[(f_{11} - f_{12})/(f_{22} - f_{12} + 1]$ an.

19. a) Wieviele Zeichen können mit 8 binären Stellen (1 Byte) kodiert werden?
b) Man schreibe alle Permutationen der Buchstaben a, b und c an!
c) Wieviele Möglichkeiten gibt es, 12 Probanden in zwei gleich große Behandlungsgruppen aufzuteilen? Wieviele Aufteilungen in 3 Behandlungsgruppen gibt es?
d) Man zeige, daß der Binomialkoeffizient auch mit der Formel

$$\binom{n}{k} = \frac{n!}{k!(n-k)!}$$

berechnet werden kann.

20. Von 8 taxonomischen Einheiten liegen die in Tabelle 1.7 angeführten (hypothetischen) Werte von zwei Merkmalen X_1 und X_2 vor.

   a) Man klassifiziere die Taxa mit Hilfe der Zentroidmethode unter Verwendung des euklidischen Abstandsmaßes.

   b) Welche Taxa sind im Sinne des in Beispiel 1.25 eingeführten *cos*-Maßes am ähnlichsten?

21. Das Wachstum einer hypothetischen Population wird durch ein sogenanntes Lesliemodell mit zwei Altersklassen beschrieben. Die Leslie-Matrix $\mathbf{L}$ und die in einem Spaltenvektor $\mathbf{x}_0$ zusammengefaßten Anfangswerte in der ersten und zweiten Altersklasse lauten:

$$\mathbf{L} = \begin{pmatrix} 0.80 & 2 \\ 0.64 & 0 \end{pmatrix} \text{ bzw. } \mathbf{x}_0 = \begin{pmatrix} 100 \\ 0 \end{pmatrix}.$$

Man bestimme den die Individuenzahlen nach einer Generation enthaltenden Spaltenvektor $\mathbf{x}_1 = \mathbf{L} \cdot \mathbf{x}_0$. Indem man $\mathbf{L}$ mit $\mathbf{x}_1$ multipliziert, ergibt sich die Klassenbelegung $\mathbf{x}_2$ nach zwei Generationen. Wie lautet die Klassenbelegung nach 5 Generationen?

22. An 8 Probanden wurden folgende Werte der hämatologischen Parameter X_1 (Erythrozyten in T/l) und X_2 (Hämoglobin in g/dl) ermittelt:

$$
\begin{array}{c|cccccccc}
X_1 & 4.43 & 4.88 & 4.40 & 4.61 & 3.72 & 5.13 & 4.77 & 4.33 \\
X_2 & 13.7 & 14.0 & 13.9 & 14.7 & 11.0 & 15.4 & 14.8 & 13.4
\end{array}
$$

Man bestimme die Kovarianzmatrix.

23. Wie lauten die Lösungen der Gleichung

$$
\begin{vmatrix} a - x & b \\ b & c - x \end{vmatrix} = 0
$$

mit $a = 4$, $b = 1$ und $c = 3$?

24. Man bestimme die Lösungen Q und R des linearen Gleichungssystems (vgl. Beispiel 1.30)

$$
\begin{array}{rcrcl}
(a + b)Q & - & aR & = & b \\
cQ & - & (b + c)R & = & 0
\end{array}
$$

a) mit der CRAMERschen Regel und
b) mit Hilfe der Inversen der Koeffizientenmatrix.

25. Gegeben sind die Matrizen

$$
\mathbf{A} = \begin{pmatrix} 2 & -5 & 1 \\ 1 & 2 & -2 \\ 3 & -4 & -3 \end{pmatrix} \quad \text{und} \quad \mathbf{b} = \begin{pmatrix} 2 \\ 1 \\ 5 \end{pmatrix}.
$$

Man berechne a) $|\mathbf{A}|$, b) $\mathbf{A}^{-1}$ und c) die Lösungen von $\mathbf{A} \cdot \mathbf{x} = \mathbf{b}$.

Niemand vermag zur Erkenntnis göttlicher und menschlicher Dinge zu gelangen, der nicht zuvor die Mathematik gründlich erlernt hat. (Augustinus)

Kapitel 2

Funktionen

2.1 Von der Beobachtung zur Funktion

2.1.1 Ausgleichsfunktionen

Eine grundlegende Aufgabe in Forschung und Praxis besteht darin, den Zusammenhang zwischen verschiedenen Variablen zu beschreiben. In diesem Abschnitt beschränken wir uns auf **Abhängigkeiten** zwischen jeweils **zwei** Variablen. Um zu erkennen, wie eine Variable von einer anderen abhängt, geht man in der Regel von einem Datenmaterial aus, das man durch Beobachtung der beiden Variablen an einem Objekt (oder mehreren Objekten) gewonnen hat. Das Datenmaterial schreibt man zuerst meist in Form einer sogenannten **Wertetabelle** zusammen.

Beispiel 2.1. Um das Wachstum von Sonnenblumen in Abhängigkeit vom Alter a (in Tagen) zu studieren, wurde die Pflanzenhöhe h (in cm) in regelmäßigen Zeitabständen gemessen. Zwischen dem 14. und dem 49. Tag ergaben sich die in der folgenden Tabelle aufgelisteten Meßwerte (vgl. OLINICK 1978):

$a/Tage$	14	21	28	35	42	49
h/cm	36.4	67.8	98.1	131.0	169.5	205.5

Die Art der Abhängigkeit der Pflanzenhöhe h vom Alter a wird besonders deutlich, wenn man die einander entsprechenden Variablenwerte als Koordinaten von Punkten auffaßt und diese in ein **rechtwinkeliges Koordinatensystem** einzeichnet. Dabei ist es üblich, wenn h in Abhängigkeit von a betrachtet wird, die a-Werte horizontal und die h-Werte vertikal aufzutragen. Die sich ergebende Punkteverteilung in der (a, h)-Ebene wird als **Streudiagramm** bezeichnet (vgl. Abb. 2.1). Es erlaubt eine schnelle Beurteilung, in welcher Weise die betrachteten Variablen zusammenhängen. Oft läßt die Punkteverteilung im Streudiagramm einen durch eine einfache Kurve beschreibbaren „Trend" erkennen. In Beispiel 2.1 handelt es sich offenkundig um einen geradlinigen Trend. Selbstverständlich wird die Punkteverteilung nicht exakt durch die Trendkurve erfaßt; vielmehr wird i.a. eine

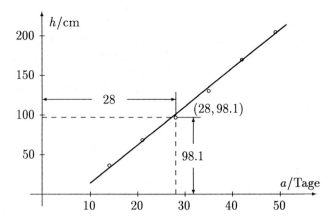

Abb. 2.1. Streudiagramm und Ausgleichsgerade zu Beispiel 2.1

„Reststreuung" der Punkte um die Kurve herum übrigbleiben. Bei dem von uns betrachteten Beispiel geht diese Streuung darauf zurück, daß zwar die horizontal aufgetragenen Variablenwerte vom Beobachter kontrolliert, d.h., fest vorgegeben sind, die vertikal aufgetragene Variable jedoch unregelmäßig auf Grund irgendwelcher Zufallseinflüsse um einen mittleren Wert $\hat{h}$ herum schwankt. Die Trendkurve kann dann so interpretiert werden, daß sie die Abhängigkeit dieser $\hat{h}$-Werte von a ausdrückt.

Eine einfache Methode, die Trendkurve zu zeichnen, besteht darin, daß man zwischen den Meßpunkten „per Augenmaß" in h-Richtung „ausgleicht", d.h., man trachtet, die in h-Richtung genommenen Abstände der Meßpunkte von der Trendkurve „in Summe" möglichst klein zu halten. Statt Trendkurve wird meist die Bezeichnung **Ausgleichskurve** verwendet. Rechnerische Verfahren zur Bestimmung von speziellen Ausgleichskurven werden in den folgenden Abschnitten behandelt.

Die Bedeutung der Ausgleichskurve in Beispiel 2.1 liegt darin begründet, daß man mit ihrer Hilfe zu jedem vorgegebenen Wert a (aus einem gewissen Intervall D der Zahlengeraden) einen zugehörenden Durchschnittswert $\hat{h}$ für die Pflanzengröße angeben kann. Über die Ausgleichskurve wird also jedem Wert a aus D (im Beispiel ist D das Intervall $14 \le a \le 49$) genau ein Wert $\hat{h}$ zugeordnet. Die allen a-Werten aus dem Intervall D zugeordneten $\hat{h}$-Werte liegen wieder in einem bestimmten Intervall der reellen Achse, das mit W bezeichnet sei. Die durch die Ausgleichskurve fixierte Zuordnung von Zahlen aus dem Intervall D zu Zahlen aus dem Intervall W nennt man eine **Ausgleichs-** oder **Regressionsfunktion**.

Allgemein liegt bei einer Funktion die folgende Situation vor: Gegeben ist eine Variable x, die in einer festgelegten **Definitionsmenge** D variiert. Über eine kurz mit f bezeichnete **Zuordnungsvorschrift** wird jedem Element x von D genau ein „Bildelement" y zugeordnet, das einer bestimmten **Wertemenge** W angehört. (In diesem Zusammenhang nennt man x auch die „unabhängige" und y die „abhängige" Variable.) Für die Funktion schreibt man kurz $f : D \to W$, statt „Bildelement von x" sagt man auch „Funktionswert $f(x)$ an der Stelle x". Die

Elemente von D und W werden im folgenden stets als reelle Zahlen vorausgesetzt. Die Zuordnungsvorschrift f kann wie im vorangehenden Beispiel durch eine Kurve in der (x, y)-Ebene festgelegt sein. Die Kurve nennt man dann den **Graphen** der Funktion. Oft gelingt es auch, die Zuordnung zwischen x und y durch eine Gleichung auszudrücken. Diese Gleichung heißt **Funktionsgleichung** und man schreibt dafür kurz $y = f(x)$.

2.1.2 Häufigkeitsverteilungen

Nicht immer besteht der Definitionsbereich aus einem Intervall der reellen Achse, in dem die Variable x gleichsam „kontinuierlich" variieren kann. Im Unterschied zu den Funktionen von einer **kontinuierlichen Variablen** gibt es auch wichtige Anwendungsfälle, wo der Definitionsbereich auf „isolierte Punkte" (z.B. auf die ganzen Zahlen) aus einem Intervall der reellen Achse eingeschränkt ist. In diesem Fall spricht man von Funktionen einer diskreten Variablen oder kurz von **diskreten Funktionen**.

Beispiel 2.2. Eine Untersuchung zur Feststellung der Anzahl x von kariösen Zähnen ergab in einer Stichprobe von 100 Schulkindern die folgenden mit h bezeichneten relativen Häufigkeiten:

x	0	1	2	3	4	5	6
h	0.27	0.35	0.16	0.11	0.05	0.04	0.02

Als Zählvariable kann x natürlich nur ganzzahlige Werte annehmen und theoretisch zwischen 0 und 28 variieren. Das in Form einer Wertetabelle angeführte Datenmaterial ordnet jedem (beobachteten) Wert von x die relative Häufigkeit h zu, mit der x in der Stichprobe auftritt. Denkt man sich die Wertetabelle noch ergänzt durch die anderen möglichen Werte von x und ordnet man diesen die Häufigkeit 0 zu, so erhält man in tabellarischer Darstellung eine diskrete Funktion f, die man (relative) **Häufigkeitsverteilung** nennt; f ordnet also jedem möglichen x-Wert die entsprechende relative Häufigkeit $h = f(x)$ als Funktionswert zu.

Häufigkeitsverteilungen spielen in der angewandten Statistik eine wichtige Rolle. Wir wollen uns zunächst darauf beschränken, einige Möglichkeiten der **graphischen Darstellung** von diskreten Häufigkeitsverteilungen und allgemein von diskreten Funktionen aufzuzeigen. Die Grundlage dafür bildet wieder ein rechtwinkeliges Koordinatensystem in der (x, y)-Ebene, in dem man jedes Zahlenpaar $(x, f(x))$ der Wertetabelle als Punkt P_x darstellen kann. Der so erhaltene „Graph" der Funktion vermittelt im allgemeinen keinen sehr deutlichen Eindruck von der durch die Funktion ausgedrückten Abhängigkeit. Zur Verdeutlichung dieser Abhängigkeit gibt es mehrere Möglichkeiten. Wenn man zu jedem Punkt P_x die entsprechende y-Koordinate als Strecke abträgt, so erhält man ein sogenanntes **Stabdiagramm** (vgl. Abb. 2.2). Man erhält ein **Histogramm**, wenn man

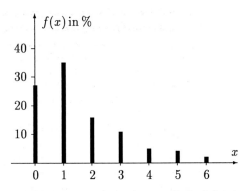

Abb. 2.2. Stabdiagramm zu Beispiel 2.2

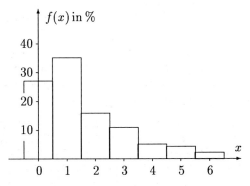

Abb. 2.3. Histogramm zu Beispiel 2.2

die x-Achse in (zumeist) gleichlange Intervalle unterteilt und über diesen Intervallen Rechtecke errichtet, deren Flächeninhalte proportional zu den relativen Häufigkeiten sind, mit denen x-Werte in den jeweiligen Intervallen auftreten (vgl. Abb. 2.3). Schließlich erhält man ein **Funktionspolygon** (sind die Funktionswerte Häufigkeiten, so spricht man speziell von einem **Häufigkeitspolygon**), wenn man aufeinanderfolgende Punkte P_x durch Strecken verbindet. Funktionspolygone werden häufig zur Darstellung von zeitlichen Abläufen verwendet; als Beispiele seien die Darstellungen der Zeitreihen in Abb. 1.3 und 1.4 angeführt.

2.2 Lineare Funktionen

2.2.1 Geradengleichungen

a) Zwei-Punktform, Interpolation. Streng lineare Beziehungen zwischen zwei Variablen sind in den Biowissenschaften selten. Wenn die lineare Funktion nun als erste näher betrachtet wird, so hat dies seine Ursache vor allem in der grundlegenden Bedeutung, die diese Funktion bei der Approximation von nichtlinearen

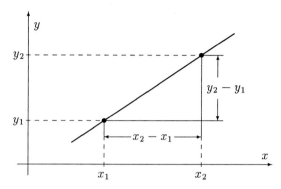

Abb. 2.4. Geradenanstieg als Differenzenquotient

Zusammenhängen spielt.

Wir beginnen mit einer Zusammenstellung einiger von der Schule her bekannten Tatsachen und gehen von zwei Größen x und y aus. Diese wollen wir als metrisch voraussetzen, d.h., der Definitionsbereich von x ist ein Intervall D der Zahlengeraden, ebenso der Bereich W, in dem y variiert. Man spricht von einer **linearen Funktion**, wenn die Vorschrift f, über die jedem Wert x aus D ein Wert $y = f(x)$ aus W zugeordnet wird, so beschaffen ist, daß der Funktionsgraph in der (x, y)-Ebene eine Gerade bzw. eine Strecke darstellt. Charakteristisch für eine (nicht zur y-Achse parallele) Gerade ist, daß für zwei beliebige auf der Geraden liegende (nicht zusammenfallende) Punkte $P_1(x_1, y_1)$ und $P_2(x_2, y_2)$ der aus den Differenzen $\Delta x = x_2 - x_1$ und $\Delta y = y_2 - y_1 = f(x_2) - f(x_1)$ gebildete **Differenzenquotient**

$$k = \frac{\Delta y}{\Delta x} = \frac{y_2 - y_1}{x_2 - x_1}$$

konstant ist. Man bezeichnet diesen Quotienten als den **Anstieg** der Geraden (vgl. Abb. 2.4). Ist $k > 0$, so steigt die Gerade, für $k < 0$ fällt sie und bei $k = 0$ verläuft die Gerade parallel zur x-Achse. Insbesondere gilt also für irgendeinen, auf der Geraden liegenden Punkt $P(x, y)$ mit $x \neq x_1$ und $x \neq x_2$ die Beziehung $(y - y_1)/(x - x_1) = (y_2 - y_1)/(x_2 - x_1)$, woraus durch Auflösen nach y die sogenannte **Zwei-Punktform**

$$y = y_1 + \frac{y_2 - y_1}{x_2 - x_1}(x - x_1)$$

der Geradengleichung folgt.

Von der Zwei-Punktform geht man zweckmäßigerweise bei der Lösung von **Interpolationsaufgaben** aus. Dabei handelt es sich um folgendes: Von einer Funktion g sind an zwei Stellen x_1, x_2 die zugehörenden Funktionswerte $g(x_1)$, $g(x_2)$ bekannt. Gesucht ist ein Näherungswert für den Funktionswert $g(x)$ an einer zwischen x_1 und x_2 liegenden Stelle x. (Sucht man den Wert der Funktion an einer Stelle außerhalb des durch x_1 und x_2 begrenzten Intervalls, so spricht man von **Extrapolation**). Vom Graphen der Funktion g kennt man also 2 Punkte, nämlich $Q_1(x_1, g(x_1))$ und $Q_2(x_2, g(x_2))$. Approximiert man den Graphen von g zwischen

Q_1 und Q_2 durch die Strecke von Q_1 nach Q_2, so spricht man von einer **linearen**
Interpolation, und es gilt näherungsweise

$$g(x) \approx g(x_1) + \frac{g(x_2) - g(x_1)}{x_2 - x_1}(x - x_1).$$

Beispiel 2.3. Die CO_2-Konzentration in der irdischen Atmosphäre belief
sich im Jahre 1950 auf 306ppm und im Jahre 1970 auf 321ppm (1ppm CO_2
= 1cm^3 CO_2 pro 1m^3 Luft). Welchen CO_2-Gehalt erhält man für das Jahr
1965 bei linearer Interpolation, welcher Wert ergibt sich für 1980 bei linearer
Extrapolation?

Wir bezeichnen mit $g(x)$ die CO_2-Konzentration (in ppm) im Jahre x.
Aus den Angaben entnimmt man $g(1950) = 306$ und $g(1970) = 321$. Folglich
ist die CO_2-Konzentration im Jahre $x = 1965$ bei linearer Interpolation
gegeben durch

$$306 + \frac{321 - 306}{1970 - 1950}(1965 - 1950) = 317.25.$$

Für das Jahr 1980 ergibt sich bei linearer Extrapolation die CO_2-Konzentration

$$306 + \frac{321 - 306}{1970 - 1950}(1980 - 1950) = 328.5.$$

b) Hauptform. Ersetzt man in der 2-Punkt-Form den Differenzenquotienten durch
den Anstieg k, so erhält man die **Punkt-Richtungsform** $y = y_1 + k(x - x_1)$ der
Geradengleichung, woraus schließlich die **Hauptform** $y = kx + d$ mit $d = y_1 - kx_1$
folgt. Der Parameter d heißt **y-Achsenabschnitt** und stellt die y-Koordinate des
Schnittpunktes der Geraden mit der y-Achse dar. Eine wichtige Grundaufgabe
ist es, eine Gerade bei vorgegebenen Werten von k und d in der (x, y)-Ebene
darzustellen.

Beispiel 2.4. Nach dem logistischen Ansatz (vgl. Beispiel 1.16) ist die zeitliche Änderung R der Größe N einer Population durch $R = rN(1 - N/C)$ gegeben; r ist die natürliche Zuwachsrate und $C > 0$ die Kapazität des Lebensraumes. Dies bedeutet, daß die sogenannte **Pro-Kopf-Wachstumsrate**
$r' = R/N = r(1 - N/C)$ bei positivem r eine linear fallende Funktion
der Populationsgröße ist. In der (N, r')-Ebene wird also die Abhängigkeit
der Pro-Kopf-Wachstumsrate von der Populationsgröße durch eine fallende
Gerade dargestellt. Diese Gerade ist in Abb. 2.5 für eine hypothetische Blauwalpopulation mit $r = 0.08$ p.a. und $C = 150\,000$ Tieren eingezeichnet
(vgl. Beispiel 1.17). Aus der Hauptform $r' = (-r/C)N + r$ kann man die
Geradenparameter $k = -r/C = -5.33 \cdot 10^{-7}$ p.a. und $d = r = 0.08$ p.a. ablesen. Neben dem durch den y-Achsenabschnitt d festgelegten Punkt $(0, r)$
erhält man einen zweiten Punkt der Geraden, indem man von $(0, r)$ ausgehend in (positiver) N-Richtung C Einheiten fortschreitet und dabei in
(negativer) r'-Richtung r Einheiten abträgt. Man gelangt so zum Punkt
$(C, 0)$. Damit ist die Gerade festgelegt.

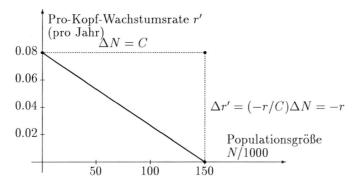

Abb. 2.5. Regulation der Blauwalpopulation in Beispiel 2.4

2.2.2 Regressionsgeraden

a) Problemstellung. Auch wenn zwischen zwei Größen x und y eine lineare Beziehung besteht, so liegen die als Punkte P_i in einem (x, y)-Koordinatensystem dargestellten Paare (x_i, y_i) von Meßwerten im allgemeinen nicht auf einer Geraden. Infolge Meßfehler werden nämlich die beobachteten Werte um die wahren Werte mehr oder weniger stark streuen. Die bei fehlerfreier Messung linear angeordneten Meßpunkte P_i zerfließen so in eine mehr oder weniger verbreitete „Punktewolke". In diesem Zusammenhang ist es nun wichtig, ein Verfahren bei der Hand zu haben, mit dessen Hilfe man eine bestehende lineare Abhängigkeit zwischen zwei Größen x und y aus vorgegebenen x-Werten und (durch Meßfehler verfälschten) y-Werten rekonstruieren kann.

Eng mit dieser Problematik verknüpft ist eine andere. In vielen Fällen läßt sich die Abhängigkeit einer Größe von einer anderen überhaupt nicht durch eine Funktion darstellen (auch dann nicht, wenn man alle Meßungenauigkeiten ausschalten könnte). Der in Beispiel 2.1 betrachtete Zusammenhang zwischen Pflanzenhöhe und Alter ist von dieser Art. Es ist prinzipiell unmöglich, zu einem vorgegebenen Alter die Höhe einer bestimmten Pflanze vorherzusagen. Dies hat seine Ursache darin, daß die Pflanzenhöhe zufallsbedingten (und daher nicht vorhersagbaren) Schwankungen um einen bestimmten mittleren Wert unterliegt. Wohl drückt das Streudiagramm zu Beispiel 2.1 eine Abhängigkeit aus, die aber viel „loser" als bei einer funktionellen Beziehung ist. Gleicht man die „Punkteverteilung" durch eine Gerade aus, so gestattet diese Gerade nicht mehr den Schluß vom Alter auf die Pflanzenhöhe im Einzelfall, sondern nur mehr auf die zu erwartende durchschnittliche Pflanzenhöhe.

Sieht man von der Interpretation des Ergebnisses ab, so geht es – geometrisch ausgedrückt – in den beiden genannten Fällen darum, in der (x, y)-Ebene eine Gerade „möglichst gut" an eine bestimmte Anzahl n von vorgegebenen Punkten $P_i = (x_i, y_i)$ $(i = 1, 2, ..., n)$ anzupassen. Die Gerade kann man sich z.B. in der Hauptform $y = kx + d$ angesetzt denken mit zunächst noch unbestimmten Parametern k und d. Für jeden beobachteten x_i-Wert läßt sich dann die y-Koordinate

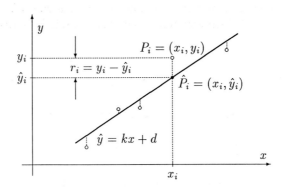

Abb. 2.6. Zur Methode der kleinsten Quadrate

des auf der Geraden über der Stelle x_i liegenden Punktes $\hat{P}_i = (x_i, \hat{y}_i)$ durch
$\hat{y}_i = kx_i + d$ ausdrücken (vgl. Abb. 2.6). Im allgemeinen werden die errechne-
ten Werte $\hat{y}_i$ von den beobachteten y_i-Werten abweichen, und es ist naheliegend,
die **Residuen** (Abweichungen) $r_i = y_i - \hat{y}_i$ als Grundlage für die rechnerische
Bestimmung der Parameter k und d heranzuziehen. Dies ist allerdings nur dann
gerechtfertigt, wenn die Werte der in x-Richtung aufgetragenen Größe als vom
Beobachter fixiert betrachtet werden können, d.h., nur die in y-Richtung aufgetragene Größe unterliege Meßfehlern bzw. zufälligen Einflüssen.

b) Schätzung der Geradenparameter. Üblicherweise nimmt man als Maß für die
Güte der Anpassung die Summe

$$Q = \sum_{i=1}^{n} r_i^2 = \sum_{i=1}^{n} (y_i - \hat{y}_i)^2 = \sum_{i=1}^{n} (y_i - kx_i - d)^2$$

der Quadrate der Residuen r_i und bestimmt die Parameter k und d der gesuchten
Regressionsgeraden so, daß Q möglichst klein wird. Bei dieser Vorgangsweise, die
man als **Methode der kleinsten Quadrate** bezeichnet, ist also die von den
beiden Parametern k und d abhängige Quadratsumme $Q = Q(k, d)$ zu minimie-
ren. Dies ist in elementarer Weise möglich, wenn man die Stichprobenmittel $\overline{x}$ und
$\overline{y}$ einführt und die Umformung

$$\begin{aligned}
Q =\ & \sum_{i=1}^{n} \left(y_i - \overline{y} - k(x_i - \overline{x}) + \overline{y} - k\overline{x} - d\right)^2 \\
=\ & \sum_{i=1}^{n} (y_i - \overline{y})^2 + k^2 \sum_{i=1}^{n} (x_i - \overline{x})^2 + n(\overline{y} - k\overline{x} - d)^2 - \\
& 2k \sum_{i=1}^{n} (x_i - \overline{x})(y_i - \overline{y}) + 2(\overline{y} - k\overline{x} - d) \sum_{i=1}^{n} (y_i - \overline{y}) - \\
& 2k(\overline{y} - k\overline{x} - d) \sum_{i=1}^{n} (x_i - \overline{x})
\end{aligned}$$

vornimmt. Die beiden zuletzt angeschriebenen Summen sind offensichtlich Null (vgl. Beispiel 1.5). Die beiden ersten Summen können mit Hilfe der Varianzen s_y^2 bzw. s_x^2 durch

$$\sum_{i=1}^{n}(y_i - \overline{y})^2 = (n-1)s_y^2 \quad \text{bzw.} \quad \sum_{i=1}^{n}(x_i - \overline{x})^2 = (n-1)s_x^2$$

ersetzt werden. Für die verbleibende Summe schreiben wir

$$\sum_{i=1}^{n}(x_i - \overline{x})(y_i - \overline{y}) = (n-1)s_{xy}\,,$$

wobei s_{xy} die Kovarianz der beiden Stichproben bezeichnet. Man erhält so nach Umstellen der Summanden

$$\begin{aligned}
Q &= k^2(n-1)s_x^2 - 2k(n-1)s_{xy} + n(\overline{y} - k\overline{x} - d)^2 + (n-1)s_y^2 \\
&= (n-1)s_x^2(k - \frac{s_{xy}}{s_x^2})^2 + n(\overline{y} - k\overline{x} - d)^2 + (n-1)s_y^2(1 - \frac{s_{xy}^2}{s_x^2 s_y^2})\,.
\end{aligned}$$

Daraus kann unmittelbar abgelesen werden, daß Q den kleinsten Wert

$$S_{rr} = (n-1)s_y^2 \left(1 - \left(\frac{s_{xy}}{s_x s_y}\right)^2\right)$$

annimmt, wenn

$$k = \hat{k} = \frac{s_{xy}}{s_x^2} \quad \text{und} \quad d = \hat{d} = \overline{y} - \hat{k}\overline{x}$$

gesetzt wird.

Die Gleichung der nach der Methode der kleinsten Quadrate bestimmten **Regressionsgeraden** ist daher durch

$$\hat{y} = \frac{s_{xy}}{s_x^2}(x - \overline{x}) + \overline{y}$$

gegeben. Statt y wurde links $\hat{y}$ geschrieben, weil die mit dieser Gleichung erhaltenen Funktionswerte als Schätzwerte für die zu erwartenden y-Werte zu interpretieren sind. Man beachte beim Einzeichnen der Regressionsgeraden in das Streudiagramm, daß jene stets durch das Zentroid $(\overline{x}, \overline{y})$ der Punkteverteilung hindurchgeht. Zur Bestimmung der Regressiongeraden werden als Hilfsgrößen benötigt (alle Summen laufen von $i = 1$ bis $i = n$): Die Mittelwerte $\overline{y} = (\sum y_i)/n$ und $\overline{x} = (\sum x_i)/n$, die Varianz

$$s_x^2 = \frac{1}{n-1}\sum(x_i - \overline{x})^2 = \frac{1}{n-1}\left(\sum x_i^2 - \frac{1}{n}\left(\sum x_i\right)^2\right)$$

sowie die Kovarianz

$$s_{xy} = \frac{1}{n-1}\sum(x_i - \overline{x})(y_i - \overline{y}) = \frac{1}{n-1}\left(\sum x_i y_i - \frac{1}{n}\left(\sum x_i\right)\left(\sum y_i\right)\right).$$

Setzt man $S_{xx} = (n-1)s_x^2$ und $S_{xy} = (n-1)s_{xy}$, kann man den Anstieg der Regressionsgeraden auch durch $\hat{k} = S_{xy}/S_{xx}$ ausdrücken.

c) Beurteilung der Anpassungsgüte. Die Güte der Anpassung der Regressionsgeraden an die Punkte $P_i = (x_i, y_i)$ des Streudiagramms wird numerisch durch das **Bestimmtheitsmaß**

$$B = 1 - \frac{S_{rr}}{(n-1)s_y^2} = \left(\frac{s_{xy}}{s_x s_y}\right)^2$$

beurteilt, das mit dem Quadrat des Korrelationskoeffizienten $r_{xy} = s_{xy}/(s_x s_y)$ übereinstimmt. Offensichtlich ist B nichtnegativ und stets kleiner oder gleich 1. Im Falle $B = 1$ ist $S_{rr} = 0$, d.h., alle auszugleichenden Punkte (x_i, y_i) liegen auf der Regressionsgeraden. Im anderen Extremfall $B = 0$ ist $S_{rr}/(n-1)$ gleich der Varianz s_y^2 der y_i-Werte; die Regressionsgerade verläuft wegen $s_{xy} = 0$ parallel zur x-Achse und die Variation von y kann durch x überhaupt nicht erklärt werden. Zur Interpretation von zwischen 0 und 1 liegenden Werten des Bestimmtheitsmaßes bringen wir die Formel für B auf die Gestalt $(n-1)s_y^2 = S_{rr} + (n-1)s_y^2 B$, setzen $B = r_{xy}^2$ ein und nehmen folgende Umformungen vor:

$$\begin{aligned}
S_{yy} &= (n-1)s_y^2 = S_{rr} + (n-1)s_x^2 \left(\frac{s_{xy}}{s_x^2}\right)^2 \\
&= S_{rr} + \sum_{i=1}^{n}(x_i - \overline{x})^2 \left(\frac{s_{xy}}{s_x^2}\right)^2 = S_{rr} + \sum_{i=1}^{n}(\hat{y}_i - \overline{y})^2.
\end{aligned}$$

Im letzten Umformungsschritt wurde die Gleichung der Regressionsgeraden verwendet. Indem wir in Analogie zu den Bezeichnungen S_{yy} und S_{rr} die Abkürzung

$$S_{\hat{y}\hat{y}} = \sum_{i=1}^{n}(\hat{y}_i - \overline{y})^2$$

für die Quadratsumme der durch die Regressionsgerade erklärten Abweichungen vom Mittelwert $\overline{y}$ einführen (das arithmetische Mittel der $\hat{y}_i$-Werte stimmt mit dem der y_i-Werte überein), läßt sich der Zusammenhang zwischen den drei Quadratsummen kurz durch die Formel $S_{yy} = S_{rr} + S_{\hat{y}\hat{y}}$ ausdrücken. Damit ergibt sich für das Bestimmtheitsmaß die Darstellung

$$B = 1 - \frac{S_{rr}}{S_{yy}} = \frac{S_{\hat{y}\hat{y}}}{S_{yy}},$$

nach der B als jener Anteil der Gesamtvariation S_{yy} zu deuten ist, der – über die Regressionsgerade – durch x erklärbar ist.

Beispiel 2.5. Für die Wachstumsdaten von Beispiel 2.1 sollen die Parameter k (Anstieg) und d (y-Achsenabschnitt) der Regressionsgeraden sowie der Anteil (in %) der durch das Alter erklärten Variation der Höhenwerte bestimmt werden. Wir benutzen bei der Berechnung das Rechenschema

Tabelle 2.1. Rechenschema zu Beispiel 2.5

Alter a	Höhe h	a^2	h^2	ah
14	36.4	196	1324.96	509.6
21	67.8	441	4596.84	1423.8
28	98.1	784	9623.61	2746.8
35	131.0	1225	17161.00	4585.0
42	169.5	1764	28730.25	7119.0
49	205.5	2401	42230.25	10069.5
189	708.3	6811	103666.91	26453.7

in Tabelle 2.1 und erhalten: $\overline{a} = 189/6 = 31.5$, $\overline{h} = 708.3/6 = 118.05$
$S_{aa} = (n-1)s_a^2 = 6811 - 189^2/6 = 857.5$, $S_{hh} = (n-1)s_h^2 = 103666.91 - 708.3^2/6 = 20052.10$, $S_{ah} = (n-1)s_{ah} = 26453.7 - 189 \cdot 708.3/6 = 4142.25$,
$\hat{k} = 4142.25/857.5 = 4.83$, $\hat{d} = 118.05 - 4.83 \cdot 31.5 = -34.1$ und $B = S_{ah}^2/(S_{aa}S_{hh}) = 4142.25^2/(857.5 \cdot 20052.1) = 0.9978 = 99.78\%$. Die Regressionsgerade wurde bereits in Abb. 2.1 zusammen mit den Originaldaten dargestellt. Sowohl die Zeichnung als auch der nahe bei 1 liegende Wert des Bestimmtheitsmaßes lassen erkennen, daß die Abhängigkeit der (mittleren) Pflanzenhöhe vom Alter recht gut durch die gefundene lineare Regressionsfunktion beschrieben werden kann. Allerdings ist zu beachten, daß dies nur innerhalb des betrachteten Altersintervalls gilt; die Unzulässigkeit einer Extrapolation über dieses Intervall hinaus ist allein schon an dem Umstand ersichtlich, daß man z.B. für $a = 0$ negative Pflanzenhöhen erhalten würde.

d) Regression durch den Nullpunkt. Bei der Bestimmung der Regressionsgeraden wurde bisher vorausgesetzt, daß beide Geradenparameter geschätzt werden müssen. Manchmal ist es aber so, daß die Regressionsgerade von Natur aus eine **Nullpunktsgerade** sein muß und als solche in der Form $y = kx$ anzusetzen ist. Anstelle der bisherigen Formel $\hat{k} = s_{xy}/s_x^2$ zur Bestimmung von k tritt nun die Formel

$$\hat{k} = \frac{\sum_{i=1}^n x_i y_i}{\sum_{i=1}^n x_i^2},$$

die man aus der ersteren erhält, indem dort formal $\overline{x} = \overline{y} = 0$ gesetzt wird. Der Nullpunkt übernimmt also die Rolle des Zentroids der Punkteverteilung, durch den die Regressionsgerade hindurchgeht (vgl. Aufgabe 5 in Abschnitt 2.6).

2.3   Spezielle rationale Funktionen

2.3.1   Potenzfunktionen

a) Allometrie. Um die Ausbildung der spezifischen Form eines Organismus quantitativ zu beschreiben, ist es notwendig, die Wachstumsintensitäten in den verschiedenen Dimensionen zu erfassen. Man denke etwa an die Messung der Länge und der Breite von Blättern. Dabei stellt sich die Frage, wie das Längen- und Breitenwachstum miteinander verknüpft sind. Untersuchungen dieser Art gehören in den Bereich der **Allometrie**, die sich mit der Beschreibung des Zusammenhangs zwischen verschiedenen morphometrischen oder physiologischen Größen (wie z.B. Masse, Länge oder Stoffwechselrate) beschäftigt, wobei sich die Größen sowohl auf Teile eines biologischen Systems beziehen können als auch auf das Gesamtsystem selbst.

Wir bezeichnen mit x und y zwei Wachstumsgrößen (z.B. ein Längen- und ein Breitenmaß) eines biologischen Systems. Innerhalb des Zeitintervalls von t bis $t + \Delta t$ möge sich x um Δx und y um Δy verändern. Allgemein wird die Änderung einer Wachstumsgröße bezogen auf die Zeitdauer, in der die Veränderung erfolgte, als **mittlere Wachstumsrate** in dem betrachteten Zeitintervall bezeichnet. Die mittlere Wachstumsrate von x ist also durch $\Delta x/\Delta t$ gegeben. Ist Δt sehr klein, so ist die mittlere Wachstumsrate geeignet, die Wachstumsintensität in der „Umgebung" des Zeitpunktes t zu beschreiben: Die mittlere Wachstumsrate geht mit abnehmendem Δt in die **(momentane) Wachstumsrate** im Zeitpunkt t über. Den Quotienten aus der Wachstumsrate und dem jeweiligen Wert der betrachteten Größe nennt man **relative Wachstumsrate**. So ist $r_x = (\Delta x/\Delta t)/x$ die relative Wachstumsrate von x (betrachtet in der Umgebung des Zeitpunktes t) und $r_y = (\Delta y/\Delta t)/y$ die relative Wachstumsrate der Größe y.

Wenn das Verhältnis der relativen Wachstumsraten von y und x gleich einer (von der Zeit unabhängigen) Konstanten c ist, so läßt sich zeigen, daß die Abhängigkeit der Größe y von der Größe x durch die **allometrische Funktion** mit der Gleichung

$$y = bx^c$$

beschrieben werden kann, in der b eine positive Konstante ist. Sind x_0 und y_0 zwei zusammengehörende (d.h. zum selben Zeitpunkt gehörende) Werte von x und y, so läßt sich die allometrische Funktion nach Übergang zu den Größen $x' = x/x_0$ und $y' = y/y_0$ in der **dimensionslosen** Form $y' = x'^c$ anschreiben. Auf Grund ihrer biologischen Bedeutung sind sowohl x als auch y (daher auch x' und y') nichtnegativ. Die durch die Gleichung $y' = f(x') = x'^c$ für $x' > 0$ definierte Funktion heißt **Potenzfunktion** (bei positivem c gehört auch $x' = 0$ zum Definitionsbereich); sie ist in Abb. 2.7 für verschiedene Werte von c dargestellt. Die Graphen aller Potenzfunktionen verlaufen durch den „Fixpunkt" $(1, 1)$. Wenn $c > 0$ ist (positive Allometrie), so erhält man **monoton wachsende** Funktionsverläufe, d.h., für beliebige Werte $x'_1 \geq 0$, $x'_2 \geq 0$ folgt aus $x'_2 > x'_1$ stets $f(x'_2) \geq f(x'_1)$. Dagegen ist die Potenzfunktion für $c < 0$ (negative Allometrie) **monoton fallend**; für beliebige (nichtnegative) x'_1, x'_2 folgt nun aus $x'_2 > x'_1$ nämlich stets $f(x'_2) \leq f(x'_1)$.

Beispiel 2.6.

a) Für die Abhängigkeit der Wärmeproduktion W (in kJ pro Tag) vom Körpergewicht M (in kg) kann bei Warmblütern in guter Näherung $W = bM^c$ angenommen werden. Die Parameter b und c können bei Kenntnis von zwei zusammengehörenden M- und W-Werten bestimmt werden. Sind

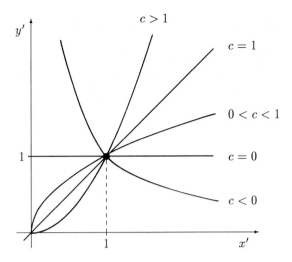

Abb. 2.7. Typische Funktionsverläufe von $y' = x'^c$

z.B. $M = 500$ und $W = 28\,000$ bzw. $M = 0.5$ und $W = 175$ vorgegeben (diese Angaben entsprechen den Daten eines Pferdes bzw. eines Meer-
schweinchens), so genügen die Funktionsparameter den Gleichungen $28\,000 = b\,500^c$ und $175 = b\,0.5^c$. Durch Division folgt

$$\frac{28000}{175} = \frac{b500^c}{b0.5^c} = \left(\frac{500}{0.5}\right)^c = 1000^c$$

und schließlich $\ln 160 = \ln 1000^c = c\ln 1000$, d.h. $c = (\ln 160)/(\ln 1000) = 0.7347$ und $b = 175/0.5^c = 291.21$. Für einen Menschen mit 70 kg Gewicht
ergibt sich daraus eine Stoffwechselrate von rund 6600 kJ pro Tag.

b) Allometrische Funktionen treten auch in der **Biogeographie** auf. So
wird zwischen der Fläche A einer Insel und der Anzahl S der Arten einer
taxonomischen Einheit der Zusammenhang $S = bA^c$ angenommen (**Areal-
Arten-Funktion**). Kennt man von einem Bezugsareal die Fläche A_0 und die
Artenanzahl S_0, so kann die Areal-Arten-Funktion in der dimensionslosen
Form $S = S_0(A/A_0)^c$ angeschrieben werden. Für die Reptilien- und Amphi-
bienfauna auf den Westindischen Inseln gilt beispielsweise $S = S_0(A/A_0)^{0.3}$
(vgl. z.B. WILSON/BOSSERT 1973). Wählt man die Insel Montserrat als Bezugsareal, so ist $A_0 = 106$ km^2 und $S_0 = 12$. Damit errechnet man z.B. für
Puerto Rico mit $A = 8897$ km^2 die Artenanzahl $S = 12(8897/106)^{0.3} \approx 45$.

Für $c = 1$ gilt $y' = x'$ bzw. $y = bx$. Man bezeichnet y in diesem Fall als **direkt
proportional** zu x und schreibt dafür kurz $y \sim x$ (b wird in diesem Zusammenhang Proportionalitätskonstante genannt). Der Funktionsgraph von direkt proportionalen Größen stellt in der (x,y)-Ebene eine Gerade durch den Nullpunkt
dar.

Beispiel 2.7. Ein Tier (Länge L) laufe mit der Geschwindigkeit v eine
Steigung hinauf. Hierzu muß es eine zu L^3 und v proportionale Leistung

P aufbringen. Die maximale Muskelleistung P_{max} wird allgemein als zu L^2 proportional angenommen. Zu welcher Potenz von L ist die erreichbare Maximalgeschwindigkeit v_{max} proportional? (SMITH 1971)

Aus $P \sim L^3$ (bei konstantem v) und $P \sim v$ (bei konstantem L) folgt, daß $P = k_1 L^3 v$ sein muß mit einer bestimmten Konstanten k_1. Die Maximalgeschwindigkeit v_{max} kann daraus durch $v_{max} = P_{max}/(k_1 L^3)$ ausgedrückt werden. Da weiters $P_{max} \sim L^2$, also $P_{max} = k_2 L^2$ (k_2 bezeichnet wieder eine Proportionalitätskonstante), ergibt sich $v_{max} = k_2/(k_1 L)$, d.h., $v_{max} \sim L^{-1}$.

b) Linearisierung durch doppelt-logarithmische Transformation. Durch Logarithmieren geht die zwischen den Variablen x und y bestehende allometrische Beziehung $y = bx^c$ ($b > 0$) in $\log y = \log(bx^c) = \log b + \log x^c = \log b + c \log x$ über (log steht z.B. für lg oder ln). Diese Gleichung bringt zum Ausdruck, daß zwischen den durch logarithmische Transformation aus den Originalvariablen x, y gewonnenen Variablen $y' = \log y$, $x' = \log x$ die lineare Abhängigkeit $y' = cx' + d$ mit $d = \log b$ besteht. Man spricht von einer **doppelt-logarithmischen** Variablentransformation (kurz **log/log-Transformation** genannt), durch die allometrische Zusammenhänge in lineare übergeführt werden können.

Die doppelt-logarithmische Transformation ermöglicht also eine einfache Darstellung eines bekannten allometrischen Zusammenhanges mit Hilfe der Geradengleichung. In der Praxis sind die Funktionsparameter b und c meist unbekannt und müssen im Zuge einer Regressionsanalyse ermittelt werden. Auch dabei leistet die log/log-Transformation gute Dienste, da sich die Kurvenanpassung nach Übergang zu den Hilfsvariablen $x' = \log x$ und $y' = \log y$ auf die in Abschnitt 2.2.2 behandelte Ermittlung einer Regressionsgeraden reduziert.

Wir nehmen an, daß zwischen den Größen x und y ein allometrischer Zusammenhang gemäß $y = bx^c$ bestehe und von x und y ein Datenmaterial in Form einer Wertetabelle aus insgesamt n zusammengehörenden x_i- und y_i-Werten vorliege (der Index i dient zur Unterscheidung der n Paare von Beobachtungswerten). Um von einem vorgegebenen x-Wert auf den zugehörenden (durchschnittlichen) y-Wert $\hat{y}$ schließen zu können, geht man bei der Schätzung der Funktionsparameter b und c folgendermaßen vor:

- Aus den Werten x_i bzw. y_i der Originalvariablen x bzw. y werden durch Logarithmieren die Werte x_i' bzw. y_i' der Hilfsvariablen $x' = \log x$ bzw. $y' = \log y$ ermittelt.

- In der (x', y')-Ebene wird die Regressionsgerade $\hat{y}' = \hat{k}x' + \hat{d}$ bestimmt.

- Aus den Schätzwerten $\hat{k}$ und $\hat{d}$ folgen für die gesuchten Parameter c und b die Schätzwerte $\hat{c} = \hat{k}$ und $\hat{b} = a^{\hat{d}}$ (a ist die Basis des verwendeten Logarithmensystems). Zur Beurteilung der Güte der Anpassung kann wieder das (mit den Originaldaten errechnete) Bestimmtheitsmaß verwendet werden.

Beispiel 2.8. Von 10 Bachforellen (*Salmo trutta forma fario*) wurden die Masse M (in g) und die Länge L (in mm) bestimmt. Die Darstellung der nachstehenden Wertepaare als Punkte in der (L, M)-Ebene läßt eine Abhängigkeit nach der allometrischen Formel $M = bL^c$ vermuten. Es sollen die Funktionsparameter b und c geschätzt und die Güte der Regressionsfunktion mit Hilfe des Bestimmtheitsmaßes beurteilt werden.

L	140	160	180	200	220	240	260	280	300	320
M	31	45	52	79	122	174	184	210	263	360

a) Tabelle 2.2 enthält zunächst die durch die Transformation $L' = \ln L$, $M' = \ln M$ (die log/log-Transformation wird hier also mit dem natürlichen Logarithmus ausgeführt) aus den Originaldaten gewonnenen Werte der Hilfsvariablen L' und M'; um alle Schritte der Rechnung sichtbar zu machen, ist die Tabelle ergänzt durch weitere für die lineare Regressionsanalyse sowie für die Ermittlung des Bestimmtheitsmaßes notwendige Spalten. (Die Rechengenauigkeit ist durch die Genauigkeit der angeschriebenen Zahlenwerte bestimmt.)

b) Die Durchführung der linearen Regressionsanalyse in der (L', M')-Ebene ergibt ($n = 10$): $\overline{L'} = 54.04/10 = 5.404$, $\overline{M'} = 47.54/10 = 4.754$, $S_{L'L'} = 292.712 - 54.04^2/10 = 0.6798$, $S_{L'M'} = 258.9317 - 54.04 \cdot 47.54/10 = 2.0255$, $\hat{k} = 2.0255/0.6798 = 2.980$, $\hat{d} = 4.754 - 2.98 \cdot 5.404 = -11.35$.

c) Aus den Parametern der linearen Regressionsfunktion folgen die gesuchten Schätzwerte $\hat{c} = \hat{k} = 2.98$ und $\hat{b} = e^{\hat{d}} = 1.177 \cdot 10^{-5}$. Die Gleichung zur Bestimmung der bei vorgegebenen Werten von L zu erwartenden (durchschnittlichen) Werte $\hat{M}$ von M lautet daher $\hat{M} = 1.177 \cdot 10^{-5} L^{2.98}$ (die Werte $\hat{M}_i$ in der fünften Spalte der Tabelle 2.2 wurden damit zu den beobachteten L_i-Werten bestimmt). Eine Beurteilung der Güte dieser Formel kann vorgenommen werden, indem man den Graphen der Regressionsfunktion im Streudiagramm der Originalvariablen darstellt (vgl. Abb. 2.8). Für eine numerische Beschreibung der Güte der Anpassung verwendet man wieder das

Tabelle 2.2. Rechenschema zu Beispiel 2.8

L'	M'	L'^2	$L'M'$	$\hat{M} = bL^c$	$(M - \hat{M})^2$	$(M - \overline{M})^2$
4.94	3.43	24.4036	16.9442	29.26	3.06	14641
5.08	3.81	25.8064	19.3548	43.56	2.07	11449
5.19	3.95	26.9361	20.5005	61.87	97.42	10000
5.30	4.37	28.0900	23.1610	84.69	32.38	5329
5.39	4.18	29.0521	25.8720	112.51	90.06	900
5.48	5.16	30.0304	28.2768	145.82	794.11	484
5.56	5.21	30.9136	28.9676	185.10	1.21	1024
5.63	5.35	31.6969	30.1205	230.84	434.31	3364
5.70	5.57	32.4900	31.7490	283.53	421.48	12321
5.77	5.89	33.2929	33.9853	343.66	267.00	43264
54.04	47.54	292.7120	258.9317		2143.10	102776

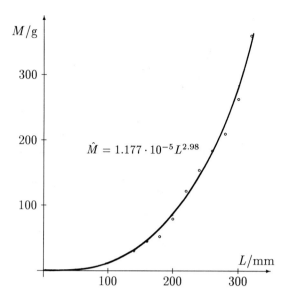

Abb. 2.8. Streudiagramm und Regressionsfunktion zu Beispiel 2.8

Bestimmtheitsmaß, das nun aus der Formel $B = 1 - S_{rr}/S_{MM}$ zu berechnen ist. In dieser Formel bezeichnen

$$S_{rr} = \sum_{i=1}^{n}(M_i - \hat{M}_i)^2 \ \text{ und } \ S_{MM} = \sum_{i=1}^{n}(M_i - \overline{M})^2$$

die Summe der Quadrate der Abweichungen (Residuen) der beobachteten M-Werte von den geschätzten bzw. die Summe der Quadrate der Abweichungen der beobachteten M-Werte vom Mittelwert $\overline{M}$. Zur Bestimmung dieser Summen dienen die beiden letzten Spalten in Tabelle 2.2. Man erhält mit $\overline{M} = 152$, $S_{rr} = 2143.10$ und $S_{MM} = 102\,776$ schließlich $B = 0.9791 = 97.91\%$.

Das eben behandelte Beispiel stellt eine **nichtlineare** Regressionsaufgabe dar, die durch eine log/log-Transformation in eine lineare übergeführt werden konnte. Im Zusammenhang mit dieser **Technik der linearisierenden Transformationen** zur Lösung von nichtlinearen Regressionsaufgaben sei jedoch bemerkt, daß die auf diese Art gefundene Ausgleichsfunktion i.a. nicht die Eigenschaft hat, daß die Summe der Quadrate der Residuen für die Originalvariablen minimal ist. Diese Tatsache ist für die Praxis jedoch bedeutungslos, solange – wie im Beispiel 2.8 – S_{rr}/S_{MM} klein bleibt.

2.3.2   Gebrochene lineare Funktionen

Besondere Beachtung verdient auch der Sonderfall $c = -1$ der allometrischen Funktion. Besteht zwischen zwei Größen x und y der Zusammenhang $y = bx^{-1} =$

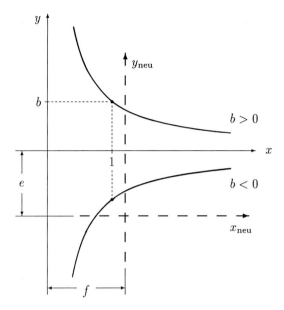

Abb. 2.9. Funktionsgraphen von $y = b/x$ für $b > 0$ und $b < 0$

b/x, so bezeichnet man die beiden Größen als **indirekt proportional**. Im Gegensatz zur bisherigen Verabredung möge nun b eine positive oder negative Konstante sein. Je nach dem Vorzeichen von b sind dann die in Abb. 2.9 gezeichneten Funktionsgraphen zu unterscheiden, wobei wir uns auf positive x-Werte beschränken. Wenn $b > 0$ ist, fallen mit wachsendem x die Funktionswerte monoton gegen den „Grenzwert" Null; ist $b < 0$, so steigen die Funktionswerte monoton gegen Null. Auf Grund dieses Verhaltens können die dargestellten Kurven als einfache Modelle zur Beschreibung **monotoner Wachstumsvorgänge** verwendet werden. Zu diesem Zweck werden zuerst noch zwei Koordinatentransformationen vorgenommen.

Verschiebt man die x-Achse um einen bestimmten Betrag e parallel zu sich nach unten, so erreicht man, daß sich die Kurven nicht dem Grenzwert Null, sondern monoton dem Wert e nähern. Durch die Verschiebung der x-Achse um e Einheiten nach unten ist die ursprüngliche Funktionsgleichung $y = b/x$ zu modifizieren, und zwar muß y um e vermindert werden. Man erhält $y - e = b/x$ oder $y = b/x + e$. An der Stelle $x = 0$ ist der Funktionswert nicht definiert. Nähert man sich von positiven x-Werten kommend dem Nullpunkt, so geht der Funktionswert gegen $+\infty$ oder $-\infty$, je nachdem ob $b > 0$ oder $b < 0$ gilt. Die Stelle $x = 0$ wird daher eine **Unendlichkeitsstelle** (oder auch **Polstelle**) genannt. Da reale Größen keine beliebig großen Werte annehmen, wollen wir die Unendlichkeitsstelle aus unserem Betrachtungsbereich ausschließen, indem wir die y-Achse um f Einheiten nach rechts verschieben. Dementsprechend muß in der Funktionsgleichung $y = b/x + e$ die Variable x durch $x + f$ ersetzt werden, so daß man in den neuen Koordinaten (die entsprechenden Koordinatenachsen sind in Abb. 2.9 strichliert gezeichnet) die Gleichung

$$y = \frac{b}{x + f} + e$$

erhält. Die durch diese Gleichung für $x \geq 0$ dargestellte Funktion besitzt an der Stelle $x = 0$ den Funktionswert $y_0 = b/f + e$ und nähert sich mit wachsendem x monoton dem Grenzwert e. Man spricht von einer **gebrochenen linearen Funktion**; der Funktionsgraph in der (x, y)-Ebene stellt einen Teil einer **Hyperbel** (mit den achsenparallelen **Asymptoten** $y = e$ bzw. $x = -f$) dar.

Durch Spezialisierung der Parameter e und f sowie der Konstanten b lassen sich für die Praxis wichtige Funktionstypen gewinnen. Wir bringen zunächst ein Beispiel für eine nach dem Gesetz $y = b/(x + f)$ von einem Anfangswert $y_0 = b/f$ mit wachsendem x monoton gegen Null abnehmende Größe y.

Beispiel 2.9. Wir betrachten eine bimolekulare Reaktion des Typs $A + B \xrightarrow{k} P$, bei der die Konzentration von A stets gleich der von B gehalten wird. Die Konzentration c der Reaktionspartner sinkt dann im Verlaufe der Zeit t nach der Formel $c = c_0/(c_0 k t + 1)$ ab (c_0 ist die Anfangskonzentration von A bzw. B, k die Reaktionskonstante).

Man erkennt unschwer, daß durch diese Formel eine gebrochene lineare Funktion dargestellt wird mit den Verschiebungsparametern $e = 0$ und $f = 1/(c_0 k)$ sowie der Konstanten $b = c_0 f = 1/k$.

Im zweiten Beispiel geht es um eine Größe y, die vom Anfangswert $y_0 = b/f + e = 0$ monoton nach der Formel

$$y = \frac{b}{x + f} + e = -\frac{fe}{x + f} + e = \frac{e(-f + x + f)}{x + f} = \frac{ex}{x + f}$$

dem Grenzwert e zustrebt.

Beispiel 2.10. Die Abhängigkeit der Photosyntheserate P von der Lichtintensität I kann durch die Funktionsgleichung

$$P = P(I) = P_{\max} \frac{I}{I + K}$$

mit positiven Konstanten $P_{\max}$ und K erfaßt werden. Durch Vergleich mit $y = ex/(x + f)$ sieht man, daß es sich wieder um eine gebrochene lineare Funktion mit den Verschiebungsparametern $e = P_{\max}$ und $f = K$ sowie dem Anfangswert $y_0 = 0$ handelt. Die Photosyntheserate nähert sich also mit wachsender Lichtintensität I dem Sättigungswert $P_{\max}$.

Um das Verhalten der Funktion in der Umgebung der Stelle $I = 0$ zu studieren, kann man im Nenner der Formel $P = P_{\max} I/(I + K)$ die Größe I gegenüber K vernachlässigen, d.h., es gilt näherungsweise $P \approx (P_{\max}/K)I$ für kleine Werte von I. Dies bedeutet aber, daß mit gegen Null strebendem I der Graph der Funktion P in die Nullpunktsgerade mit dem Anstieg $P_{\max}/K$ einmündet; diese Gerade stellt die Tangente des Funktionsgraphen von P im

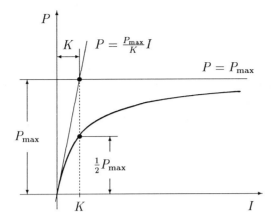

Abb. 2.10. Graphische Darstellung von $P(I) = P_{\max} I/(I + K)$

Nullpunkt dar. Mit Hilfe dieser Tangente, der Sättigungsgeraden $P = P_{\max}$ und des Kurvenpunktes $(K, P_{\max}/2)$ läßt sich der Funktionsgraph von P schnell skizzieren (vgl. Abb. 2.10).

Im Zusammenhang mit Regressionsanalysen sollte man beachten, daß sich die beiden betrachteten Funktionstypen durch eine **Reziproktransformation** linearisieren lassen. So geht die Funktionsgleichung $y = b/(x + f)$ durch die Transformation $y' = 1/y$ und $x' = x$ in die Geradengleichung $y' = x'/b + f/b$ über. Zur Linearisierung von $y = ex/(x + f)$ gehe man zu den neuen Koordinaten $y' = 1/y$ und $x' = 1/x$ über, womit man in der (x', y')-Ebene die Geradengleichung $y' = fx'/e + 1/e$ erhält.

2.3.3 Quadratische Polynome

Für $c = 2$ geht die Gleichung $y = bx^c$ der allometrischen Funktion in $y = bx^2$ über. Diese Gleichung ist ein Sonderfall der Funktionsgleichung

$$y = Q(x) = a_2 x^2 + a_1 x + a_0$$

für das allgemeine **quadratische Polynom** Q mit beliebigen reellen Koeffizienten a_2, a_1, a_0 und der gesamten x-Achse als Definitionsbereich. Um die Eigenschaften dieser Funktion an Hand des Funktionsgraphen studieren zu können, gehen wir von der „verkürzten" Funktion mit der Gleichung $y = a_2 x^2$ aus. Durch diese Gleichung wird in der (x, y)-Ebene bekanntlich eine **Parabel** dargestellt (vgl. Abb. 2.11). Der **Scheitel** S liegt im Nullpunkt, die **Scheiteltangente** fällt mit der x-Achse und die **Parabelachse** mit der y-Achse zusammen. Bei positivem a_2 ist die Parabel „nach oben offen" und stellt insgesamt eine **nach unten konvexe** Kurve dar (man spricht auch von einer **Linkskurve**, da bei Nachfahren von links nach rechts die Kurve stets nach links gekrümmt ist); bei negativem a_2 ist die Parabel „nach unten offen" und stellt insgesamt eine **nach oben konvexe** Kurve (d.h. eine **Rechtskurve**) dar.

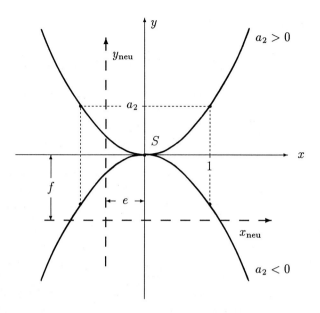

Abb. 2.11. Funktionsgraphen von $y = a_2 x^2$ für $a_2 > 0$ bzw. $a_2 < 0$

Durch Parallelverschiebung des Koordinatensystems verändert sich selbstverständlich eine dargestellte Kurve nicht, wohl aber muß die Kurvengleichung modifiziert werden. Wir nehmen nun an, daß die x-Achse parallel zu sich um f Einheiten nach unten und die y-Achse parallel zu sich um e Einheiten nach links verschoben wird. In der ursprünglichen Funktionsgleichung $y = a_2 x^2$ ist dann x durch $x - e$ und y durch $y - f$ zu ersetzen. Mit Bezug auf das verschobene Koordinatensystem (in Abb 2.11 strichliert eingezeichnet) lautet daher die neue Funktionsgleichung $y - f = a_2(x - e)^2$ oder

$$y = a_2(x^2 - 2ex + e^2) + f = a_2 x^2 - 2ea_2 x + a_2 e^2 + f.$$

Setzt man $a_1 = -2ea_2$ und $a_0 = a_2 e^2 + f$, so erhält man wieder die allgemeine Gleichung für das quadratische Polynom. Der Graph eines jeden quadratischen Polynoms stellt daher in der (x, y)-Ebene eine Parabel dar mit zur x-Achse paralleler Scheiteltangente und dem Scheitel $S(e, f)$; die Koordinaten des Scheitels stimmen also mit den Verschiebungsparametern e und f überein, die sich ihrerseits wieder über die Formeln $e = -a_1/(2a_2)$, $f = a_0 - a_2 e^2$ aus den Koeffizienten des Polynoms berechnen lassen.

Für die Darstellung des Funktionsgraphen von Q ist es ferner zweckmäßig, die Schnittpunkte der Kurve mit der x-Achse zu bestimmen, soferne welche existieren. Die x-Koordinaten der Schnittpunkte werden als reelle **Nullstellen** des Polynoms bezeichnet und sind als Lösungen der quadratischen Gleichung $Q(x) = 0$ zu berechnen. Reelle Nullstellen gibt es nur dann, wenn die Diskriminante $D =$

$a_1^2 - 4a_0a_2$ nichtnegativ ist. Wegen

$$D = 4a_2 \left(\frac{a_1^2}{4a_2} - a_0 \right) = 4a_2(e^2a_2 - a_0) = -4a_2f$$

ist das aber genau dann der Fall, wenn entweder $a_2 > 0$ und $f \leq 0$ ist oder $a_2 < 0$ und $f \geq 0$. Diese Bedingungen sind geometrisch unmittelbar einsichtig. So bedeutet die erste, daß die durch die Gleichung dargestellte Parabel nach oben offen sein muß und der Scheitel unter oder auf der x-Achse liegen muß (offensichtlich gibt es dann zwei Schnittpunkte oder einen Berührungspunkt); analog kann die zweite Bedingung interpretiert werden. Da die Schnittpunkte symmetrisch zur Parabelachse liegen, muß die Scheitelkoordinate e gleich dem arithmetischen Mittel der x-Koordinaten der Schnittpunkte sein.

Beispiel 2.11. Nach dem SCHAEFERschen Modell (vgl. Beispiel 1.17) ist die zeitliche Änderung R' der Größe x einer Population durch $R' = rx(1 - x/C) - Ex$ gegeben. Nach dieser Gleichung ist R' ein quadratisches Polynom in x mit den Koeffizienten $a_2 = -r/C$, $a_1 = r - E$ und $a_0 = 0$. Der Funktionsgraph stellt daher in der (x, R')-Ebene eine nach unten offene Parabel dar mit den Scheitelkoordinaten

$$x_S = \frac{C(r-E)}{2r} \quad \text{und} \quad R_S = \frac{C(r-E)^2}{4r}.$$

Die beiden Nullstellen $x_1 = 0$, $x_2 = (1 - E/r)C$ wurden bereits in Beispiel 1.17 berechnet.

2.4 Exponential- und Logarithmusfunktionen

2.4.1 Bestandsproportionale Veränderungen

a) *Exponentialfunktionen.* Nach Abschnitt 2.3.1 wird die Abhängigkeit einer Größe y von einer anderen Größe x durch die allometrische Funktion beschrieben, wenn kleine Veränderungen Δx von x stets solche Änderungen Δy von y bewirken, daß $\Delta y/\Delta x$ proportional zum Quotienten y/x der Größenwerte ist. Dieser Mechanismus bildet das Prinzip des allometrischen Wachstums.

Eine große Anzahl von verschiedenartigen Phänomenen kann auf einen anderen grundlegenden Wachstumsmechanismus zurückgeführt werden. So verändert sich die Größe y einer Population im Anfangsstadium oft so, daß die für genügend kleine Zeitspannen Δt gebildeten Änderungsraten $\Delta y/\Delta t$ proportional zur momentanen Populationsgröße y sind. Beim radioaktiven Zerfall – die zum Zeitpunkt t vorhandene Substanzmenge sei m – gilt, daß die Aktivität, d.h. die für genügend kleine Zeitspanne Δt gebildete Änderungsrate $-\Delta m/\Delta t$, stets proportional zu m ist. Schließlich erfolgt auch die Verdünnung einer Substanz, etwa einer bestimmten Pharmakonzentration c im Blut, im Verlaufe der Zeit t so, daß die Änderungsrate $-\Delta c/\Delta t$ proportional zum augenblicklichen Wert von c ist. Den angeführten Beispielen, die noch durch weitere ergänzt werden können,

ist gemeinsam, daß die Änderungsrate der jeweiligen Bestandsgröße (im folgenden mit y bezeichnet) stets proportional zum Momentanwert der Bestandsgröße
ist, d.h., für hinreichend kleine Zeitspannen Δt gilt $\Delta y/\Delta t \sim y$ oder, wenn die
Proportionalitätskonstante mit r bezeichnet wird,

$$\Delta y/\Delta t = ry \,.$$

Je nach Anwendungsfall wird $r = (\Delta y/\Delta t)/y$ als relative Wachstumsrate, Zer-
fallskonstante, relative Ausscheiderate oder ähnlich bezeichnet. Die sich auf der
Grundlage des **Prinzips bestandsproportionaler Veränderungen** ergebende
Zeitabhängigkeit kann – wie später noch gezeigt wird – durch die Gleichung

$$y = y_0 e^{rt}$$

der **allgemeinen Exponentialfunktion** ausgedrückt werden, in der y_0 den Wert
der Bestandsgröße zum Zeitpunkt $t = 0$ darstellt.

Wir betrachten zuerst den Sonderfall der **natürlichen Exponentialfunktion** mit der Gleichung $y = y(t) = e^t$ (e $= 2.71828\ldots$). Diese Funktion ist für
jeden Wert von t definiert, stets positiv und monoton wachsend (d.h. für beliebige
Werte t_1, t_2 gilt, daß aus $t_2 > t_1$ stets $y(t_2) \geq y(t_1)$ folgt). Der Funktionsgraph
verläuft in der (t, y)-Ebene durch den Punkt $(0, 1)$ und nähert sich mit gegen $-\infty$
abnehmendem t asymptotisch der t-Achse. Ersetzt man in der Funktionsgleichung
y durch y/y_0, so erhält man die Gleichung $y = y_0 e^t$ einer Exponentialkurve, die
durch den Punkt $(0, y_0)$ verläuft. Ist $y_0 = c > 0$, so ist der Kurvenverlauf ähnlich
dem der natürlichen Exponentialfunktion; den Kurvenverlauf für $y_0 = -c < 0$
erhält man aus dem für $y_0 = c > 0$ durch Spiegelung an der t-Achse (vgl. Abb.
2.12). Ersetzt man schließlich noch t durch rt, so folgt die Gleichung $y = y_0 e^{rt}$ der
allgemeinen Exponentialfunktion. Verglichen mit dem Sonderfall $r = 1$ ergeben
sich für $r > 1$ steiler und für $0 < r < 1$ flacher verlaufende Funktionsgraphen. Der
Funktionsgraph bei negativem $r = -r_0 < 0$ folgt aus dem für $r = r_0 > 0$ durch
Spiegelung an der y-Achse (vgl. Abb. 2.13). Die Gleichung $y = y_0 e^{rt}$ ist also geeignet, bei positivem r bestandsproportionale Wachstumstumsprozesse (Geburten-
prozesse) wiederzugeben, bei negativem r bestandsproportionale Zerfallsprozesse
(Sterbeprozesse).

Beispiel 2.12.

a) Die Einwohnerzahl von Mexico-City betrug 5.5 Millionen im Jahre
1960 und stieg bis zum Jahr 1975 auf 8.1 Millionen an. Unter der Annahme
eines exponentiellen Wachstums soll die Einwohnerzahl y (in Millionen) als
Funktion der Zeit dargestellt werden.

Wenn der Nullpunkt der Zeitskala in das Jahr 1960 verlegt wird, so
ist $y = 5.5$ für $t = 0$ und $y = 8.1$ für $t = 15$. Zu bestimmen sind die
Parameter y_0 und r der Wachstumsfunktion $y = y_0 e^{rt}$. Setzt man $t = 0$,
folgt sofort $y_0 = y(0) = 5.5$; für $t = 15$ gilt $8.1 = 5.5 e^{15r}$, woraus man durch
Logarithmieren $\ln 8.1 = \ln 5.5 + \ln e^{15r} = \ln 5.5 + 15r$ erhält. Somit ist die
relative Wachstumsrate $r = (\ln 8.1 - \ln 5.5)/15 = 2.58\%$ pro Jahr.

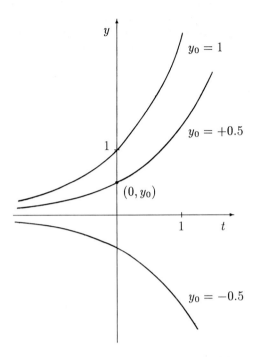

Abb. 2.12. Typische Kurvenverläufe von $y(t) = y_0 e^t$

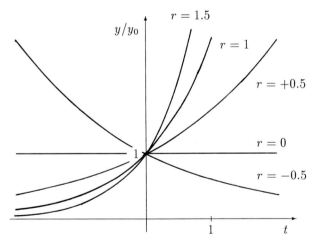

Abb. 2.13. Typische Kurvenverläufe von $y/y_0 = e^{rt}$

Wir bestimmen auch noch die Verdopplungszeit, also jene Zeitspanne t', nach der sich die Einwohnerzahl verdoppelt. Aus der Bedingung $y = 2y_0 = y_0 e^{rt'}$ folgt $t' = (\ln 2)/r = 26.9$ Jahre. Setzt man $r = (\ln 2)/t'$ in die Wachstumsgleichung ein, so geht diese über in die Gleichung

$$y = y_0 \left(e^{(\ln 2)/t'} \right)^t = y_0 \left(2^{1/t'} \right)^t = y_0 1.0261^t$$

einer **Exponentialfunktion** mit der **allgemeinen Basis** $a = 1.0261$. Umgekehrt kann jede mit allgemeiner Basis $a > 0$ vorgegebene Exponentialfunktion $y = y_0 a^t$ auf die Gestalt $y = y_0 e^{rt}$ gebracht werden, wobei $r = \ln a$ zu setzen ist.

b) Vom Kaliumisotop K^{42}, das zur radioaktiven Markierung verwendet wird, zerfallen innerhalb einer Stunde 5.39% der zu Beginn vorhandenen Menge. Zur Bestimmung der **Zerfallskonstanten** λ betrachten wir den durch das **radioaktive Zerfallsgesetz** $m = m_0 e^{-\lambda t}$ beschriebenen Zerfall im Zeitraum von $t_0 = 0$ bis $t_1 = 1$ (Zeitangaben in Stunden). Dabei bezeichnen m_0 die Ausgangsmenge der radioaktiven Substanz und m die nach t Zeiteinheiten noch nicht zerfallene Menge. Von $t_0 = 0$ bis $t_1 = 1$ zerfällt die Substanzmenge $m_0 - m_0 e^{-\lambda} = m_0(1 - e^{-\lambda})$, und diese Menge soll nach der Angabe $0.0539 m_0$ sein, d.h. $1 - e^{-\lambda} = 0.0539$. Somit ist $e^{-\lambda} = 0.9461$ und $\lambda = -\ln 0.9461 = 0.0554$ pro Stunde. Die **Halbwertszeit** $t_{1/2}$, also jene Zeitdauer, innerhalb der die Hälfte der Ausgangsmenge zerfällt, ergibt sich schließlich aus der Formel $t_{1/2} = (\ln 2)/\lambda = 12.5$ Stunden.

In Ergänzung zu den bisher betrachteten Zeitprozessen enthält das folgende Beispiel Anwendungen, bei denen es sich nicht um Veränderungen in der Zeit, sondern um Abhängigkeiten von anderen Größen handelt.

Beispiel 2.13.

a) Die Wirkung ionisierender Strahlung auf Moleküle kann mit Hilfe der Exponentialfunktion beschrieben werden. Ist D die Strahlungsdosis und P der Anteil der nach der Einstrahlung unbeschädigt gebliebenen Moleküle, so gilt wenigstens innerhalb eines gewissen Dosisbereichs näherungsweise die Beziehung $P = e^{-sD}$ mit einer von der Strahlenart und der bestrahlten Substanz abhängigen Konstanten s. Für die Auslösung von Chromosomenbrüchen bei *Tradescandia*-Mikrosporen durch Alpha-Strahlung (gemessen in Alpha-Teilchen pro cm^2) wurde $s = 6 \cdot 10^{-7}$ cm^2 gefunden (vgl. BEIER 1965). Es folgt, daß jedes zweite Chromosom beschädigt wird, wenn mit einer Dosis von $D_{1/2} = (\ln 2)/s = 1.155 \cdot 10^6$ Alpha-Teilchen pro cm^2 bestrahlt wird.

b) Nach dem LAMBERT–BEERschen Gesetz nimmt die Intensität I von Licht bei Durchgang durch ein Medium der Dicke x von anfangs I_0 auf $I = I_0 e^{-\mu x}$ ab. Die Konstante μ wird Absorptionskoeffizient genannt. Man weiß, daß in reinem Meerwasser sich die Lichtintensität pro Meter Meerestiefe um den Faktor $1/4$ verringert. Daraus ergibt sich mit Hilfe von $0.25 I_0 = I_0 e^{-\mu}$ die Absorptionskonstante $\mu = 1.386$ m^{-1}. Damit findet man, daß in einer Tiefe von 5 m unter dem Meeresspiegel die Lichtintensität nur mehr rund 0.1% der auf die Oberfläche auftreffenden Tageslichtintensität beträgt.

b) Linearisierung durch einfach-logarithmische Transformation. In diesem Abschnitt setzen wir Exponentialfunktionen des Typs $y = y_0 e^{rt}$ mit $y_0 > 0$ und $r \neq 0$ voraus. In der (t, y)-Ebene ist der Funktionsgraph je nach dem Vorzeichen von r eine monoton wachsende oder fallende Exponentialkurve. Trägt man auf der vertikalen Achse $y' = \ln y$ statt y auf (daher die Bezeichnung **log-Transformation**), so erhält man statt der Exponentialkurve eine steigende oder fallende Gerade mit der Gleichung $y' = \ln y_0 + rt$ (daraus entnimmt man als Anstieg $k = r$ und als y'-Achsenabschnitt $d = \ln y_0$). Auf Grund dieser Tatsache werden exponentielle Abhängigkeiten häufig in linearisierter Form in der (t, y')-Ebene wiedergegeben. Diese sogenannte einfach-logarithmische Darstellung ist auch zweckmäßig bei der Bestimmung von exponentiellen Regressionsfunktionen.

Wir betrachten zwei Größen t und y, von denen insgesamt n Paare (t_i, y_i) von Beobachtungswerten bestimmt wurden mit dem Ziel, den Einfluß der Variablen t auf die **Zielgröße** y mit Hilfe einer Regressionsfunktion zu erfassen. Auf Grund von Voruntersuchungen oder theoretischen Überlegungen wird eine exponentielle Abhängigkeit des Typs $y = y_0 e^{rt}$ vermutet. Wenn diese Vermutung zu Recht besteht, dann müssen die den Wertepaaren (t_i, y_i') mit $y_i' = \ln y_i$ in der (t, y')-Ebene entsprechenden Punkte eine im großen und ganzen lineare Anordnung aufweisen. In diesem Fall ist es gerechtfertigt, die Abhängigkeit zwischen $y' = \ln y$ und t durch die Geradengleichung $y' = kt + d$ (mit zunächst unbestimmten Parametern k und d) zu beschreiben. Damit liegt aber in der (t, y')-Ebene wieder ein lineares Regressionsproblem vor, das mit den Methoden von Abschnitt 2.2.2 gelöst werden kann. Aus den bekannten Schätzwerten $\hat{k}$ und $\hat{d}$ ergeben sich dann die Schätzwerte $\hat{r} = \hat{k}$ und $\hat{y}_0 = e^{\hat{d}}$ für die Parameter der gesuchten Exponentialfunktion. Diese ermöglicht es, für einen vorgegebenen Wert von t den zu erwartenden mittleren Wert $\hat{y} = \hat{y}_0 e^{\hat{r}t}$ von y anzugeben.

Es folgt ein Zahlenbeispiel für die Bestimmung einer exponentiellen Regressionsfunktion nach der dargelegten Linearisierungsmethode, die durch eine log-Transformation der Zielgröße die nichtlineare Regressionsaufgabe auf eine lineare zurückführt.

Beispiel 2.14. Die Bevölkerungsgröße y der U.S.A. zeigt zwischen den Jahren 1790 und 1890 einen angenähert exponentiellen Wachstumsverlauf nach der Formel $y = y_0 e^{rt}$. Die Parameter y_0 und r sollen durch Anpassung der Exponentialkurve an die in Tabelle 2.3 dargestellten Wertepaare (t_i, y_i) bestimmt werden, wobei zur Vereinfachung der Rechnung der Nullpunkt der Zeitskala in das Jahr 1790 verlegt ist (OLINICK 1978).

Zur Lösung der gestellten Aufgabe wird zuerst eine logarithmische Transformation der y-Werte vorgenommen und dann die Regressionsgerade $y' = \hat{k}t + \hat{d}$ in der (t, y')-Ebene bestimmt. Der Stichprobenumfang n ist 11; die Mittelwerte der t- und y-Werte sind $\bar{t} = 550/11 = 50$ und $\bar{y} = 262.311/11 = 23.846$. Mit Hilfe der Summen der y'-, t^2- und ty'-Spalte in Tabelle 2.4 erhält man den Mittelwert $\overline{y'} = 30.971/11 = 2.816$, die Varianz $s_t^2 = (38\,500 - 11 \cdot 50^2)/10 = 1100$ und die Kovarianz $s_{ty'} = (1856.93 - 11 \cdot 50 \cdot 2.816)/10 = 30.813$. Daraus folgen die Schätzwerte $\hat{k} = 30.813/1100 = 0.0280$ und

Tabelle 2.3. Bevölkerungzunahme in den U.S.A. von 1790 bis 1890

t in Jahren (nach 1790)	Größe y in Millionen	t in Jahren (nach 1790)	Größe y in Millionen
0	3.929	60	23.192
10	5.308	70	31.443
20	7.204	80	38.558
30	9.638	90	50.156
40	12.866	100	62.948
50	17.069		

$\hat{d} = 2.816 - 0.0280 \cdot 50 = 1.416$ für die Parameter k und d der Regressionsgeraden. Somit ist $\hat{r} = \hat{k} = 0.028$ ein Schätzwert für die relative Wachstumsrate und $\hat{y}_0 = e^{1.416} = 4.121$ ein Schätzwert für die Bevölkerungsgröße zum Zeitpunkt $t = 0$ (Kalenderjahr 1790). Die durch $\hat{r}$ und $\hat{y}_0$ festgelegte Exponentialkurve mit der Gleichung $\hat{y} = \hat{y}_0 e^{\hat{r}t} = 4.121 e^{0.028t}$ ist in Abb. 2.14 dargestellt, und man erkennt durch Vergleich mit den ebenfalls eingezeichneten, den Beobachtungswerten entsprechenden Punkten, daß die Bevölkerungsentwicklung in guter Näherung tatsächlich exponentiell verlaufen ist. Numerisch kann die Güte der Anpassung in der (t, y)-Ebene wieder durch das Bestimmtheitsmaß $B = 1 - S_{rr}/S_{yy}$ mit

$$ S_{yy} = (n-1)s_y^2 = \sum_{i=1}^{n}(y_i - \overline{y})^2 = 3881.423 \,, $$

Tabelle 2.4. Rechenschema zu Beispiel 2.14

$y' = \ln y$	t^2	ty'	$\hat{y} = \hat{y}_0 e^{\hat{r}t}$	$(y - \hat{y})^2$	$(y - \overline{y})^2$
1.368	0	0.00	4.121	0.037	396.687
1.669	100	16.69	5.453	0.021	343.657
1.975	400	39.50	7.215	0.000	276.956
2.266	900	67.98	9.546	0.008	201.867
2.555	1600	102.20	12.630	0.056	120.560
2.837	2500	141.85	16.711	0.128	45.928
3.144	3600	188.64	22.111	1.169	0.428
3.448	4900	241.36	29.256	4.783	57.714
3.652	6400	292.16	38.710	0.023	216.443
3.915	8100	352.35	51.218	1.128	692.216
4.142	10000	414.20	67.768	23.232	1528.967
30.971	38500	1856.93		30.585	3881.423

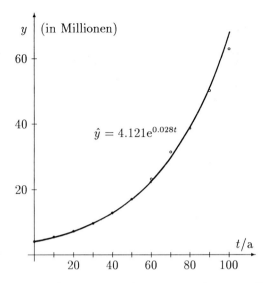

Abb. 2.14. Streudiagramm und Regressionskurve zu Beispiel 2.14

$$S_{rr} = \sum_{i=1}^{n}(y_i - \hat{y}_i)^2 = 30.585$$

beurteilt werden. Man erhält für B den nahe bei 1 liegenden Wert 0.9921.

2.4.2 Begrenzte Wachstums- und Abnahmeprozesse

a) Exponentielle Annäherung an einen Gleichgewichtswert. Es sei y eine Variable, die den Zustand eines Systems beschreibt, z.B. die Temperatur eines Körpers, die Höhe eines Baumes oder die Konzentration eines gelösten Stoffes in einer Zelle. Das betrachtete System wird im allgemeinen ein Teil eines umfassenderen Systems sein, das bei Änderungen im Teilsystem auf dieses rückwirkt. Als Folge vorhandener Rückkopplungen kann das Teilsystem veranlaßt werden, einen stationären Zustand einzunehmen, der durch einen festen Wert y^* der Zustandsvariablen y, den man **Gleichgewichtswert** nennt, beschrieben ist. Stimmt y nicht mit y^* überein, so setzt eine „Rückbewegung" zum Gleichgewichtszustand ein. Wenn diese so erfolgt, daß die Geschwindigkeit, mit der y dem Wert y^* zustrebt, sich proportional zur Abweichung $(y - y^*)$ der Zustandsgröße vom Gleichgewichtswert vermindert (mit einer gewissen Proportionalitätskonstanten $k > 0$), dann läßt sich die Annäherung der Größe y an den Wert y^* in Abhängigkeit von der Zeit t durch die Formel

$$y = y^* + (y_0 - y^*)\mathrm{e}^{-kt}$$

darstellen. Je nachdem, ob der Ausgangswert y_0 größer oder kleiner als y^* ist, fällt bzw. steigt y mit wachsendem t monoton gegen den Grenzwert y^*. Die Funktionsgraphen stellen in y-Richtung verschobene Exponentialkurven dar (vgl. Abb.

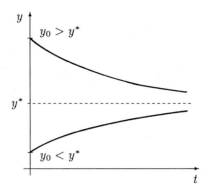

Abb. 2.15. Typische Kurvenverläufe von $y = y^* + (y_0 - y^*)e^{-kt}$ $(k > 0)$

2.15). Es folgen einige Anwendungen, bei denen die beschriebene exponentielle Annäherung an einen Gleichgewichtswert beobachtet werden kann.

Beispiel 2.15.

a) Ein Körper mit der Anfangstemperatur T_0 befindet sich in einer Umgebung mit der konstanten Temperatur $T_U < T_0$. Offensichtlich wird die Körpertemperatur T im Verlaufe der Zeit t auf die Umgebungstemperatur absinken. Nach dem NEWTONschen Gesetz erfolgt dies exponentiell nach der Formel

$$T = T_U + (T_0 - T_U)e^{-kt},$$

wobei $k > 0$ eine für den Wärmeaustausch typische Konstante ist.

b) Eine Zelle befinde sich in einer Flüssigkeit, die einen gelösten Stoff mit der konstanten Konzentration c_F enthält. Die Konzentration c des gelösten Stoffes in der Zelle sei am Anfang c_0. Als Folge des Konzentrationsunterschiedes wird ein **Diffusionsprozeß** einsetzen, der eine Angleichung der Zellkonzentration an die Umgebungskonzentration bewirkt. Der Ausgleichsvorgang erfolgt nach dem Gesetz

$$c = c_F + (c_0 - c_F)e^{-kt}$$

mit einer die Durchlässigkeit der Zellmembran sowie die Zelloberfläche und das Zellvolumen erfassenden Konstanten $k > 0$.

c) Auch zur Beschreibung des begrenzten Wachstums von Gewebekulturen verwendet man Exponentialkurven. So läßt sich die Zunahme des Durchmessers D einer Gewebekultur (in vitro) in Abhängigkeit von der Zeit t durch

$$D = D^* + (D_0 - D^*)e^{-kt}$$

ausdrücken. In dieser Formel bedeuten D_0 den Anfangsdurchmesser, k eine Wachstumskonstante und D^* den Grenzdurchmesser (vgl. BERTALANFFY et al. 1977).

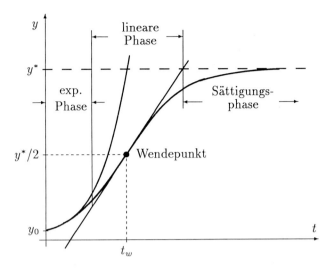

Abb. 2.16. Aufbau der logistischen Kurve

b) Logistisches Wachstum. Stellt man das Wachstum eines Organismus oder einer Population in Abhängigkeit von der Zeit graphisch dar, so erhält man eine **Wachstumskurve.** Die Erfahrung zeigt, daß Wachstumskurven oft einen **S-förmigen** Verlauf besitzen, d.h., die das Wachstum beschreibende Größe y nimmt in der Anfangsphase „exponentiell" mit einer angenähert konstanten relativen Rate r zu, strebt dann aber als Folge einer abnehmenden relativen Wachstumsrate einem Sättigungswert y^* zu. Man ist versucht, den Wachstumsverlauf in der Anfangsphase exponentiell durch $y = y_0 e^{rt}$ (mit $y_0 < y^*$ und $r > 0$) und in der Sättigungsphase durch eine exponentielle Annäherung an den Sättigungswert zu approximieren. Eine gemeinsame Darstellung des Zeitverhaltens in beiden Phasen ermöglicht die **logistische Funktion** mit der Gleichung

$$y = \frac{y^*}{1 + \left(\frac{y^*}{y_0} - 1\right)e^{-rt}}.$$

Der in Abb. 2.16 gezeichnete Funktionsgraph wird **logistische Kurve** genannt und läßt drei Abschnitte erkennen: Eine exponentielle Anfangsphase, eine „lineare" Wachstumsphase um den „Wendepunkt" $(t_w, y^*/2)$ der Kurve mit $t_w = \ln(y^*/y_0 - 1)/r$ und eine Sättigungsphase mit exponentieller Annäherung an die Grenzgerade $y = y^*$.

Die logistische Funktion hat vor allem eine **empirische** Bedeutung bei der Beschreibung von S-förmigen Wachstumsverläufen. Die Beobachtung einer Größe y zu verschiedenen Zeitpunkten liefert eine Wertetabelle für die Wachstumsfunktion oder, geometrisch ausgedrückt, eine punktweise Darstellung der Wachstumskurve. Die **Anpassung** der logistischen Kurve an diese Punkte stellt ein nichtlineares Ausgleichsproblem dar. Die Rückführung auf ein lineares Problem durch eine geeignete Transformation der Variablen y ist möglich, wenn der Sättigungswert y^*

bekannt ist. Um das zu erkennen, formen wir die Gleichung der logistischen Funktion durch Multiplikation mit dem Nenner zunächst in $y + y(y^*/y_0 - 1)\mathrm{e}^{-rt} = y^*$ bzw. $y^*/y - 1 = (y^*/y_0 - 1)\mathrm{e}^{-rt}$ um. Durch Logarithmieren erhält man daraus schließlich

$$\ln\left(\frac{y^*}{y} - 1\right) = \ln\left(\frac{y^*}{y_0} - 1\right) + \ln \mathrm{e}^{-rt} = \ln\left(\frac{y^*}{y_0} - 1\right) - rt\,.$$

Zwischen der neuen Variablen $y' = \ln(y^*/y - 1)$ und t besteht also eine lineare Abhängigkeit, die wieder in der gewohnten Form $y' = kt + d$ mit $k = -r$ und $d = \ln(y^*/y_0 - 1)$ angeschrieben werden kann. Folglich hat man in der (t, y')-Ebene eine Gerade an die den beobachteten Wertepaaren (t_i, y_i) entsprechenden Punkte (t_i, y'_i) mit $y'_i = \ln(y^*/y_i - 1)$ anzupassen. Die Durchrechnung dieser linearen Regressionsaufgabe liefert die Schätzwerte $\hat{k}$ und $\hat{d}$ für die Geradenparameter k und d. Wegen $r = -k$ folgt daraus unmittelbar auch ein Schätzwert für r, nämlich $\hat{r} = -\hat{k}$; um einen Schätzwert $\hat{y}_0$ für y_0 zu erhalten, muß $\hat{d} = \ln(y^*/\hat{y}_0 - 1)$ nach $\hat{y}_0$ aufgelöst werden. Die Rechnung ergibt zunächst $\mathrm{e}^{\hat{d}} = y^*/\hat{y}_0 - 1$ und schließlich $\hat{y}_0 = y^*/(\mathrm{e}^{\hat{d}} + 1)$. Damit sind alle Parameter der logistischen Funktion gegeben, und man kann die zu vorgegebenen t_i-Werten gehörenden Schätzwerte $\hat{y}_i$ für y berechnen. Mit Hilfe der Summe S_{rr} der Quadrate der Residuen $(y_i - \hat{y}_i)$ sowie der Summe S_{yy} der Quadrate der Abstände der y_i-Werte von ihrem Mittelwert $\bar{y}$ errechnet man das Bestimmtheitsmaß aus $B = 1 - S_{rr}/S_{yy}$.

Im allgemeinen ist der Sättigungswert y^* unbekannt. Um die Linearisierungsmethode anwenden zu können, wählt man für y^* zunächst einen plausiblen Näherungswert. Für diesen wird sodann die Regressionsfunktion und auch die Restquadratsumme S_{rr} berechnet. Es ist durchaus möglich, daß durch eine andere Wahl von y^* eine bessere Anpassung, d.h. ein kleineres S_{rr}, erreicht wird. Ob dem so ist, kann man erkennen, indem man die Rechnung nochmals mit einem vergrößerten y^*-Wert durchführt. Ist der neue Wert von S_{rr} größer als der zuerst erhaltene, wird man es auch noch mit einem verkleinerten y^*-Wert versuchen. Ist dagegen S_{rr} kleiner geworden, so kann man vielleicht mit einem noch größeren y^*-Wert eine weitere Optimierung erreichen. Dieses schrittweise Vorgehen zur Bestimmung einer optimalen Anpassung wird durch das folgende Beispiel veranschaulicht. Wegen des damit verbundenen großen Rechenaufwands empfiehlt es sich, bei der Ermittlung von logistischen Regressionsfunktionen einen Computer einzusetzen.

Beispiel 2.16. Die in Beispiel 2.5 verrechneten Daten beziehen sich nur auf den mittleren (linearen) Abschnitt der Wachstumskurve von Sonnenblumen. Aus dem in Tabelle 2.5 angeführten, vervollständigten Datenmaterial (erste und zweite Spalte) erkennt man, daß die Pflanzenhöhe h (in cm) im Verlaufe der Zeit a (in Tagen) einem Grenzwert h^* zustrebt, der bei ca. 260 cm liegt. Es soll das Pflanzenwachstum durch die logistische Gleichung

$$h = \frac{h^*}{1 + \left(\frac{h^*}{h_0} - 1\right)\mathrm{e}^{-ra}}$$

mit geeignet gewählten Konstanten h^*, h_0 und r beschrieben werden.

Tabelle 2.5. Daten und Rechenschema zu Beispiel 2.16

a	h	h'	ah'	$\hat{h}$	$(h-\hat{h})^2$
14	36.4	1.815	25.410	40.646	18.029
21	67.8	1.042	21.882	65.540	5.108
28	98.1	0.501	14.028	98.812	0.507
35	131.0	−0.015	−0.525	137.070	36.845
42	169.5	−0.628	−26.376	174.137	21.502
49	205.5	−1.327	−65.023	204.549	0.904
56	228.3	−1.974	−110.544	226.276	4.097
63	247.1	−2.953	−186.039	240.309	46.118
70	250.5	−3.272	−229.040	248.792	2.917
77	253.8	−3.712	−285.824	253.716	0.007
84	254.5	−3.835	−322.140	256.507	4.028
539	1942.5	−14.358	−1164.191		140.062

Unabhängig von der Festlegung des Sättigungswertes h^* können berechnet werden: Das mittlere Alter $\bar{a} = 539/11 = 49$, die mittlere Höhe $\bar{h} = 1942.5/11 = 176.591$ sowie die Varianzen $s_a^2 = 539$ und $s_h^2 = 6575.331$ (die Summen der Quadrate der a- bzw. h-Werte sind 31 801 bzw. 408 781.2). Die Summe der Abweichungsquadrate $(h_i - \bar{h})^2$ der beobachteten Pflanzenhöhen von ihrem Mittelwert, die als Maß für die Gesamtvariation in die Berechnungsformel für das Bestimmtheitsmaß eingeht, ist $S_{hh} = (n-1)s_h^2 = 10 \cdot 6575.331 = 65\,753.31$ ($n = 11$). Um ein Nachrechnen zu ermöglichen, wurden die Berechnungen mit den angeschriebenen (gerundeten) Zahlenwerten durchgeführt. Die dadurch bedingten Ungenauigkeiten sind nur geringfügig.

Wir vermuten zuerst einen Sättigungswert bei $h^* = \hat{h}^* = 260$. Die Bestimmung der Regressionsparameter h_0 und r erfolgt mit Hilfe der Tabelle 2.5. Zuerst werden aus den beobachteten h-Werten die logarithmisch transformierten Werte $h' = \ln(h^*/h - 1)$ gewonnen und die Produkte ah' gebildet; diese sind in der 3. und 4. Spalte der Tabelle angeschrieben. Mit Hilfe der Summen dieser Spalten findet man:

$$s_{ah'} = \frac{1}{10}\left(-1164.191 - 11 \cdot 49 \cdot \frac{-14.358}{11}\right) = -46.065\,,$$

$$\hat{k} = \frac{-46.065}{539} = -0.08546\,,$$

$$\hat{d} = \frac{1}{11}(-14.358 - (-0.08546) \cdot 539) = 2.88227\,,$$

$$\hat{r} = -\hat{k} = 0.08546\,,$$

$$\hat{h}_0 = \frac{260}{e^{2.88227} + 1} = 13.790\,.$$

Damit lautet die Gleichung der Regressionsfunktion

$$\hat{h} = \frac{260}{1 + \left(\frac{260}{13.790} - 1\right)\mathrm{e}^{-0.08546a}} = \frac{260}{1 + 17.854\mathrm{e}^{-0.08546a}} \,.$$

Diese Funktion ist in Abb. 2.16 dargestellt. Setzt man rechts die beobachteten a_i-Werte ein, so folgen die entsprechenden zu erwartenden mittleren Pflanzenhöhen $\hat{h}_i$, die in der 5. Spalte aufgelistet sind. Schließlich enthält die letzte Spalte die Quadrate der Residuen $(h_i - \hat{h}_i)$. Die Summe S_{rr} dieser Quadrate, die ein Maß für die verbleibende Reststreuung darstellt, ist 140.062. Damit folgt das Bestimmtheitsmaß

$$B = 1 - \frac{S_{rr}}{S_{hh}} = 1 - \frac{140.062}{65753.31} = 99.79\% \,.$$

Der nahe bei 1 liegende Wert von B drückt bereits eine sehr gute Anpassung der logistischen Kurve aus. Wir untersuchen noch, wie sich der B-Wert bzw. die Restquadratsumme S_{rr} ändert, wenn der Sättigungswert h^* variiert wird.

Für $h^* = 261$ steigt S_{rr} auf 154.173. Setzt man andererseits $h^* = 259$, so nimmt S_{rr} ebenfalls geringfügig zu (auf 147.089). Daraus kann geschlossen werden, daß die für $h^* = 260$ erhaltene Regressionsfunktion besser an die Beobachtungsdaten angepaßt ist, als bei einer anderen (ganzzahligen) Wahl des Sättigungswertes.

2.4.3   Logarithmusfunktionen

Durch die Gleichung $y = y_0 \mathrm{e}^{rt}$ der in Abschnitt 2.4.1 betrachteten Exponentialfunktion wird jedem reellen Wert von t bei positivem y_0 ein positiver Funktionswert y zugeordnet. Diese Zuordnung kann umgekehrt werden. An Hand der Abb. 2.13 erkennt man, daß jedem positivem Wert von y auch genau eine reelle Zahl t entspricht. Logarithmiert man die Gleichung $y = y_0 \mathrm{e}^{rt}$, so folgt $\ln y = \ln y_0 + rt$, d.h., t kann bei vorgegebenen $y > 0$ (und $y_0 > 0$) aus

$$t = t(y) = \frac{1}{r} \ln \frac{y}{y_0}$$

berechnet werden. Die durch diese Gleichung dargestellte Funktion heißt **allgemeine Logarithmusfunktion**. Den Funktionsgraphen in der (y, t)-Ebene erhält man aus der in der (t, y)-Ebene dargestellten Exponentialfunktion, indem man die t- mit der y-Achse vertauscht und die Exponentialkurve an der Geraden $y = t$ spiegelt (vgl. Abb. 2.17). Ist $y_0 = 1$ und $r = 1$, so spricht man speziell von der **natürlichen** Logarithmusfunktion. Durch geeignete Wahl von $r > 1$ kann man von der Basis e auf Logarithmen mit einer anderen Basis umsteigen. Setzt man beispielsweise $r = \ln 10$, so erhält man $t = \ln(y/y_0)/\ln 10 = \lg(y/y_0)$.

Die Logarithmusfunktion – wir schreiben die Gleichung in der Form $t = \ln(y/y_0)$ mit $r = 1$ an – besitzt folgende wichtige Eigenschaft: Wird von einem beliebigen Ausgangswert $y_1 > y_0$ ausgehend y_1 um einen bestimmten Faktor $f > 1$

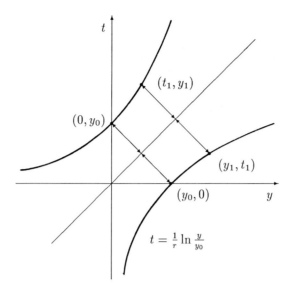

Abb. 2.17. Zusammenhang zwischen Logarithmus- und Exponentialkurven

auf $y_2 = fy_1$ vergrößert, so nimmt die abhängige Variable t stets um denselben (von y_1 unabhängigen) Betrag

$$t(y_2) - t(y_1) = \ln \frac{y_2}{y_0} - \ln \frac{y_1}{y_0} = \ln \frac{fy_1}{y_0} - \ln \frac{y_1}{y_0} = \ln f$$

zu. Das bedeutet also, daß gleiche prozentuelle Änderungen einer Variablen y stets dieselbe (absolute) Änderung der von y logarithmisch abhängigen Variablen t bewirken.

Beispiel 2.17. Aus der Erfahrung weiß man, daß gleichen prozentuellen Änderungen der Intensität I eines physikalischen Reizes (wenigstens für mittlere Werte von I) gleich große Änderungen in der Stärke R der Reizempfindung entsprechen. Dieser Umstand legt es nahe, für die Reizempfindung eine Skala zu benutzen, die mit der „Reizskala" durch die logarithmische Transformation $R = c\lg(I/I_0)$ verknüpft ist (WEBER–FECHNERsche Formel). Dabei bedeuten c eine positive Skalenkonstante und I_0 die sogenannte **Reizschwelle**, der der Nullpunkt der „Empfindungsskala" zugeordnet ist.

Für die Wahrnehmung von Lautstärken ist z.B. $I_0 = 10^{-12}$ W/m² (bei 1kHz), und man erhält die Lautstärke in dB (Dezibel), wenn $c = 10$ gesetzt wird. Man beachte, daß den äquidistanten Werten $0, 10, 20, \ldots$ der dB-Skala die Schallintensitäten $I_0, 10I_0, 100I_0, \ldots$ entsprechen, d.h., jede Verzehnfachung der Schallintensität führt zu einer Erhöhung der empfundenen Lautstärke um jeweils 10dB.

Beispiel 2.18. Eine ähnliche Situation wie bei der Bewertung von durch physikalische Reize ausgelösten Empfindungen liegt in der Pharmakologie

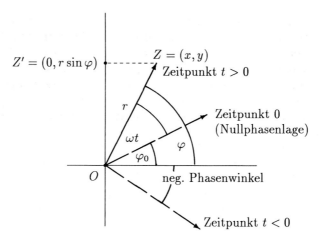

Abb. 2.18. Zeigermodell

bei der Untersuchung von dosisabhängigen Effekten vor. Im allgemeinen kann erst ab einer bestimmten minimalen Dosis D_0 (der sog. **Schwellendosis**) ein Effekt E nachgewiesen werden. Der Effekt nimmt dann keineswegs linear mit wachsender Dosis D zu. Stellt man den Effekt (in % des maximalen Effekts) in Abhängigkeit von der logarithmisch aufgetragenen Dosis graphisch dar, so erhält man meist eine S-förmige **Dosis-Wirkungs-Kurve**, die in ihrem „mittleren Teil" durch eine Gerade angenähert werden kann; das ist der Bereich, in dem die WEBER–FECHNERsche Formel $E = c\lg(D/D_0)$ gültig ist, d.h., gleiche prozentuelle Dosissteigerungen führen zu gleichen Zunahmen des Effekts.

2.5　Sinusförmige Veränderungen

2.5.1　Die allgemeine Sinusfunktion

a) Zeigerdarstellung. Die wichtigsten mathematischen Bausteine zur Beschreibung von periodischen Vorgängen (z.B. biologischen Rhythmen) sind die Sinus- und die Kosinusfunktion. In Abschnitt 1.2.1 wurde der Sinus bzw. Kosinus eines spitzen Winkels als das Verhältnis spezieller Seiten (nämlich von Gegenkathete zu Hypothenuse bzw. Ankathete zu Hypothenuse) im rechtwinkeligen Dreieck eingeführt. Eine Verallgemeinerung auf beliebige Winkel ist auf der Basis des **Zeigermodells** möglich, das einen einfachen periodischen Vorgang wiedergibt (vgl. Abb. 2.18):

Ein im Nullpunkt der (x, y)-Ebene fixierter **Zeiger** der Länge r rotiere im entgegengesetzten Uhrzeigersinn. Zum Zeitpunkt $t = 0$ schließe der Zeiger mit der positiven x-Achse den Winkel φ_0 ein; diesen Winkel bezeichnet man als den **Nullphasenwinkel** des Zeigers. Der Zeiger möge gleichförmig rotieren, d.h., in gleichen Zeitintervallen wird immer der gleiche „Winkelweg" zurückgelegt; der pro Zeiteinheit zurückgelegte (und im Bogenmaß dargestellte) Winkelweg wird die

Winkelgeschwindigkeit des Zeigers genannt und durch das Symbol ω bezeichnet. Multipliziert man ω mit t, so erhält man den in t Zeiteinheiten überstrichenen Winkel. Der vom Zeiger in der Zeit von 0 (Nullphasenlage) bis t überstrichene Winkel ist also durch ωt gegeben. In bezug auf die x-Achse kann somit jede Phase der Zeigerbewegung eindeutig durch den sogenannten **Phasenwinkel** $\varphi = \omega t + \varphi_0$ beschrieben werden. So gehört zur Nullphasenlage (Zeitpunkt $t = 0$) der Phasenwinkel $\varphi = \varphi_0$; zum Zeitpunkt $t = T = 2\pi/\omega$ ist $\varphi = \omega T + \varphi_0 = 2\pi + \varphi_0$, d.h., der Zeiger hat von der Nullphasenlage aus gerechnet genau einen vollen Umlauf getan. Wieder T Zeiteinheiten später ist ein weiterer Umlauf beendet usw. Mit wachsendem t nimmt daher der Phasenwinkel beliebig große Zahlenwerte an. Auch vor der Nullphasenlage, also für negative Werte von t, kann die Zeigerbewegung mit dem Phasenwinkel erfaßt werden, wenn wir vereinbaren, daß bei negativem Phasenwinkel der Betrag des Winkels von der positiven x-Achse weg im Uhrzeigersinn aufgetragen wird.

Der bei einem vollen Umlauf zurückgelegte Winkelweg ist 2π. Die dazu benötigte Zeitdauer wird als die **Periode** T bezeichnet. Zwischen der Winkelgeschwindigkeit und der Periode besteht der Zusammenhang $\omega = 2\pi/T$. Die Bezeichnung Periode kommt daher, daß der rotierende Zeiger in allen Zeitpunkten $t_1, t_2, \ldots$, die voneinander T Einheiten entfernt liegen, dieselbe Lage in der (x, y)-Ebene einnimmt; denn aus $t_2 - t_1 = T$ folgt z.B. wegen $\varphi_2 - \varphi_1 = \omega(t_2 - t_1)$, daß der vom Zeitpunkt t_1 bis zum Zeitpunkt t_2 überstrichene Winkelweg gleich $\omega T = 2\pi$ ist, was einem vollen Umlauf entspricht. Der Kehrwert f von T gibt die Anzahl der Perioden pro Zeiteinheit an und wird als **Frequenz** bezeichnet.

Wenn ein Zeiger der Länge r gleichförmig rotiert, durchläuft die Zeigerspitze Z mit konstanter Geschwindigkeit einen Kreis mit dem Radius r. Bei Projektion auf die y-Achse geht die Kreisbewegung in eine **Schwingung** über, d.h., die Projektion Z' der Zeigerspitze vollführt auf der y-Achse eine auf- und abgehende Bewegung. Zur Beschreibung der Bewegung von Z' genügt es anzugeben, wie die y-Koordinate der Zeigerspitze vom Phasenwinkel φ und der Zeit t abhängt. An Hand des in Abb. 2.18 eingezeichneten rechtwinkeligen Dreiecks OZZ' erkennt man, daß $\sin\varphi = y/r$ ist. Diese Interpretation ermöglicht es, die zunächst nur für spitze Winkel gültige Berechnungsvorschrift von Sinuswerten auf beliebige reelle Winkel zu erweitern.

Als **Sinus** wird jene Funktion definiert, die einem vorgegebenen Phasenwinkel φ den im Zeigermodell eindeutig bestimmten Wert $\sin\varphi = y/r$ zuordnet. Man prüft leicht nach, daß z.B. $\sin 0 = \sin 2\pi = 0$ ist oder $\sin(\pi/2) = 1$ und allgemein $-1 \leq \sin\varphi \leq 1$ gilt. Trägt man über der φ-Achse zu jedem φ-Wert den entsprechenden Sinuswert $\eta = y/r = \sin\varphi$ auf, so erhält man die in Abb. 2.19 dargestellte **Sinuslinie**, die zwischen dem Minimalwert -1 und dem Maximalwert $+1$ hin- und herpendelt. Da bei jedem Zeigerumlauf dieselben y-Werte erzeugt werden, genügt es, sich bei der Darstellung der Sinuslinie auf ein Winkelintervall der Länge 2π zu beschränken, z.B. auf das Intervall von 0 bis 2π.

b) Sinusförmige Schwingungen. Man spricht von einer sinusförmigen Schwingung, wenn sich eine Größe in Abhängigkeit von der Zeit so wie die betrachtete y-

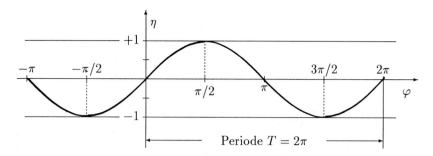

Abb. 2.19. Graph der Sinusfunktion $\eta(\varphi) = \sin\varphi$ (Sinuslinie)

Koordinate der Spitze eines gleichförmig rotierenden Zeigers verhält. Die Zeitabhängigkeit wird durch die **allgemeine Sinusfunktion** mit der Gleichung

$$y = r\sin(\omega t + \varphi_0)$$

beschrieben. In diesem Zusammenhang heißt r die **Schwingungsamplitude**, ω
die **Kreisfrequenz** und φ_0 wie bisher der Nullphasenwinkel.

> **Beispiel 2.19.** Der Luftstrom Q (bewegte Luftmenge pro Zeiteinheit) beim
> Aus- und Einatmen ändert sich in Abhängigkeit von der Zeit näherungsweise
> nach einer Sinusfunktion. Die positive „Sinushalbwelle" möge den Luftstrom
> beim Ausatmen und die negative den Luftstrom beim Einatmen wiederge-
> ben. Für eine ruhende Person betrage die Dauer eines Atmungszyklus 5s
> (Sekunden) und der maximale Luftstrom sei 0.5 l/s (Liter pro Sekunde).
> Wir bestimmen, wie Q von der Zeit t abhängt, wenn am Anfang ($t = 0$) die
> Lungen leer sind.
>   Unmittelbar aus den Angaben folgt die Amplitude $r = 0.5$ l/s und wegen
> $T = 5$ (in s) die Kreisfrequenz $\omega = 2\pi/T = 0.4\pi$ (in s^{-1}). Wenn die Lungen
> am Anfang leer sind, stehen wir am Beginn der Einatmungsphase, die durch
> eine negative Sinushalbwelle beschrieben wird. Somit ist $Q = 0.5\sin(0.4\pi t +$
> $\pi)$ in l/s.

Bei der graphischen Darstellung der allgemeinen Sinusfunktionen wird horizontal
meist ωt anstelle von t aufgetragen. Es erweist sich als zweckmäßig, zuerst die zur
ωt-Achse parallelen Geraden $y = +r$ bzw. $y = -r$, zwischen denen die Sinuslinie
schwankt, einzuzeichnen. Aus dem Zeigermodell ist unmittelbar zu erkennen, daß
vom Zeiger nach Durchlaufen des Phasenwinkels ωt mit $\omega t + \varphi_0 = 0$ eine positive
Halbwelle der Sinuslinie erzeugt wird. Man zeichnet also von der Stelle $-\varphi_0$ auf der
ωt-Achse ausgehend eine positive Sinushalbwelle (bis zur Stelle $-\varphi_0 + \pi$), an die
– nach beiden Seiten – abwechselnd negative und positive Halbwellen anzufügen
sind. Für eine genauere Darstellung wird man sich zusätzlich an einigen Stellen
Kreisfunktionswerte mit dem Taschenrechner berechnen und die entspechenden
Punkte in das $(\omega t, y)$-Diagramm eintragen.

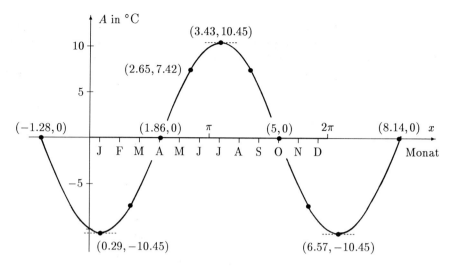

Abb. 2.20. Temperaturverlauf als allgemeine Sinusfunktion (Beispiel 2.20)

Beispiel 2.20. Der (langjährige) monatliche Mittelwert M der Lufttemperatur schwankt im Verlaufe eines Jahres in guter Näherung sinusförmig um das Jahresmittel J. Für Wien ist beispielsweise $J = 9.83\,°C$ und die monatlichen Schwankungen $A = M - J$ (in Kelvin) können dargestellt werden durch $A = 10.45\sin(2\pi t/12 - 1.86)$, wobei t die Zeit in Monaten ausdrückt ($t = 0.5$ bezeichnet die Mitte des Monats Januar, $t = 1.5$ die Mitte des Monats Februar usw.).

In Abb. 2.20 ist horizontal $x = \omega t = 2\pi t/12$ aufgetragen, und die eingezeichneten Skalenstriche kennzeichnen die jeweiligen Monatsmitten. Aus $2\pi t/12 - 1.86 = x - 1.86 = 0$ folgt die Nullstelle 1.86, d.h., zwischen den Skalenwerten 1.86 und $1.86 + \pi = 5.00$ liegt eine positive Halbwelle der Sinusfunktion, die für $x = (1.86 + 5.00)/2 = 3.43$ den Maximalwert 10.45 annimmt. An die positive Halbwelle anschließend liegt zwischen 5.00 und $5.00 + \pi = 8.14$ bzw. $1.86 - \pi = -1.28$ und 1.86 jeweils eine negative Halbwelle (die zugehörenden Minimalwerte werden für $(5.00 + 8.14)/2 = 6.57$ bzw. $(-1.28 + 1.86)/2 = 0.29$ angenommen). Um die Funktion genauer zeichnen zu können, empfiehlt es sich, noch weitere Funktionswerte zu berechnen, etwa für die Mitten zwischen den Nullstellen und den Extremstellen. So findet man z.B. für $x = (1.86 + 3.43)/2 = 2.65$ den Funktionswert $10.45\sin(2.65 - 1.86) = 7.42$.

Im Beispiel 2.20 wurden die Abweichungen des Monatsmittels M vom Jahresmittel J der Lufttemperatur durch die Sinusfunktion $M - J = 10.45\sin(2\pi t/12 - 1.86)$ erfaßt. Daraus folgt durch Auflösen nach M, daß der monatliche Mittelwert der Lufttemperatur durch $M = J + 10.45\sin(2\pi t/12 - 1.86)$ gegeben ist. Sinusförmige Schwankungen einer Größe y um einen festen Wert y_0 können also durch die Funktionsgleichung $y = y_0 + r\sin(\omega t + \varphi_0)$ dargestellt werden.

Aus der allgemeinen Sinusfunktion folgt die in Abb. 2.19 dargestellte Sinus-funktion, wenn man die Amplitude gleich 1 und den Nullphasenwinkel gleich 0 setzt. Dieser Festlegung entspricht im Zeigermodell der sogenannte **Sinuszeiger** (Zeiger der Länge 1, der zum Zeitpunkt $t = 0$ in die positive x-Richtung weist). Ein anderer wichtiger Sonderfall ergibt sich, wenn man die Amplitude wieder 1, aber den Nullphasenwinkel gleich $\pi/2$ wählt. Der entsprechende Zeiger eilt dem Sinuszeiger stets um den Winkel $\pi/2$ voraus und wird als **Kosinuszeiger** be-zeichnet. Durch Projektion der Zeigerspitze auf die y-Achse erhält man nunmehr eine Schwingung, die durch die **Kosinusfunktion** mit der Gleichung $y = \cos \omega t$ beschrieben wird, wobei $\cos \omega t = \sin(\omega t + \pi/2)$ ist. Damit kann auch die **Tan-gensfunktion** über die Vorschrift $\tan \omega t = \sin \omega t / \cos \omega t$ auf beliebige Winkel ωt, für die $\cos \omega t \neq 0$ ist, erweitert werden.

c) Überlagerung von Sinusschwingungen. Wir betrachten die beiden durch die Gleichungen

$$y_1 = r_1 \sin(\omega t + \varphi_{01}), \quad y_2 = r_2 \sin(\omega t + \varphi_{02})$$

beschriebenen Schwingungen derselben Kreisfrequenz ω. Wenn man die Schwin-gungen überlagert, also die Summe $y = y_1 + y_2$ bildet, so erhält man wieder eine sinusförmige Schwingung mit der Kreisfrequenz ω. Dies erkennt man schnell mit Hilfe des Zeigermodells. Den beiden zu überlagernden Schwingungskomponenten entsprechen zwei mit der Winkelgeschwindigkeit ω rotierende Zeiger, deren Längen durch r_1 bzw. r_2 und deren Nullphasenwinkel durch φ_{01} bzw. φ_{02} gegeben sind. Die beiden Zeiger setzen wir nach der **Parallelogrammethode**, so wie in Abb. 2.21 vorgezeigt, zu einem resultierenden Zeiger zusammen. Dabei ist zu beachten, daß die Dreiecke OHZ_2 und $Z_1H'Z$ zueinander kongruent sind. Man erkennt, daß die Spitze Z des resultierenden Zeigers in jedem Zeitpunkt gerade die Summe $y = y_1 + y_2$ als y-Koordinate besitzt. Es folgt aus dieser Interpretation, daß sich $y = y_1 + y_2$ als eine allgemeine Sinusfunktion in der Form $y = r \sin(\omega t + \varphi_0)$ darstellen läßt mit von r_1, r_2, φ_{01} sowie φ_{02} abhängigen r und φ_0.

Für die Praxis wichtig ist der **Sonderfall**, daß $y_1 = r_1 \sin \omega t$ und $y_2 = r_2 \cos \omega t$ zu addieren sind. Durch geometrische Addition der y_1 und y_2 in der Nullphasenlage entsprechenden Zeiger findet man, daß die Länge des resultierenden Zeigers durch

$$r = \sqrt{r_1^2 + r_2^2}$$

gegeben ist (pythagoreischer Lehrsatz), und der Nullphasenwinkel φ_0 die zwischen $-\pi/2$ und $\pi/2$ liegende Lösung der Gleichung

$$\tan \varphi_0 = \frac{r_2}{r_1}$$

ist. Diese Lösung wird durch $\arctan(r_2/r_1)$ bezeichnet (arctan steht für **arcus tangens**, wofür man auf Taschenrechnern meist die Bezeichnungen $\tan^{-1}$ oder ATN verwendet). Damit kann die Summe $r_1 \sin \omega t + r_2 \cos \omega t$ in die allgemeine Sinusfunktion $r \sin(\omega t + \varphi_0)$ umgerechnet werden. Umgekehrt kann man eine all-gemeine Sinusfunktion der Gestalt $r \sin(\omega t + \varphi_0)$ in die Summe $r_1 \sin \omega t + r_2 \cos \omega t$ entwickeln mit $r_1 = r \cos \varphi_0$ und $r_2 = r \sin \varphi_0$.

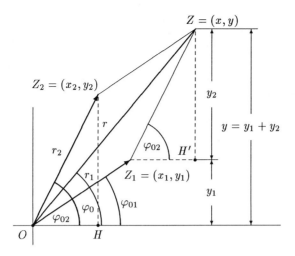

Abb. 2.21. Addition von Zeigern nach der Parallelogrammethode

2.5.2   Kurvenanpassung bei periodischen Daten

Für viele Zwecke ist es ausreichend, einen in der Zeit t periodischen Vorgang (mit der bekannten Periodendauer T) näherungsweise durch eine sinusförmige Schwingung (mit der Kreisfrequenz $\omega = 2\pi/T$) um einen stationären Wert wiederzugeben. Die gesuchte Näherungsfunktion setzen wir also in der Form

$$y(t) = a_0 + r_1 \sin{(\omega t + \varphi_{01})} = a_0 + a_1 \cos \omega t + b_1 \sin \omega t$$

mit zunächst unbestimmten Konstanten a_0, r_1 und φ_{01} bzw. a_0, a_1 und b_1 an. Von dem zu beschreibenden Vorgang mögen in einer Periode insgesamt $n > 3$ Beobachtungswerte $w_1, w_2, \ldots, w_n$ bekannt sein. Die entsprechenden Beobachtungszeitpunkte (Stützstellen) seien $t_1, t_2, \ldots, t_n$. Vom Standpunkt des Rechenaufwands ist es günstig, wenn n gerade ist und die t-Werte äquidistant liegen, was wir im folgenden voraussetzen wollen. Aus den Beobachtungsdaten sind die Parameter a_0, a_1 und b_1 der Näherungsfunktion zu bestimmen. Dazu verlangen wir wie bei den in den vorangehenden Abschnitten betrachteten Ausgleichsproblemen, daß die über alle Beobachtungswerte erstreckte Summe der Quadrate der Abweichungen $w_i - y(t_i)$ minimal wird (Methode der kleinsten Quadrate). Diese Forderung führt auf die folgenden Formeln:

$$a_0 = \frac{1}{n} \sum_{i=1}^{n} w_i \, ,$$

$$a_1 = \frac{2}{n} \sum_{i=1}^{n} w_i \cos \omega t_i \, ,$$

$$b_1 = \frac{2}{n} \sum_{i=1}^{n} w_i \sin \omega t_i \, .$$

Damit kann auch die Amplitude r_1 und der Nullphasenwinkel φ_{01} der den gegebenen periodischen Verlauf approximierenden allgemeinen Sinusfunktion berechnet werden. Im Sonderfall $b_1 = 0$ gilt offensichtlich $r_1 = |a_1|$ und $\varphi_{01} = +\pi/2$ für $a_1 > 0$ bzw. $\varphi_{01} = -\pi/2$ für $a_1 < 0$. Im Fall $b_1 \neq 0$ gelten die Formeln:

$$r_1 = \sqrt{a_1^2 + b_1^2}\,,$$

$$\varphi_{01} = \begin{cases} \arctan\left(a_1/b_1\right) & \text{für } b_1 > 0, \\ \arctan\left(a_1/b_1\right) - \pi & \text{für } b_1 < 0. \end{cases}$$

Beispiel 2.21. Die langjährigen Monatsmittelwerte (Januar bis Dezember) der Lufttemperatur (in °C) von Wien sind: $-1, 0, 5, 10, 15, 18, 20, 19, 16, 10,$ 5 und 1. Wir verwenden die Näherungsfunktion $y = a_0 + a_1 \cos \omega t + b_1 \sin \omega t$ mit $\omega = 2\pi/12 = \pi/6 = 0.5236$, um den Verlauf der mittleren Monatstemperatur zu approximieren. Mit der Variablen t wird die Zeit in Monaten ab Jahresbeginn gemessen; die angegebenen Temperaturwerte $w_1 = -1$, $w_2 = 0, \ldots, w_{12} = 1$ ordnen wir den Monatsmitten $t_1 = 0.5$, $t_2 = 1.5, \ldots, t_{12} = 11.5$ zu. Auf Grund der obigen Berechnungsformeln ist

$$a_0 = \tfrac{1}{12}(-1 + 0 + 5 + \cdots) = 9.83\,,$$
$$a_1 = \tfrac{2}{12}\left(-1 \cdot \cos\left(0.5\pi/6\right) + \cdots + 1 \cdot \cos\left(11.5\pi/6\right)\right) = -10.01\,,$$
$$b_1 = \tfrac{2}{12}\left(-1 \cdot \sin\left(0.5\pi/6\right) + \cdots + 1 \cdot \sin\left(11.5\pi/6\right)\right) = -3\,,$$
$$r_1 = \sqrt{(-10.01)^2 + (-3)^2} = 10.45\,,$$
$$\varphi_{01} = \arctan\frac{-10.01}{-3} - \pi = -1.86\,.$$

Die Approximationsfunktion für den Verlauf der monatlichen Temperaturmittel lautet daher $y(t) = 9.83 - 10.01 \cos\left(\pi t/6\right) - 3 \sin\left(\pi t/6\right) = 9.83 + 10.45 \sin\left(\pi t/6 - 1.86\right)$. Die Funktion $y(t) - 9.83 = 10.45 \sin(\pi t/6 - 1.86)$ wurde bereits in Abb. 2.20 graphisch dargestellt. Um die Güte der Approximation beurteilen zu können, sind in Tabelle 2.6 neben den Beobachtungszeitpunkten t_i und beobachteten Temperaturwerten w_i die über die Ausgleichsfunktion zu erwartenden Temperaturmittel $y(t_i)$ sowie die Residuen $w_i - y(t_i)$ aufgelistet. Als Summe S_{rr} der Quadrate der Residuen findet man 2.352; die Summe S_{ww} der Quadrate der Abweichungen der beobachteten w_i-Werte von ihrem Mittelwert a_0 ist gleich dem $(12-1)$-fachen der Varianz der w_i-Werte, d.h. $S_{ww} = 657.67$. Somit ist $B = 1 - S_{rr}/S_{ww} = 99.6\%$.

Das behandelte Verfahren zur Schätzung des Verlaufs von periodischen Vorgängen bei bekannter Periodendauer T liefert bei nicht sinusförmigen Oszillationen um einen stationären Wert natürlich nur eine mehr oder weniger grobe Approximation in Form der sogenannten **dominanten Schwingungskomponente** $r_1 \sin\left(2\pi f t + \varphi_{01}\right)$ mit der **Grundfrequenz** $f = 1/T$. Bessere Approximationen können erreicht werden, indem man Komponenten hinzufügt, die mit den Frequenzen $f, 2f, 3f, \ldots, pf$ $(p < (n-1)/2)$ schwingen. Auf diese Weise erhält

Tabelle 2.6. Rechenschema zu Beispiel 2.21

t_i	w_i	$y(t_i)$	$w_i - y(t_i)$
0.5	-1	-0.621	-0.83
1.5	0	0.63	-0.63
2.5	5	4.34	0.66
3.5	10	9.52	0.48
4.5	15	14.79	0.21
5.5	18	18.72	-0.72
6.5	20	20.28	-0.28
7.5	19	19.03	-0.03
8.5	16	15.32	0.68
9.5	10	10.14	-0.14
10.5	5	4.87	0.13
11.5	1	0.94	0.06

man eine Näherungsfunktion in Gestalt eines sogenannten **trigonometrischen Polynoms**

$$a_0 + r_1 \sin(\omega t + \varphi_{01}) + \cdots + r_p \sin(p\omega t + \varphi_{0p}).$$

Die Anpassung dieser Näherungsfunktion an periodische Daten wird **numerische Fourieranalyse** genannt (vgl. z.B. Ludwig 1969).

2.6 Aufgaben

1. Der Viehbestand y (in Millionen Tieren) stieg in Westeuropa von $y_1 = 82$ im Jahre $t_1 = 1955$ auf $y_2 = 100.6$ im Jahre $t_2 = 1976$.
   a) Wie lautet die Gleichung der Interpolationsgeraden?
   b) Welche Stückzahl ergibt sich für das Jahr 2000 bei linearer Extrapolation?

2. Bei Seefischen wurden von 1956 bis 1970 weltweit die folgenden Jahresfänge (in Millionen Tonnen) berichtet: 22.7, 22.8, 24.1, 26.8, 29.2, 32.2, 35.6, 36.4, 40.9, 39.6, 43.0, 45.9, 48.7, 47.2, 52.7. Man stelle das pro Jahr durchschnittlich zu erwartende Fangergebnis $\hat{y}$ durch eine lineare Regressionsfunktion in Abhängigkeit von der Zeit t dar (den Nullpunkt der Zeitskala lege man in das Jahr 1950). Welcher Prozentsatz der Gesamtvariation von y kann durch das lineare Modell erklärt werden?

3. Von 1978 bis 1989 wurden in der Donau (km 2060) die folgenden $KMnO_4$-Jahresmittelwerte (in mg/l) gemessen: 20, 21, 21, 17.2, 16, 17.4, 18, 18, 18.1, 17.6, 15.2, 12.6. Man bestimme mittels linearer Regression die mittlere Änderung der $KMnO_4$-Konzentration c pro Jahr über den Beobachtungszeitraum.

4. Die durch ein Merkmal X bedingte Veränderung von Y sei mit einer linearen Regressionsfunktion durch $\hat{y} = \hat{k}x + \hat{d} = \bar{y} + \hat{k}(x - \bar{x})$ dargestellt, wobei die Geradenparameter aus den Stichprobenwerten (x_i, y_i) $(i = 1, 2, \ldots, n)$ geschätzt wurden. Man zeige, daß die erwarteten Werte $\hat{y}_i = \bar{y} + \hat{k}(x_i - \bar{x})$ den Mittelwert $\bar{y}$ besitzen.

5. Es soll eine Nullpunktsgerade (Gleichung $y = kx$) an n vorgegebene Datenpunkte (x_i, y_i) nach der Methode der kleinsten Quadrate angepaßt werden. Man zeige, daß der Anstieg der Geraden durch $k = \hat{k} = \sum x_i y_i / \sum x_i^2$ gegeben ist. (Der Summationsindex i läuft von 1 bis n.)

6. Für die Wandermuschel *Dreissena polymorpha pallas* wurden (nach 5 Altersklassen aufgegliedert) Gewichts- und Längenmaße bestimmt und die in der nachstehenden Tabelle angegebenen Klassenmittelwerte L bzw. G berechnet. Man stelle die Abhängigkeit des Gewichts G von der Länge L durch eine allometrische Funktion dar und beurteile die Güte der Anpassung mit Hilfe des Bestimmtheitsmaßes. (Vgl. SCHULZ, N.: Die Wandermuschel im Keutschacher See. Carinthia II, 170/90, 549 (1980).)

Länge L in mm	7.56	11.92	16.40	24.83	29.03
Gewicht G in g	0.055	0.213	0.564	1.894	3.012

7. Wir betrachten die enzymatische Reaktion $E + S \rightleftharpoons ES \rightarrow E + P$, in der E das Enzym, S das Substrat, ES das Enzymsubstrat und P das Ergebnis der Umwandlung bezeichnen. Die Reaktionskonstanten seien k_1 (für die Reaktion $E + S \rightarrow ES$), k_2 (für $E + S \leftarrow ES$) und k_3 (für $ES \rightarrow E + P$). Die Konzentrationen $[S]$ und $[P]$ mögen von außen her konstant gehalten werden; ebenso konstant sei die Gesamtmenge des Enzyms, d.h. $[E] + [ES] = E_0$. Im Gleichgewicht gilt $k_1[E][S] = (k_2 + k_3)[ES]$, also $k_1(E_0 - [ES])[S] = (k_2 + k_3)[ES]$. Daraus folgt die Reaktionsgeschwindigkeit

$$v = k_3[ES] = v_m \frac{[S]}{[S] + K}$$

mit den Konstanten $v_m = k_3 E_0 > 0$ und $K = (k_2 + k_3)/k_1 > 0$ (MICHAELIS-Konstante).

a) Welchem Wert nähert sich v mit wachsender Substratkonzentration?

b) Für kleine Werte von $[S]$ nimmt v nahezu linear mit $[S]$ zu. Wie lautet die Gleichung dieser linearen Approximationsfunktion?

c) Man skizziere den durch die Funktionsgleichung $v = v([S])$ bestimmten Kurvenverlauf für $[S] \geq 0$.

8. Die nachfolgende Tabelle zeigt die Entwicklung der Weltbevölkerung (N ist die Bevölkerungsgröße in Milliarden) von 1650 bis 1990. Zur Beschreibung des Wachstumsverlaufs wurde die hyperbolische Gleichung $N = N_0/(1 - at)$ vorgeschlagen, in der t die Zeit in Jahren ab 1650 bedeutet (vgl. BANKS

1994).
a) Man linearisiere die Gleichung durch eine geeignete Reziproktransformation und bestimme die Funktionsparameter N_0 und a im Rahmen einer linearen Regressionsanalyse.
b) Welche Prognosen ergeben sich, wenn man mit der Regressionsfunktion über das Jahr 1990 hinaus schätzt?
c) Wie groß ist die Quadratsumme S_{rr} der Abweichungen der beobachteten y-Werte von den geschätzten y-Werten? Welche Restquadratsumme S_{rr} ergibt sich, wenn man das Exponentialmodell $N = N_0 e^{rt}$ an die Wachstumsdaten anpaßt?

Jahr	Zeit t	$N \times 10^9$	Jahr	Zeit t	$N \times 10^9$
1650	0	0.510	1960	310	3.307
1700	50	0.625	1965	315	3.354
1750	100	0.710	1970	320	3.696
1800	150	0.910	1975	325	4.066
1850	200	1.130	1980	330	4.432
1900	250	1.600	1985	335	4.822
1950	300	2.525	1990	340	5.318

9. Zur Beschreibung der Zunahme des biochemischen Sauerstoffbedarfs L im Verlaufe der Zeit t wird die Funktionsgleichung $L = L_*(1 - e^{-at})$ verwendet. Die nachstehende Tabelle enthält Meßwerte aus einer Wasserprobe (vgl. BANKS 1994). Man bestimme Schätzwerte für die Funktionsparameter L_0 und a durch Anpassung der Funktionsgleichung an die vorgegebenen Daten im Zuge einer Regressionsanalyse.
Hinweis: Wie in Abschnitt 4.2c gezeigt wird, kann die anzupassende Funktionsgleichung mit guter Genauigkeit durch die Gleichung

$$L = L_*(1 - e^{-at}) \approx L_* at \left(1 + \tfrac{1}{6} at\right)^{-3}$$

angenähert werden. (Der Fehler bleibt unter 5%, soferne $at < 2.5$ ist.) Formt man die Näherungsgleichung um in

$$\sqrt[3]{\frac{t}{L}} = \frac{1}{\sqrt[3]{L_* a}} + \frac{a}{6\sqrt[3]{L_* a}} t,$$

hat man eine lineare Abhängigkeit der Variablen $(t/L)^{1/3}$ von der Variablen t, und man kann die Parameterschätzung im Rahmen einer linearen Regressionsanalyse durchführen.

t in Tagen	L in mg/l	t in Tagen	L in mg/l
0.5	14	5	102
1.0	30	6	109
2.0	48	8	131
3.0	71	10	139
4.0	82	12	152

10. Im HARDY–WEINBERGschen Gleichgewicht bestehen (an einem autosoma-
    len Genort mit 2 Allelen) zwischen den Genotyphäufigkeiten D, H und R
    einerseits und den Genhäufigkeiten p und $q = 1 - p$ andererseits die Be-
    ziehungen $D = p^2$, $H = 2pq$, $R = q^2$ (vgl. Beispiel 1.10b). Man stelle die
    Abhängigkeit der Genotyphäufigkeiten von der Genhäufigkeit p ($0 \leq p \leq 1$)
    graphisch dar. Um welche Kurven handelt es sich bei den Funktionsgraphen?

11. Die Abhängigkeit der Photosyntheserate P (in % eines Standards) von der
    Temperatur t (in °C) wurde durch die quadratische Funktion $P = 45 + 7t -
    0.25t^2$ dargestellt. Man bestimme jene Temperatur, bei der P den maximalen
    Wert besitzt.

12. Die Abhängigkeit der Fertilität m vom Lebensalter a kann oft durch eine
    konkave Funktion beschrieben werden. Von m seien an den Stellen $a_1 = 2$,
    $a_2 = 5$ und $a_3 = 8$ die Werte $m_1 = 0.5$, $m_2 = 0.8$ bzw. $m_3 = 0.4$ bekannt.
    Man interpoliere die gegebenen Werte von m mit einem quadratischen Po-
    lynom $p = p_0 + p_1 a + p_2 a^2$. Welche Fertilität ergibt sich damit für $a = 6$?
    (Die Zahlenangaben beziehen sich auf eine Laboratoriumskolonie von Tse-
    tsefliegen; a ist das Alter in Einheiten von 10 Tagen.)

13. Zur Untersuchung der Elimination eines Pharmakons aus dem Plasma wurde
    das Pharmakon mit einer (im Vergleich zur Eliminationsdauer langlebigen)
    radioaktiven Substanz markiert und die zeitliche Abnahme der Aktivität
    nach erfolgter intravenöser Injektion beobachtet. Es ergaben sich die in der
    folgenden Tabelle angeführten (hypothetischen) Meßwerte ($t = $ Zeitdauer
    nach Injektion in Minuten, $A = $ Aktivität in Mikrocurie). Wie groß ist die
    Halbwertszeit $t_{1/2}$ für die Elimination des Medikaments, wenn die ausge-
    schiedene Pharmakonmenge (und damit auch die Aktivität) nach einer Ex-
    ponentialfunktion abnimmt?

t	20	40	80	120	160	240
A	7.5	6.4	4.3	2.4	1.6	0.5

14. Der Verlauf der langjährigen Monatsmittelwerte y (Jänner bis Dezember)
    der Lufttemperatur (in °C) kann für Sydney näherungsweise durch $y =
    17.6 + 4.5\cos(0.524t) + 1.7\sin(0.524t)$ wiedergegeben werden. In dieser For-
    mel sind die Monate der Reihe nach durch die t-Werte 0.5, 1.5 usw. erfaßt.
    a) Man fasse die Terme $4.5\cos(0.524t)$ und $1.7\sin(0.524t)$ durch eine allge-
    meine Sinusfunktion zusammen.
    b) In welchem Monat ist die mittlere Lufttemperatur am größten?

15. Ein Experiment zur Untersuchung des Wachstums einer *Drosophila*-Popula-
    tion (eingeschlossen in einer Flasche mit begrenzter Nahrungsbeigabe) lie-
    ferte in Abhängigkeit von der Zeitdauer t (in Tagen) nach Beginn des Ver-
    suchs die nachstehenden Populationsgrößen y. Man beschreibe den Wachs-
    tumsverlauf mit Hilfe der logistischen Funktion.

t	1	3	5	7	9	11
y	6	21	67	163	256	319

16. Es ist bekannt, daß die Masernerkrankungen jahreszeitliche Schwankungen aufweisen. Trägt man die Masernfälle pro Monat auf einer logarithmischen Skala in Abhängigkeit von der Jahreszeit (d.h. monatlich) auf, so ergibt sich ein Verlauf, den man grob durch ein einfaches trigonometrisches Polynom beschreiben kann. Aus einer Untersuchung in Nordamerika stammen die folgenden Monatswerte (Jänner bis Dezember) für $\lg M$ (M ist die monatliche Anzahl der Neuerkrankungen pro 10 000 Personen): 1.74, 1.91, 2.09, 2.20, 2.20, 1.93, 1.45, 0.96, 0.74, 0.85, 1.23 und 1.42 (ermittelt aus einer Abbildung in BATSCHELET 1980). Man beschreibe diese Zeitreihe durch ein trigonometrisches Polynom der Gestalt $a_0 + r_1 \sin(2\pi t/T + \varphi_{01})$.
    Hinweis: Man erfasse die Monate Jänner bis Dezember durch die t-Werte 0.5, 1.5 usw.

17. Im Jahre 1989 wurden in der Donau (bei Ybbs-Persenbeug) die folgenden, monatlichen Temperaturwerte gemessen (jeweils ca. zur Monatsmitte, Angaben in °C): 4.5, 4.0, 6.7, 10.5, 12.6, 15.1, 17.6, 16.0, 15.5, 10.4, 7.3, 1.4. Man approximiere die Abhängigkeit der Wasertemperatur T von der Zeit t durch ein trigonometrisches Polynom ersten Grades.
    Hinweis: Man erfasse die Monate Jänner bis Dezember durch die t-Werte 0.5, 1.5 usw.

Kapitel 3

Differenzengleichungen

3.1 Modellbildung auf diskreten Zeitskalen

3.1.1 Diskrete Prozesse

Ein großer Teil der Vorgänge in unserer Umwelt kann wenigstens in guter Näherung als in der Zeit kontinuierlich verlaufend angesehen werden. Als Beispiel sei die exponentiell mit der Zeit t abnehmende Menge $m(t)$ einer radioaktiven Substanz nach dem Zerfallsgesetz $m(t) = m_0 e^{-\lambda t}$ angeführt (m_0 ist die Substanzmenge zum Zeitpunkt $t = 0$ und λ die Zerfallskonstante). Vor allem in biologischen Systemen ist es aber nicht immer gerechtfertigt, Veränderungen im Verlaufe der Zeit auf einer kontinuierlichen Skala zu betrachten. Das Wachstum einer Insektenpopulation mit getrennten Generationen oder genetische Veränderungen als Folge von Kreuzungsexperimenten beschreibt man sinnvollerweise auf einer **diskreten Zeitskala**, auf der nur bestimmte Zeitpunkte (etwa die in Abständen der Generationsdauer T aufeinanderfolgenden) von Interesse sind. Nur in diesen Zeitpunkten wird der Zustand des Systems betrachtet und die interessierende Zustandsvariable y (z.B. die Größe einer Population) erfaßt. Die in aufeinanderfolgenden Zeitpunkten $t_n = nT$ ($n = 0, 1, \ldots$) bestimmten Werte $y_0, y_1, \ldots$ von y bilden eine **Folge**, durch die die zeitliche Änderung des betrachteten Systems als ein **diskreter Prozeß** beschrieben wird. Die Folge bezeichnen wir kurz mit $\{y_n\}$, y_n heißt in diesem Zusammenhang das **allgemeine Folgenglied** und die Zählvariable n der **Folgenindex**. Handelt es sich bei y um eine numerische Größe (eine solche wird nun stets vorausgesetzt), so spricht man speziell von einer **Zahlenfolge**.

Es folgen einige der Populationsbiologie entnommene Beispiele für Modellbildungen auf einer diskreten Zeitskala.

Beispiel 3.1 (Geometrisches Wachstum). Das in mehrfacher Hinsicht einfachste Modell für das Wachstum einer (isolierten) Population geht auf THOMAS MALTHUS (1798) zurück und bildet die Grundlage für seine Hypothese vom Bevölkerungswachstum in „geometrischer Progression". Vorausgesetzt wird eine diskrete Zeitskala mit äquidistant im Abstand T (Generationsdauer) angeordneten Zeitpunkten nT ($n = 0, 1, \ldots$); y_n bezeichne die Populationsgröße in der n-ten Generation. Die Forderung einer konstanten relativen (d.h. Pro-Kopf-) Wachstumsrate

$$R = \frac{y_{n+1} - y_n}{y_n} = R_0$$

führt auf die Modellgleichung

$$y_{n+1} = (1 + R_0)y_n \,.$$

Beispiel 3.2 (Dichtereguliertes Wachstum). Die Annahme einer konstanten relativen Wachstumsrate R ignoriert den i.a. vorhandenen bremsenden Einfluß einer Übervölkerung auf das Wachstum. Diesem Übervölkerungseffekt kann man dadurch Rechnung tragen, daß man die Wachstumsrate R als eine mit wachsender Populationsgröße y monoton fallende Funktion $R = R(y)$ ansetzt. Dabei soll R mit gegen 0 gehendem y gegen R_0 streben, d.h., $R(0) = R_0$; für eine gewisse Populationsgröße $y = C$, die man als Kapazität des Lebensraumes bezeichnet, soll $R = 0$ werden und mit wachsendem y schließlich gegen den kleinsten zulässigen Wert -1 streben. Diese Forderungen werden erfüllt durch den hyperbolischen Ansatz

$$R(y) = \frac{C - y}{y + \frac{C}{R_0}} \,.$$

Mit dieser Wachstumsrate erhält man für das Wachstum einer dichteregulierten Population die Gleichung

$$y_{n+1} = \big(1 + R(y_n)\big)y_n = \frac{C(1 + R_0)y_n}{R_0 y_n + C} \,.$$

Beispiel 3.3 (Selbstbefruchtung). Die allgemein bekannte Verstärkung von Erbfaktoren durch Inzucht kann quantitativ besonders einfach bei Selbstbefruchtung studiert werden. Wir betrachten ein Merkmal, dessen Ausprägungen durch nur zwei Allele A_1, A_2 gesteuert werden. Entsprechend den möglichen Kombinationen der Allele hat man also zwischen den Genotypen A_1A_1, A_1A_2 und A_2A_2 zu unterscheiden. Aus den homozygoten Genotypen können bei Selbstbefruchtung offensichtlich nur wieder Nachkommen desselben Typs hervorgehen; von den Nachkommen des heterozygoten Genotyps werden dagegen je 1/4 vom Genotyp A_1A_1 bzw. A_2A_2 sein und die restliche Hälfte vom Typ A_1A_2.

Wir gehen nun von einer großen Population heterozygoter Individuen aus, die sich durch Selbstbefruchtung fortpflanzen, und fragen nach den relativen Häufigkeiten D_n, H_n bzw. R_n, mit denen A_1A_1-, A_1A_2- bzw. A_2A_2-Genotypen in der n-ten Generation auftreten (die entsprechenden absoluten Häufigkeiten seien D'_n, H'_n bzw. R'_n). Wenn jeder Genotyp die gleiche Anzahl α von Nachkommen hervorbringt, ist die absolute Häufigkeit H'_{n+1} des Genotyps A_1A_2 in der $(n + 1)$-ten Generation durch

$$H'_{n+1} = \frac{\alpha}{2}H'_n$$

gegeben; denn die homozygoten Genotypen können natürlich keine heterozygoten Nachkommen besitzen, und die Hälfte der insgesamt $\alpha H'_n$ Nachkommen der heterozygoten Individuen in der n-ten Generation ist vom Typ $A_1 A_2$. $A_1 A_1$-Genotypen der $(n+1)$-ten Generation können sowohl aus den $A_1 A_1$-Genotypen als auch aus den heterozygoten Genotypen der n-ten Generation entstehen. Und zwar sind alle $\alpha D'_n$ Nachkommen von $A_1 A_1$-Individuen der n-ten Generation vom selben Typ, aber nur $1/4$ der insgsamt $\alpha H'_n$ Nachkommen von heterozygoten Individuen der n-ten Generation homozygot vom Typ $A_1 A_1$. Daher gilt

$$D'_{n+1} = \alpha D'_n + \frac{\alpha}{4} H'_n$$

und analog

$$R'_{n+1} = \alpha R'_n + \frac{\alpha}{4} H'_n \,.$$

Wie man schnell nachrechnet, ist die Summe $S_n = D'_n + H'_n + R'_n$ aller Genotypen in der n-ten Generation mit der Gesamtzahl S_{n+1} aller Genotypen in der $(n+1)$-ten Generation durch $S_{n+1} = \alpha S_n$ verknüpft. Dividiert man die für die absoluten Häufigkeiten gefundenen Gleichungen durch S_{n+1}, so folgen als entsprechende Beziehungen für die relativen Häufigkeiten, d.h. für die Genotyphäufigkeiten,

$$
\begin{aligned}
H_{n+1} &= \tfrac{1}{2} H_n \,, \\
D_{n+1} &= D_n + \tfrac{1}{4} H_n \,, \\
R_{n+1} &= R_n + \tfrac{1}{4} H_n \,.
\end{aligned}
$$

Diese Gleichungen ermöglichen die Berechnung der Genotyphäufigkeiten in allen Generationen, wenn man die Genotyphäufigkeiten in der Anfangsgeneration $n = 0$ kennt.

Beispiel 3.4 (Altersabhängiges Populationswachstum). Um der Abhängigkeit der Mortalität und der Fertilität vom Lebensalter Rechnung zu tragen, werden die Mitglieder einer Population nach dem Lebensalter aufgegliedert. Dazu denken wir uns die gesamte Lebenszeit Z in eine bestimmte Anzahl A von Altersklassen der gleichen Länge $T = Z/A$ eingeteilt und bezeichnen die Klasse der Individuen im Alter von aT bis unter $(a+1)T$ kurz als Altersklasse a $(a = 0, 1, \ldots, A - 1)$. Wie das Lebensalter wird auch die Zeitachse vom Nullpunkt ausgehend in Intervalle der Länge T eingeteilt und die Population nur an den Intervallsgrenzen nT $(n = 0, 1, 2, \ldots)$ betrachtet. Es sei $x_{a,n}$ die Anzahl der weiblichen Individuen in der Altersklasse a zur Zeit nT. Wenn von diesen bis zum nächstfolgenden Zeitpunkt $(n+1)T$ der vom Altersklassenindex a abhängige Anteil P_a überlebt, gilt

$$x_{a+1,n+1} = P_a x_{a,n} \quad (a = 0, 1, \ldots, A - 2) \,.$$

Ferner sei F_a die mittlere Anzahl der weiblichen Nachkommen, die von einem Mitglied der Altersklasse a in der Zeit von nT bis $(n+1)T$ hervorgebracht werden. Die Mitglieder der 0-ten Altersklasse zum Zeitpunkt $(n+1)T$ lassen sich dann aus den Besetzungen der Altersklassen zum Zeitpunkt nT durch

$$x_{0,n+1} = F_0 x_{0,n} + F_1 x_{1,n} + \cdots + F_{A-1} x_{A-1,n}$$

darstellen. Damit hat man ein System von A Gleichungen, mit denen man schrittweise die Individuenanzahlen in den Altersklassen zu allen Zeitpunkten berechnen kann, wenn zum Zeitpunkt $n = 0$ die Besetzungen $x_{0,0}$, $x_{1,0}$, ..., $x_{A-1,0}$ der Altersklassen bekannt sind (LESLIE-Modell).

Bei Beschränkung auf nur 2 Altersklassen ($A = 2$) erhält man die Modellgleichungen:

$$\begin{aligned} x_{0,n+1} &= F_0 x_{0,n} + F_1 x_{1,n}, \\ x_{1,n+1} &= P_0 x_{0,n}. \end{aligned}$$

Beispiel 3.5 (FIBONACCI-Folge). Wir betrachten die zahlenmäßige Entwicklung einer hypothetischen Kaninchenpopulation, beginnend mit einem einzigen erwachsenen Paar. Dieses bringt zum Zeitpunkt $n = 0$ und in der Folge monatlich (also zu den Zeitpunkten $n = 1, 2, \ldots$) ein Paar junger Kaninchen zur Welt, die nach zwei Monaten erwachsen sind und dann auch jeden Monat ein Kaninchenpaar zur Welt bringen. Bedeutet y_n die Anzahl der erwachsenen Kaninchenpaare nach n Monaten (zum Zeitpunkt n), so ergibt sich die Anzahl y_{n+2} der erwachsenen Kaninchenpaare 2 Monate später aus y_{n+1} und den zum Zeitpunkt n geborenen y_n Paaren, die zum Zeitpunkt $n + 2$ erwachsen sind. Das Wachstum der Population kann also mit Hilfe der Rekursionsvorschrift

$$y_{n+2} = y_{n+1} + y_n \quad (n = 0, 1, \ldots)$$

und den Anfangswerten $y_0 = 1$, $y_1 = 1$ vorhergesagt werden. Die sich ergebende Zahlenfolge 1, 1, 2, 3, 5,... ist unter dem Namen FIBONACCI-Folge bekannt.

3.1.2 Differenzengleichungen

Die Beispiele zeigen, daß man bei der Beschreibung von durch Zahlenfolgen darstellbaren diskreten Prozessen in natürlicher Weise auf Rekursionsformeln stößt, die eine Beziehung herstellen zwischen aufeinanderfolgenden Gliedern der Folge. Setzt man z.B. in der in Beispiel 3.1 betrachteten Modellgleichung $y_{n+1} = (1 + R_0)y_n$ rechts $n = 0$, so ergibt sich bei vorgegebenem y_0 zuerst y_1, mit y_1 dann y_2 usw. Die Rekursionsformel $y_{n+1} = (1 + R_0)y_n$ legt also bei vorgegebenem Anfangswert y_0 alle nachfolgenden Folgenelemente fest. Man spricht in diesem Zusammenhang auch von einer **rekursiven Definition** der Folge.

Jede zu einer Folge $\{y_n\}$ gehörende Rekursionsformel stellt eine Gleichung dar, durch die aufeinanderfolgende Glieder der Folge miteinander verbunden werden. Diese Gleichung heißt speziell eine (explizite) **Differenzengleichung erster**

Ordnung, wenn das $(n+1)$-te Folgenelement über eine Funktion g nur vom unmittelbar vorangehenden Folgenelement y_n und möglicherweise noch vom Index n abhängt. Wir schreiben dafür symbolisch $y_{n+1} = g(y_n, n)$. Ist g überdies linear in y_n, so heißt die Differenzengleichung **linear**, andernfalls **nichtlinear**. Die Rekursionsformel in Beispiel 3.1 stellt eine lineare, jene in Beispiel 3.2 eine nichtlineare Differenzengleichung dar. Die Auflösung einer Differenzengleichung erster Ordnung, also einer Gleichung des Typs $y_{n+1} = g(y_n, n)$, bei vorgegebenem y_0 läuft darauf hinaus, das allgemeine Folgenelement y_n explizit als Funktion des Folgenindex n darzustellen.

In den Anwendungen treten häufig auch **Systeme von Differenzengleichungen** auf. Das in Beispiel 3.3 hergeleitete System von drei Differenzengleichungen ist ein Sonderfall, der sich leicht in einfache Differenzengleichungen entkoppeln läßt. Man braucht nur die Lösung der ersten Gleichung, die linear und von erster Ordnung ist, in die beiden anderen einzusetzen, wodurch auch diese in lineare Differenzengleichungen erster Ordnung übergehen. Komplizierter ist die Behandlung der in Beispiel 3.4 angeführten LESLIE-Gleichungen für das Zweiklassenmodell. Diese bilden ein System von zwei linearen Differenzengleichungen erster Ordnung mit **konstanten Koeffizienten**. Die allgemeine Form eines solchen System kann durch

$$
\begin{aligned}
y_{1,n+1} &= a_{11} y_{1,n} + a_{12} y_{2,n}, \\
y_{2,n+1} &= a_{21} y_{1,n} + a_{22} y_{2,n}
\end{aligned}
$$

$(n = 0, 1, \dots)$ dargestellt werden mit von n unabhängigen Koeffizienten a_{11}, a_{12}, a_{21} und a_{22}. Durch ein derartiges System werden nach Vorgabe der Anfangswerte $y_{1,0}$ und $y_{2,0}$ rekursiv zwei Lösungsfolgen $y_{1,n}$ und $y_{2,n}$ definiert. Wir wollen voraussetzen, daß eine „echte" Kopplung vorliegt, d.h., nicht a_{12} und a_{21} zugleich Null sind (andernfalls würde das System in zwei völlig entkoppelte Differenzengleichungen erster Ordnung zerfallen). Ferner wollen wir $a_{11} a_{22} \neq a_{12} a_{21}$ voraussetzen, um für die Anwendungen uninteressante „Entartungen" des Systems auszuschließen. Wenn z.B. a_{12} ungleich Null ist, kann aus der ersten Gleichung

$$
y_{2,n} = \frac{1}{a_{12}} (y_{1,n+1} - a_{11} y_{1,n})
$$

berechnet und in die zweite eingesetzt werden. Man erhält auf diese Art die für $n = 0, 1, \dots$ gültige Gleichung

$$
y_{1,n+2} + b_1 y_{1,n+1} + b_0 y_{1,n} = 0
$$

mit den Koeffizienten $b_1 = -(a_{11} + a_{22})$ und $b_0 = a_{11} a_{22} - a_{12} a_{21} \neq 0$. Die durch diese Gleichung ausgedrückte Rekursionsvorschrift besagt, daß jedes Folgenelement $y_{1,n}$ für $n = 2, 3, \dots$ linear von $y_{1,n-2}$ und, soferne b_1 ungleich Null ist, auch linear von $y_{1,n-1}$ abhängt. Man nennt diese Rekursionsvorschrift deshalb auch eine **lineare Differenzengleichung zweiter Ordnung**. Die in Beispiel 3.5 betrachtete Rekursionsformel ist von diesem Typ.

3.2 Lösung von Differenzengleichungen

3.2.1 Lineare Differenzengleichungen erster Ordnung

a) Sonderfälle. Die Modellgleichung für das geometrische Wachstum, nämlich $y_{n+1} = qy_n$ mit $q = 1 + R_0$, stellt eine besonders einfache Differenzengleichung dar, deren Lösung man durch **algebraische Iteration** leicht finden kann. Darunter versteht man folgendes: Man geht von einem Anfangswert y_0 aus und berechnet mit Hilfe der Differenzengleichung sukzessive

$$
\begin{aligned}
y_1 &= qy_0, \\
y_2 &= qy_1 &= q^2 y_0, \\
y_3 &= qy_2 &= q^3 y_0 \\
&\text{usw.}
\end{aligned}
$$

Aus den angeschriebenen Folgenelementen läßt sich unschwer auf das allgemeine Glied $y_n = q^n y_0$ der Lösungsfolge $\{y_n\}$ zum Anfangswert y_0 schließen. Man bezeichnet bekanntlich jede Zahlenfolge mit konstanten Quotienten $q = y_{n+1}/y_n$ ($n = 0, 1, 2, \ldots$) als eine **geometrische Folge**. Durch die Differenzengleichung $y_{n+1} = qy_n$ wird also eine bis auf den Anfangswert y_0 bestimmte geometrische Folge definiert.

Für $q > 1$ und $y_0 > 0$ ist $y_{n+1} > y_n$; eine Folge $\{y_n\}$ mit der Eigenschaft $y_{n+1} \geq y_n$ für alle $n = 0, 1, 2, \ldots$ heißt **monoton wachsend**. Gilt dagegen $y_{n+1} \leq y_n$ für alle $n = 0, 1, 2, \ldots$ (dies ist bei der geometrischen Folge der Fall, wenn $0 < q < 1$ und $y_0 > 0$ ist), heißt die Folge **monoton fallend**. Bei negativem q (und $y_0 \neq 0$) besitzen zwei aufeinanderfolgende Elemente ein verschiedenes Vorzeichen; die Folgenelemente „oszillieren" um den Wert Null, und man spricht von einer **alternierenden Folge**. Schließlich erhält man für $q = 1$ die **konstante Folge** mit $y_n = y_{n-1} = \cdots = y_0$.

Beispiel 3.6. Eine Population möge sich pro Jahr um 10% vergrößern. Wie lange dauert es, bis die Populationsgröße den Wert 2000 überschreitet, wenn am Anfang 1000 Individuen vorhanden sind?

Wenn y_0 die Anfangsgröße der Population bezeichnet und y_n die Populationsgröße nach n Jahren, so gilt also $y_0 = 1000$ und

$$
y_{n+1} - y_n = 0.1 y_n \quad \text{d.h.} \quad y_{n+1} = 1.1 y_n \,.
$$

Die Lösung dieser Differenzengleichung zum vorgegebenen Anfangswert ist $y_n = 1000 \cdot 1.1^n$. Gesucht ist der kleinste Index n', für den $y_{n'} = 1000 \cdot 1.1^{n'} > 2000$ ist, d.h. $1.1^{n'} > 2$. Durch Logarithmieren erhält man $n' \ln 1.1 > \ln 2$. (Durch die Logarithmusoperation wird die Größer-Beziehung nicht verändert, da für zwei beliebige reelle Zahlen $a > 1$ und $b > 1$ aus $b > a$ stets $\ln b > \ln a$ folgt.) Die Lösung lautet daher $n' > (\ln 2)/(\ln 1.1) = 7.27$, d.h. $n' = 8$ Jahre.

Eine weitere Differenzengleichung von sehr einfachem Typ ergibt sich aus der Forderung, daß die Differenz $d = y_{n+1} - y_n$ von zwei aufeinanderfolgenden Folgenelementen y_{n+1} und y_n konstant (d.h. unabhängig von n) ist. Die resultierende Differenzengleichung $y_{n+1} = y_n + d$ ist geeignet, **lineare Wachstumsprozesse** zu beschreiben, also Veränderungen einer Bestandsgröße auf Grund eines konstanten Zu- oder Abganges pro Zeiteinheit. Als Lösung zum Anfangswert y_0 erhält man bekanntlich die **arithmetische Folge** mit dem allgemeinen Glied $y_n = y_0 + nd$.

b) Der allgemeine Fall: $y_{n+1} = qy_n + d$. Die eben betrachteten Differenzengleichungen sind Sonderfälle der allgemeinen **linearen Differenzengleichung erster Ordnung**

$$y_{n+1} = qy_n + d$$

mit konstanten (d.h. von n unabhängigen) Parametern q und d. Differenzengleichungen dieses Typs treten auf, wenn die Veränderung $y_{n+1} - y_n$ einer Bestandsgröße y von einer Generation n zur nächstfolgenden Generation $n+1$ durch eine bestandsproportionale Ursache der Intensität qy_n und einen konstanten Zugang d bewirkt wird.

Durch algebraische Iteration erhält man bei vorgegebenem Anfangswert y_0 der Reihe nach

$$\begin{aligned}
y_1 &= qy_0 + d, \\
y_2 &= qy_1 + d &= q^2 y_0 + d(1+q), \\
y_3 &= qy_2 + d &= q^3 y_0 + d(1+q+q^2), \\
y_4 &= qy_3 + d &= q^4 y_0 + d(1+q+q^2+q^3)
\end{aligned}$$

usw.

Daraus kann man leicht auf die Formel

$$y_n = y_0 q^n + d(1 + q + q^2 + \cdots + q^{n-1})$$

für das allgemeine Glied der Lösungsfolge zum Anfangswert y_0 schließen. Für $q = 1$ erhält man wieder die schon vorhin angeschriebene Formel $y_n = y_0 + nd$ für das allgemeine Glied der arithmetischen Folge mit der Differenz d und dem Anfangsglied y_0. Für $q \neq 1$ kann man den Ausdruck

$$s_n = 1 + q + \cdots + q^{n-1}$$

durch eine Summenformel zusammenfassen. Bildet man nämlich

$$\begin{aligned}
s_n - qs_n &= 1 + q + \cdots + q^{n-1} - q(1 + q + \cdots + q^{n-1}) \\
&= 1 + q + \cdots + q^{n-1} - q - q^2 - \cdots - q^n \\
&= 1 - q^n,
\end{aligned}$$

so folgt die Summenformel

$$s_n = \frac{1 - q^n}{1 - q}$$

für die aus den Gliedern der geometrischen Folge $\{\,1, q, q^2, \ldots, q^{n-1}\,\}$ gebildete Summe $1 + q + q^2 + \cdots + q^{n-1}$, die man auch eine **geometrische Reihe** nennt. Damit läßt sich im Falle $q \neq 1$ das allgemeine Glied der Lösungsfolge von $y_{n+1} = qy_n + d$ zum Anfangswert y_0 darstellen durch

$$y_n = y_0 q^n + d\frac{1-q^n}{1-q}.$$

Beispiel 3.7. Durch einen Vulkanausbruch wurde auf einer Insel die gesamte Fauna zerstört. Nach einer gewissen Zeit siedelte sich wieder eine Vogelart an. Man schreibe die Modellgleichung für das Populationswachstum an, wenn sich der auf der Insel befindliche Bestand pro Jahr um 20% vermehrt und zusätzlich 20 Individuen pro Jahr durch Immigration hinzukommen.

Um das Wachstum der betrachteten Vogelpopulation durch eine Modellgleichung zu erfassen, führen wir eine diskrete Zählvariable n für die Jahre ein, wobei $n = 0$ den Beginn der Neukolonisation fixiert und y_0 die Anfangsgröße der Population darstellt. Die Populationsgröße y_{n+1} nach $n+1$ Jahren läßt sich darstellen als Summe des natürlichen Zuwachses $y_n(1+0.2)$ und des konstanten Einwanderungsterms 20, d.h.

$$y_{n+1} = 1.2y_n + 20.$$

Bei dieser Gleichung, die für $n = 0, 1, 2, \ldots$ gilt, handelt es sich um eine lineare Differenzengleichung erster Ordnung mit $q = 1.2$ und $d = 20$. Die Anwendung der Lösungsformel liefert unmittelbar

$$\begin{aligned} y_n &= y_0 1.2^n + 20\frac{1-1.2^n}{1-1.2} \\ &= (y_0 + 100)1.2^n - 100. \end{aligned}$$

Speziell ergibt sich die Lösungsfolge $y_n = 120 \cdot 1.2^n - 100$ $(n = 0, 1, 2, \ldots)$ zum Anfangswert $y_0 = 20$.

Bisher wurde vorausgesetzt, daß in der linearen Differenzengleichung $y_{n+1} = qy_n + d$ sowohl q als auch d konstant sind. Im nächsten Beispiel hängt d vom Index n ab.

Beispiel 3.8. Die Änderung der Genotyphäufigkeiten D, H und R in einer sich durch Selbstbefruchtung fortpflanzenden Population wurde in Beispiel 3.3 durch

$$\begin{aligned} H_{n+1} &= \tfrac{1}{2}H_n, \\ D_{n+1} &= D_n + \tfrac{1}{4}H_n, \\ R_{n+1} &= R_n + \tfrac{1}{4}H_n \end{aligned}$$

beschrieben. Wir bestimmen die Lösung dieses Systems von drei linearen Differenzengleichungen, wenn die Anfangswerte $H_0 = 1$, $D_0 = R_0 = 0$ vorgegeben sind.

Wegen $D_{n+1} - R_{n+1} = D_n - R_n$ und $D_0 = R_0$ folgt $D_n = R_n$ für alle Generationen. Die Lösung der ersten Gleichung zum Anfangswert $H_0 = 1$ lautet

$$H_n = H_0 \cdot 2^{-n} = 2^{-n}.$$

Setzt man dieses Ergebnis in die zweite Gleichung ein, so erhält man

$$D_{n+1} = D_n + d_n \quad \text{mit} \quad d_n = 2^{-n-2}.$$

Da die Differenz d_n von aufeinanderfolgenden Gliedern nun nicht mehr konstant ist, bilden die D_n ($n = 0, 1, 2, \ldots$) keine arithmetische Folge. Durch algebraische Iteration erhält man für die ersten Glieder der gesuchten Lösungsfolge

$$
\begin{aligned}
D_1 &= D_0 + 2^{-2} = 2^{-2}, \\
D_2 &= D_1 + 2^{-3} = 2^{-2} + 2^{-3}, \\
D_3 &= D_2 + 2^{-4} = 2^{-2} + 2^{-3} + 2^{-4},
\end{aligned}
$$

woraus man unschwer auf das Bildungsgesetz

$$
\begin{aligned}
D_n &= 2^{-2} + 2^{-3} + \cdots + 2^{-(n+1)} \\
&= 2^{-2}(1 + 2^{-1} + \cdots + 2^{-(n-1)})
\end{aligned}
$$

schließen kann. Der in der Klammer stehende Ausdruck bildet eine geometrische Reihe mit der Summe $(1 - 0.5^n)/(1 - 0.5)$. Damit ist

$$D_n = 0.5(1 - 0.5^n).$$

Es sei vermerkt, daß man dieses Resultat auch schnell mit Hilfe der für jedes $n = 0, 1, \ldots$ geltenden Beziehungen $D_n + H_n + R_n = 1$ und $D_n = R_n$ gewinnen kann.

c) Linearisierung durch Reziproktransformation. In manchen Fällen kann eine nichtlineare Differenzengleichung durch eine einfache Transformation linearisiert werden. So geht z.B. die Differenzengleichung

$$y_{n+1} = \frac{y_n}{d y_n + q}$$

nach Bildung der Kehrwerte auf beiden Seiten über in

$$\frac{1}{y_{n+1}} = d + q \frac{1}{y_n},$$

also in eine lineare Differenzengleichung für den Kehrwert von y. Das folgende Beispiel kann nach dieser Methode gelöst werden.

Beispiel 3.9. Wir betrachten die in Beispiel 1.18 angegebene Rekursion zwischen den Häufigkeiten p und p' eines Gens A_1 in zwei aufeinanderfolgenden Generationen (FISHER–WRIGHT- Selektionsmodell). Setzt man die Fitness f_{11} der Genotypen $A_1 A_1$ gleich Null und die Fitness der beiden anderen Genotypen einander gleich, so folgt $p' = p/(1+p)$ im Falle $p \neq 1$ bzw., wenn die Häufigkeit des A_1-Gens in der n-ten Generation ($n = 0, 1, 2, \ldots$) mit p_n bezeichnet wird,

$$p_{n+1} = \frac{p_n}{1 + p_n}.$$

Diese Differenzengleichung gestattet es, die Änderung der Häufigkeit eines rezessiven Gens A_1 als Folge einer **totalen Selektion** gegen die homozygoten A_1-Gen-Träger zu beschreiben.

Man betrachte beispielsweise eine Erbkrankheit, die durch ein rezessives Defektgen mit der Häufigkeit 0.01 bewirkt wird. In diesem Zusammenhang ist es aufschlußreich zu untersuchen, wie schnell durch eine totale Selektion die Häufigkeit des Defektgens zurückgedrängt werden kann. Wir suchen also die Lösung der Differenzengleichung $p_{n+1} = p_n/(1 + p_n)$ zum Anfangswert $p_0 = 0.01$ und setzen $y_n = 1/p_n$ ($n = 0, 1, \ldots$). Die neue Variable genügt der linearen Differenzengleichung $y_{n+1} = 1 + y_n$ mit der Lösung $y_n = y_0 + n$ zum Anfangswert $y_0 = 1/0.01 = 100$. Somit ist

$$p_n = \frac{1}{y_n} = \frac{1}{y_0 + n} = \frac{1}{100 + n}.$$

Man beachte, daß die Häufigkeit des Defektgens nur sehr langsam abnimmt. Wie man leicht nachrechnet, ist nach 100 Generationen die Häufigkeit des Defektgens noch immer halb so groß wie am Anfang.

3.2.2 Lineare Differenzengleichungen zweiter Ordnung

a) Lösung mittels Potenzansatz. Im Abschnitt 3.1 wurde die lineare Differenzengleichung zweiter Ordnung als eine Rekursion des Typs

$$y_{n+2} + b_1 y_{n+1} + b_0 y_n = 0 \quad (b_0 \neq 0)$$

bezeichnet. In vielen Anwendungen sind die Koeffizienten b_0 und b_1 vom Index n unabhängige Konstante, was wir auch im folgenden annehmen wollen. Man spricht dann genauer von einer Differenzengleichung zweiter Ordnung mit konstanten Koeffizienten. Gibt man die beiden Anfangswerte y_0 und y_1 vor, so kann man alle weiteren Glieder $y_2, y_3, \ldots$ der Lösungsfolge schrittweise berechnen. Wir untersuchen nun, wie man das allgemeine Glied y_n der Lösungsfolge als Funktion des Folgenindex darstellen kann. Dazu führen wir die Lösung der Differenzengleichung zweiter Ordnung auf die Lösung von speziellen Differenzengleichungen erster Ordnung zurück.

Zuerst versuchen wir, die gegebene Differenzengleichung mit Hilfe geeigneter Konstanten p und q auf die Gestalt

$$\bigl(y_{n+2} - p y_{n+1}\bigr) - q\bigl(y_{n+1} - p y_n\bigr) = 0$$

zu bringen. Durch Ausmultiplizieren und Umordnen erhält man die Gleichung

$$y_{n+2} - (p+q)y_{n+1} + pqy_n = 0\,,$$

die mit der gegebenen Differenzengleichung übereinstimmt, wenn $p + q = -b_1$ und $pq = b_0$ gilt. Rechnet man aus der ersten Gleichung $p = -b_1 - q$ bzw. $q = -b_1 - p$ und setzt in die zweite ein, so erkennt man, daß p und q Lösungen der quadratischen Gleichung

$$\lambda^2 + b_1\lambda + b_0 = 0$$

sein müssen. Wir nehmen an, daß diese Gleichung, die man auch als **charakteristische Gleichung** der Differenzengleichung bezeichnet, zwei reelle und voneinander verschiedene Lösungen besitzt, die mit λ_1 und λ_2 bezeichnet werden. Wegen $b_0 \neq 0$ kann weder λ_1 noch λ_2 Null sein. Es ist gleichgültig, wie die Lösungen den Konstanten p und q zugeordnet werden. Mit $p = \lambda_2$ und $q = \lambda_1$ kann die ursprüngliche Differenzengleichung in der Form

$$\big(y_{n+2} - \lambda_2 y_{n+1}\big) - \lambda_1\big(y_{n+1} - \lambda_2 y_n\big) = 0$$

dargestellt werden. Die eingeklammerten Differenzen sind bis auf die Indizes völlig gleich. Führt man als Abkürzung für die zweite Differenz die Hilfsgröße

$$z_n = y_{n+1} - \lambda_2 y_n$$

ein, dann ist $z_{n+1} = y_{n+2} - \lambda_2 y_{n+1}$, und man erhält für die Hilfsgröße die lineare Differenzengleichung erster Ordnung $z_{n+1} - \lambda_1 z_n = 0$ mit der Lösung $z_n = z_0\lambda_1^n$ zum Anfangswert $z_0 = y_1 - \lambda_2 y_0$. Setzt man nun für z_n wieder $y_{n+1} - \lambda_2 y_n$ ein, so folgt die Differenzengleichung

$$y_{n+1} - \lambda_2 y_n = \big(y_1 - \lambda_2 y_0\big)\lambda_1^n\,.$$

Auf dieselbe Weise erhält man mit der Zuordnung $p = \lambda_1$ und $q = \lambda_2$ eine zweite Differenzengleichung, nämlich

$$y_{n+1} - \lambda_1 y_n = \big(y_1 - \lambda_1 y_0\big)\lambda_2^n\,.$$

Es ist nun einfach, aus diesen beiden Differenzengleichungen y_n in Abhängigkeit von n zu bestimmen. Zieht man die zweite Gleichung von der ersten ab, so fällt y_{n+1} links weg, und es ergibt sich für y_n nach kurzer Umformung die Formel

$$y_n = C_1\lambda_1^n + C_2\lambda_2^n$$

mit den von den Anfangswerten abhängigen Konstanten

$$C_1 = \frac{y_1 - \lambda_2 y_0}{\lambda_1 - \lambda_2}\,,$$
$$C_2 = \frac{-y_1 + \lambda_1 y_0}{\lambda_1 - \lambda_2}\,.$$

Die Struktur dieses Ergebnisses für das allgemeine Glied y_n rechtfertigt den oft verwendeten **Lösungsansatz**

$$y_n = \lambda^n \quad (n = 0, 1, \ldots)$$

mit $\lambda \neq 0$, der nach Einsetzen in die gegebene Differenzengleichung $y_{n+2} + b_1 y_{n+1} + b_0 y_n = 0$ unmittelbar auf die charakteristische Gleichung

$$\lambda^2 + b_1 \lambda + b_0 = 0$$

zur Bestimmung von λ_1 und λ_2 führt. In der Regel geht man bei der Lösung einer Differenzengleichung zweiter Ordnung mit konstanten Koeffizienten auch so vor, daß man zuerst die Lösungen der charakteristischen Gleichung bestimmt und mit diesen das allgemeine Glied y_n der Lösungsfolge in der Form $y_n = C_1 \lambda_1^n + C_2 \lambda_2^n$ ansetzt. Die zunächst noch unbestimmten Konstanten C_1 und C_2 werden nun so berechnet, daß man $n = 0$ bzw. $n = 1$ setzt und das sich ergebende lineare Gleichungssystem

$$\begin{aligned} C_1 &+& C_2 &=& y_0 \\ \lambda_1 C_1 &+& \lambda_2 C_2 &=& y_1 \end{aligned}$$

mit den vorgegebenen Anfangswerten y_0 und y_1 nach C_1 und C_2 auflöst. Dies führt unmittelbar auf die angeschriebenen Formeln für C_1 und C_2.

Beispiel 3.10. Wir bestimmen das allgemeine Glied y_n der FIBONACCI-Folge als Lösung der Differenzengleichung $y_{n+2} = y_{n+1} + y_n$ mit den Anfangswerten $y_0 = y_1 = 1$ (siehe Beispiel 3.5). Mit dem Ansatz $y_n = \lambda^n$ ergibt sich zunächst die Bedingung

$$\lambda^{n+2} - \lambda^{n+1} - \lambda^n = \lambda^n(\lambda^2 - \lambda - 1) = 0,$$

woraus schließlich wegen $\lambda \neq 0$ die charakteristische Gleichung $\lambda^2 - \lambda - 1 = 0$ folgt. Ihre Lösungen

$$\lambda_1 = \tfrac{1}{2}(1 + \sqrt{5}) \quad \text{und} \quad \lambda_2 = \tfrac{1}{2}(1 - \sqrt{5})$$

sind reell und voneinander verschieden. Daher besitzt die gesuchte Lösung allgemein die Struktur

$$y_n = C_1 \left(\tfrac{1}{2}(1 + \sqrt{5})\right)^n + C_2 \left(\tfrac{1}{2}(1 - \sqrt{5})\right)^n \quad (n = 0, 1, \ldots).$$

Die Konstanten C_1 und C_2 sind so zu bestimmen, daß $y_0 = y_1 = 1$ wird. Diese Forderung führt auf das lineare Gleichungssystem

$$\begin{aligned} C_1 &+& C_2 &=& 1 \\ \tfrac{1}{2}(1 + \sqrt{5})C_1 &+& \tfrac{1}{2}(1 - \sqrt{5})C_2 &=& 1 \end{aligned}$$

mit den Lösungen

$$C_1 = \frac{1 + \sqrt{5}}{2\sqrt{5}} \quad \text{und} \quad C_2 = -\frac{1 - \sqrt{5}}{2\sqrt{5}}.$$

Damit erhält man für die Glieder der FIBONACCI-Folge die explizite Darstellung ($n = 0, 1, \ldots$)

$$y_n = \frac{1}{\sqrt{5}}\left[\left(\frac{1+\sqrt{5}}{2}\right)^{n+1} - \left(\frac{1-\sqrt{5}}{2}\right)^{n+1}\right].$$

Es kann vorkommen, daß die charakteristische Gleichung keine reellen Lösungen besitzt. Die behandelte Lösungsmethode ist auch dann anwendbar, jedoch setzt sie Kenntnisse über das Rechnen mit komplexen Zahlen voraus. Eine über diese Einführung hinausgehende Behandlung von Differenzengleichungen findet man z.B. in ROMMELFANGER (1986).

b) Systeme von zwei linearen Differenzengleichungen erster Ordnung. Nach der in Abschnitt 3.1 dargelegten Methode können Systeme von zwei linearen Differenzengleichungen erster Ordnung in eine lineare Differenzengleichung zweiter Ordnung übergeführt werden. Wir zeigen die Lösung eines Systems von zwei linearen Differenzengleichungen erster Ordnung an Hand des in Beispiel 3.4 angeführten LESLIE-Modells für zwei Altersklassen.

Beispiel 3.11. Gesucht ist die Lösung des Zweiklassenmodells

$$\begin{aligned}
x_{0,n+1} &= 0.8x_{0,n} + 2x_{1,n}, \\
x_{1,n+1} &= 0.64x_{0,n}
\end{aligned}$$

für eine hypothetische Population mit der anfänglichen Altersklassenbelegung $x_{0,0} = 100$ und $x_{1,0} = 0$. Das Modell beschreibt z.B. das Wachstum einer Laboratoriumskolonie von Tsetsefliegen, deren Lebensdauer grob in zwei je 60 Tage lange Altersklassen eingeteilt wurde. Die Altersklassenlänge stellt zugleich die Zeiteinheit dar, d.h., die Indexwerte $n = 1$, $n = 2$, ... markieren die Tage 60, 120, ... auf der Zeitskala.

Um eine lineare Differenzengleichung zweiter Ordnung für $x_{0,n}$ zu erhalten, formen wir die erste Gleichung des Systems in $x_{1,n} = 0.5(x_{0,n+1}-0.8x_{0,n})$ um und setzen in die zweite Gleichung ein. Es folgt die Gleichung

$$x_{0,n+2} - 0.8x_{0,n+1} - 1.28x_{0,n} = 0$$

mit den Anfangsbedingungen $x_{0,0} = 100$ und $x_{0,1} = 0.8x_{0,0} + 2x_{1,0} = 80$. Die Lösungen der charakteristischen Gleichung $\lambda^2 - 0.8\lambda - 1.28 = 0$ lauten $\lambda_1 = 1.6$ und $\lambda_2 = -0.8$. Folglich ist das allgemeine Glied $x_{0,n}$ der Lösungsfolge von der Gestalt

$$x_{0,n} = C_1 1.6^n + C_2(-0.8)^n.$$

Die Konstanten müssen die Gleichungen $C_1 + C_2 = 100$ und $1.6C_1 - 0.8C_2 = 80$ erfüllen, d.h., es sind $C_1 = 200/3$ und $C_2 = 100/3$. Für die gesuchten Besetzungen der Altersklassen ergeben sich daher in Abhängigkeit von der Zeit n ($n = 0, 1, \ldots$) die Formeln

$$\begin{aligned}
x_{0,n} &= \frac{200}{3}1.6^n + \frac{100}{3}(-0.8)^n, \\
x_{1,n} &= \frac{80}{3}\left(1.6^n - (-0.8)^n\right).
\end{aligned}$$

3.3 Konvergente und divergente Folgen

3.3.1 Grenzwertbegriff

Im vorangehenden Abschnitt wurden für einige Typen von Differenzengleichungen explizite Lösungen gewonnen. Wir sprechen von einer expliziten Lösung, wenn es gelingt, das allgemeine Glied y_n der zu einem vorgegebenen Anfangswert y_0 – oder zu vorgegebenen Anfangswerten – gehörenden Lösungsfolge $\{y_n\}$ in Abhängigkeit vom Folgenindex n ($n = 0, 1, 2, \ldots$) darzustellen. Eine solche Darstellung erlaubt nicht nur den direkten Zugriff auf jedes Element der Lösungsfolge. Sie ist auch eine Grundlage zur Beantwortung der Frage, wie sich die Lösungsfolge bei wachsendem Folgenindex n – oder kürzer ausgedrückt für $n \to \infty$ – verhält. Eine Lösungsfolge kann für $n \to \infty$ „unbegrenzt wachsen", sie kann sich einem festen Wert „nähern" oder ein anderes, komplizierteres Verhalten zeigen. Die Kenntnis dieses Verhaltens ist nicht nur von theoretischem Interesse, sondern ermöglicht natürlich auch wichtige Schlußfolgerungen bezüglich des durch die Lösungsfolge wiedergegebenen biologischen Phänomens. So wird bei dem in den Beispielen 3.3 und 3.9 betrachteten Prozeß der Selbstbefruchtung die Veränderung der Häufigkeit des heterozygoten Genotyps im Laufe der Generationen $n = 0, 1, 2, \ldots$ durch die Folge $\{2^{-n}\} = \{1, 1/2, 1/4, \ldots\}$ beschrieben. Diese Folge „strebt" mit wachsendem n gegen den Wert Null, und das bedeutet, daß in einer Population mit ausschließlicher Selbstbefruchtung nach Verstreichen einer großen Anzahl von Generationen praktisch keine heterozygoten Genotypen mehr auftreten, also ein „Trend zu homozygoten Genkombinationen" besteht.

Daß die Folge $\{y_n\} = \{2^{-n}\}$ mit wachsendem n gegen den Wert Null „strebt", ist anschaulich klar; denn ab dem Index $n = 1$ ist jedes Folgenglied nur halb so groß wie das vorangehende, und der fortgesetzte Halbierungsprozeß bewirkt, daß die Glieder der Folge schließlich immer weniger von Null abweichen werden (ohne die Null allerdings zu erreichen). In Abb. 3.1 ist die Annäherung an den Nullpunkt auf der Zahlengeraden dargestellt. Gibt man ein Intervall $(-\epsilon, \epsilon)$ mit beliebigem $\epsilon > 0$ um den Nullpunkt vor, so werden – wie klein man ϵ auch immer annimmt – ab einem bestimmten (von ϵ abhängigen) Folgenindex $N(\epsilon)$ alle Glieder der Folge in dem Intervall liegen, d.h., von der Null um weniger als ϵ abweichen. Für $\epsilon = 10^{-6}$ erhält man beispielsweise aus der Forderung $2^{-n} < 10^{-6}$ durch Logarithmieren $n > 6/\lg 2 = 19.93$, d.h., ab dem Index $n = N(10^{-6}) = 20$ unterscheiden sich alle Folgenglieder um weniger als $\epsilon = 10^{-6}$ von der Zahl Null. Um die Sprechweise „strebt gegen Null" oder „weicht immer weniger von Null ab" zu präzisieren, greift man auf diesen Sachverhalt zurück und vereinbart:

Eine Folge $\{y_n\}$ strebt gegen Null, wenn es zu jeder positiven Zahl ϵ einen Index $N(\epsilon)$ mit der Eigenschaft gibt, daß $-\epsilon < y_n < +\epsilon$ für $n \geq N(\epsilon)$. Ist dies der Fall, so nennt man die Folge **konvergent gegen den Grenzwert (Limes) Null** (oder kurz eine **Nullfolge**) und schreibt

$$\lim_{n \to \infty} y_n = 0\,.$$

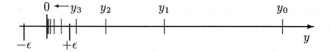

Abb. 3.1. Veranschaulichung der Grenzwertdefinition auf der Zahlengeraden

Die in Abschnitt 3.2.1 behandelte geometrische Folge $\{y_0 q^n\}$ konvergiert gegen den Grenzwert Null, wenn der Betrag des Quotienten q kleiner als 1 ist. Auch die in Beispiel 3.8 betrachtete Folge $\{1/(100+n)\}$ stellt eine Nullfolge dar. Die in Beispiel 3.9 für die Häufigkeit der homozygoten Genotypen gefundene Lösungsfolge $\{D_n = 0.5(1 - 0.5^n)\}$ kann leicht in eine Nullfolge übergeführt werden. Subtrahiert man von jedem Folgenglied 0.5, so erhält man die Folge $\{z_n\} = \{D_n - 0.5\} = \{-0.5^{n+1}\}$, d.h. eine geometrische Folge mit dem Anfangswert -0.5 und dem Quotienten $q = 0.5$, die gegen Null konvergiert. Wegen $D_n = z_n + 0.5$ strebt die ursprüngliche Folge dann gegen den Wert 0.5. Wenn man auf diese Art, d.h. durch Subtraktion einer Zahl y^*, eine Folge $\{y_n\}$ in eine Nullfolge überführen kann, so nennt man auch $\{y_n\}$ konvergent, und zwar gegen den Grenzwert y^*. Ist $\{y_n\}$ eine gegen y^* und $\{x_n\}$ eine gegen x^* konvergierende Folge, dann ist auch die „Summenfolge" $\{y_n + x_n\}$ konvergent mit dem Grenzwert $y^* + x^*$; ebenso ist die „Produktfolge" $\{y_n x_n\}$ konvergent, und zwar mit dem Grenzwert $y^* x^*$; schließlich konvergiert auch die „Quotientenfolge" $\{y_n/x_n\}$ (gegen den Grenzwert y^*/x^*), soferne alle x_n und x^* von Null verschieden sind.

Beispiel 3.12. Die Lösung der linearen Differenzengleichung $y_{n+1} = q y_n + d$ zum Anfangswert y_0 ist nach Abschnitt 3.2.1 für $q \neq 1$ durch

$$y_n = y_0 q^n + d\frac{1 - q^n}{1 - q} = \left(y_0 - \frac{d}{1 - q}\right)q^n + \frac{d}{1 - q}$$

gegeben. Die Lösungsfolge $\{y_n\}$ läßt sich daher als Summe zweier Folgen $\{x_n\}$ und $\{z_n\}$ auffassen, wobei $x_n = [y_0 - d/(1 - q)]q^n$ und $z_n = d/(1 - q)$ ist. Im Falle $-1 < q < +1$ strebt $\{x_n\}$ gegen den Grenzwert $x^* = 0$, während die konstante Folge $\{z_n\}$ natürlich den Grenzwert $z^* = d/(1 - q)$ besitzt; also ist auch die Summenfolge $\{y_n\}$ konvergent, und ihr Grenzwert y^* ist durch $x^* + z^* = d/(1 - q)$ gegeben. Man beachte, daß dieser Grenzwert auch aus der Differenzengleichung folgt, wenn man dort $y_{n+1} = y_n = y^*$ setzt.

Jede konvergente Folge ist sowohl nach unten als auch nach oben beschränkt; eine Folge heißt **nach unten (bzw. oben) beschränkt**, wenn man eine feste Zahl U (bzw. O) angeben kann, so daß alle Folgenglieder größer als U (bzw. kleiner als O) sind. Für (die gegen 0 konvergente) geometrische Folge $\{q^n\}$ mit $0 < q < 1$ gilt beispielsweise $0 < q^n < 2$. Dagegen ist die geometrische Folge $\{q^n\}$ mit $q > 1$ nach oben **nicht beschränkt** (und daher auch nicht konvergent); denn zu jeder vorgegebenen Zahl $C > 0$ gibt es stets einen Index n', von dem weg alle Folgenglieder q^n mit $n > n'$ größer als C sind. Die Folge „wächst unbegrenzt" gegen Unendlich oder, wie man auch sagt, **divergiert gegen** $+\infty$. Dasselbe Verhalten zeigen auch arithmetische Folgen mit positiver Differenz d sowie die in Beispiel 3.10 betrachtete FIBONACCI-Folge.

Beispiel 3.13. Um zu untersuchen, wie sich die in Beispiel 3.11 erhaltenen Lösungen des LESLIE-Modells mit wachsendem Zeitindex n verhalten, bringen wir die Formeln für die Besetzungen der Altersklassen auf die Gestalt

$$x_{0,n} = \frac{200}{3} 1.6^n \left[1 + \frac{1}{2}(-0.5)^n \right],$$

$$x_{1,n} = \frac{80}{3} 1.6^n \left[1 - (-0.5)^n \right].$$

Läßt man n wachsen, so streben die Ausdrücke in den eckigen Klammern gegen 1, und die Formeln reduzieren sich auf

$$x_{0,n} \asymp x_{0,\infty} = \frac{200}{3} 1.6^n,$$

$$x_{1,n} \asymp x_{1,\infty} = \frac{80}{3} 1.6^n.$$

Hier wird durch das $\asymp$-Zeichen zum Ausdruck gebracht, daß es sich um Darstellungen handelt, die **asymptotisch für** $n \to \infty$ gelten, d.h.

$$\lim_{n \to \infty} \frac{x_{0,n}}{x_{0,\infty}} = \lim_{n \to \infty} \frac{x_{1,n}}{x_{1,\infty}} = 1.$$

Man erkennt daraus nicht nur, daß die Besetzungen der Altersklassen (und damit auch die gesamte Populationsgröße) für $n \to \infty$ unbegrenzt anwachsen, sondern auch, daß dieses Anwachsen schließlich in geometrischer Progression mit dem Quotienten $q = 1.6$ erfolgt, den man als den **dominanten Wachstumsfaktor** bezeichnet. Gleichzeitig nähert sich der Altersaufbau, d.h. das Verhältnis

$$x_{0,n} : x_{1,n} = \frac{200}{80} \cdot \frac{1 - (-0.5)^{n+1}}{1 - (-0.5)^n}$$

der Altersklassenbelegungen, immer mehr der sogenannten **stabilen Altersverteilung** $200 : 80 = 5 : 2$. Man kann allgemein für das LESLIE-Modell zeigen, daß bei konstanter Mortalität und Fertilität (und noch weiterer, in der Praxis meist erfüllter Voraussetzungen) sich die Altersklassenbelegungen im Verlaufe der Zeit mehr und mehr einem festen Verhältnis nähern, das man stabile Altersverteilung nennt, und daß das Wachstum schließlich in geometrischer Progression erfolgt, wobei weder die stabile Altersverteilung noch der dominante Wachstumsfaktor von dem ursprünglichen Altersaufbau abhängen.

3.3.2 Grenzwertbestimmung bei rekursiv definierten Folgen

Jede Differenzengleichung kann als eine Rekursionsvorschrift aufgefaßt werden, mit der sich die Glieder der zu einem Anfangswert (oder mehreren Anfangswerten) gehörenden Lösungsfolge sukzessive berechnen lassen. Wir wenden uns der Frage zu, wie man den Grenzwert dieser Folge bestimmen kann, ohne die explizite Abhängigkeit des allgemeinen Folgenglieds vom Index zu kennen. Diese Frage stellt sich vor allem bei Folgen, die durch nichtlineare Differenzengleichungen definiert sind, da hier nur in Sonderfällen eine explizite Lösung möglich ist. Den folgenden Ausführungen werden Differenzengleichungen erster Ordnung vom Typ $y_{n+1} = g(y_n)$ zugrunde gelegt, wobei der Definitionsbereich von g ein bestimmtes Intervall der reellen Achse ist, das sich aus der biologischen Bedeutung von y ergibt.

Wir wollen zunächst annehmen, daß die zu einem vorgegebenen Anfangswert y_0 gehörende Lösungsfolge von $y_{n+1} = g(y_n)$ konvergiere, jedoch der Grenzwert y^* unbekannt sei. Mit $\lim_{n\to\infty} y_n = y^*$ gilt offensichtlich auch $\lim_{n\to\infty} y_{n+1} = y^*$, da $\{y_{n+1}\}$ und $\{y_n\}$ nur um ein Glied „verschobene" Folgen sind. Auf Grund der Differenzengleichung ist andererseits $\lim_{n\to\infty} y_{n+1} = \lim_{n\to\infty} g(y_n)$. Wenn nun g so beschaffen ist, daß für $n \to \infty$ die Folge der Funktionswerte $\{g(y_n)\}$ gegen $g(y^*)$ konvergiert (der Nachweis dieser Forderung kann in vielen Fällen mit Hilfe der Grenzwertregeln für Summen-, Produkt- und Quotientenfolgen erbracht werden), ergibt sich schließlich $\lim_{n\to\infty} y_{n+1} = g(y^*) = y^*$. Das bedeutet aber, daß der Grenzwert y^* der Gleichung $y^* = g(y^*)$ genügt, die aus der Differenzengleichung $y_{n+1} = g(y_n)$ hervorgeht, wenn man y_{n+1} und y_n durch y^* ersetzt. Diese Tatsache wurde schon in Beispiel 3.12 für die die lineare Differenzengleichung $y_{n+1} = qy_n+d$ aufgezeigt; bekanntlich ist im Falle $-1 < q < +1$ jede Lösungsfolge von $y_{n+1} = qy_n+d$ konvergent, und der (vom jeweiligen Anfangswert unabhängige) Grenzwert $y^* = d/(1-q)$ kann direkt aus der Gleichung $y^* = qy^* + d$ berechnet werden.

Der schwierigste Schritt bei der Anwendung der geschilderten Methode zur Bestimmung des Grenzwerts einer rekursiv definierten Folge ist der Nachweis, daß die betrachtete Folge überhaupt einen Grenzwert besitzt. Meist geht man dabei so vor, daß man prüft, ob die Folge nach oben beschränkt und monoton wachsend oder nach unten beschränkt und monoton fallend ist. Wie man zeigen kann, ist nämlich jede nach oben (unten) beschränkte und monoton wachsende (fallende) Folge konvergent.

Beispiel 3.14. Wir greifen auf das in Beispiel 1.15 behandelte Modell für die Kontrolle einer Insektenpopulation durch Freilassen von sterilen Männchen zurück. Nach diesem Modell ist die Anzahl x der Männchen in einer Generation mit der entsprechenden Anzahl x' in der Folgegeneration durch $x' = R_0 x^2/(x + S)$ verknüpft, wobei $S > 1$ die Freilassungsrate von sterilen Männchen pro Generation bedeutet und R_0 der Wachstumsfaktor pro Generation ist (im Beispiel 2.1 wurde $R_0 = 5$ gesetzt). Numeriert man die Generationen mittels $n = 0, 1, \ldots$ durch und schreibt in gewohnter Weise x_n

statt x sowie x_{n+1} statt x', so folgt die (nichtlineare) Differenzengleichung

$$x_{n+1} = R_0 \frac{x_n^2}{x_n + S} \,.$$

Am Beginn sei der (positive) Anfangswert x_0 vorgegeben.

Man erkennt, daß $x_1 < x_0$ ist, wenn $R_0 x_0/(x_0 + S) < 1$ gilt, d.h. der Anfangswert x_0 kleiner als $S/(R_0 - 1)$ gewählt wird. Wir zeigen, daß die Lösungsfolgen zu allen Anfangswerten x_0 mit $x_0 < S/(R_0 - 1)$ konvergieren. Offensichtlich sind alle Lösungsfolgen nach unten beschränkt. Daß für $x_0 < S/(R_0 - 1)$ alle Lösungsfolgen monoton fallen, kann man einsehen, wenn man die Differenzengleichung auf die Gestalt

$$\frac{x_n}{x_{n+1}} = \frac{1}{R_0} \left(1 + \frac{S}{x_n}\right)$$

bringt. Aus $x_0 < S/(R_0 - 1)$ folgt zunächst $(1 + S/x_0)/R_0 > 1$ und somit $x_0/x_1 > 1$, d.h. $x_1 < x_0$. Daher ist auch $(1 + S/x_1)/R_0 > 1$, woraus wieder $x_2 < x_1$ folgt usw. Für $x_0 < S/(R_0 - 1)$ ist also jede Lösungsfolge nach unten beschränkt und monoton fallend; sie besitzt daher einen Grenzwert, den wir mit x^* bezeichnen. Dieser genügt der Gleichung $x^* = R_0 x^{*2}/(x^* + S)$, die in

$$x^* \frac{x^*(R_0 - 1) - S}{x^* + S} = 0$$

umgeformt werden kann. Diese besitzt die Lösungen 0 und $S/(R_0 - 1)$, von denen die zweite wegen $x^* < x_0 < S/(R_0 - 1)$ als der gesuchte Grenzwert nicht in Frage kommen kann. Damit ist gezeigt, daß für $x_0 < S/(R_0 - 1)$ alle Lösungsfolgen der Differenzengleichung $x_{n+1} = R_0 x_n^2/(x_n + S)$ gegen Null konvergieren. Nimmt man x_0 als fest an, so bedeutet dieses Ergebnis, daß die Population zum Aussterben gebracht werden kann, wenn die Freilassungsrate S größer als $x_0(R_0 - 1)$ ist.

Dieses Beispiel läßt erkennen, daß die rechnerische Untersuchung des Konvergenzverhaltens der Lösungsfolgen von Differenzengleichungen recht mühsam werden kann. Glücklicherweise besteht bei Differenzengleichungen erster Ordnung die Möglichkeit, auch auf graphischem Wege das qualitative Verhalten der Lösungsfolgen zu studieren.

3.3.3 Grenzwert von Funktionen

Der Grenzwert y^* der durch einen vorgegebenen Anfangswert y_0 und durch die Vorschrift $y_{n+1} = g(y_n)$ rekursiv definierten Folge y_n genügt der Gleichung $y^* = g(y^*)$, wobei von g zu verlangen ist, daß

$$\lim_{n \to \infty} g(y_n) = g\left(\lim_{n \to \infty} y_n\right)$$

gilt. Tatsächlich ist diese Forderung für eine Vielzahl von Funktionen erfüllt, nämlich für alle jene, die an der Stelle y^* des betrachteten Definitionsbereiches

D **stetig** sind. In der Alltagssprache verbindet man mit „stetig" einen Funktionsverlauf, den man ohne abzusetzen in einem Zug zeichnen kann. An einer Stetigkeitsstelle gibt es also keine „plötzliche Änderung" des Funktionswertes. Auch der mathematische Begriff der **Stetigkeit einer Funktion** g an einer Stelle y^* entspricht dieser Vorstellung und beruht auf einem Vergleich des Funktionswertes $g(y^*)$ mit den Werten der Funktion in der „Nähe" von y^*. Für das Verhalten der Funktion g in der Nähe von y^* ist entscheidend, ob für jede gegen y^* konvergierende Folge $\{y_n\}$ (mit $y_n \neq y^*$) die Folge der entsprechenden Funktionswerte $\{g(y_n)\}$ einem gemeinsamen Grenzwert g^* zustrebt. Ist dies der Fall, so besitzt g an der Stelle y^* den **Grenzwert** g^*, und man schreibt dafür kurz

$$\lim_{y \to y^*} g(y) = g^* .$$

Damit sind wir in der Lage, den Begriff der Stetigkeit zu präzisieren:

Eine Funktion g heißt an der Stelle y^* **stetig**, wenn der Grenzwert g^* von g an der Stelle y^* mit dem Funktionswert $g(y^*)$ an dieser Stelle übereinstimmt. Besteht diese Übereinstimmung an jeder Stelle eines Intervalls I der Zahlengeraden, so nennt man g eine in I **stetige Funktion**.

Die lineare Funktion ist an jeder Stelle der Zahlengeraden stetig; ebenso die quadratische Funktion, die Exponentialfunktion, die Sinus- und die Kosinusfunktion. Gebrochene lineare Funktionen sind mit Ausnahme der Unendlichkeitsstellen überall stetig.

Wenn eine Funktion an einer Stelle nicht stetig ist, so spricht man von einer **Unstetigkeitsstelle**. Dazu gehören neben **Unendlichkeitsstellen** auch die sogenannten **Unbestimmtheitsstellen**. Man betrachte z.B. die Funktion f mit der Gleichung $f(x) = x/x$. Für alle $x \neq 0$ gilt offensichtlich $f(x) = 1$. An der Stelle $x = 0$ tritt eine **Definitionslücke** auf, da der Ausdruck $0/0$ sinnlos ist. Somit existiert an der Stelle $x = 0$ zwar der Grenzwert von f (dieser ist gleich 1), jedoch ist $f(0)$ nicht definiert und die Funktion daher **unstetig**. Unbestimmtheitsstellen sind keinesfalls aus der Luft gegriffene Konstruktionen. Sie treten u.a. im Zusammenhang mit dem **Tangentenproblem** auf: In einem Punkt $P = (x_0, f(x_0))$ des Graphen einer Funktion f soll die Tangente bestimmt werden. Von der Schule her verbindet man mit der gesuchten Tangente eine Gerade, die den Funktionsgraphen in P „berührt". Mit dem Wort „berührt" wird dabei zum Ausdruck gebracht, daß die Tangente eine „Grenzlage" einnimmt. Man geht von einer Geraden aus, die durch P und einen benachbarten Punkt $Q = (x_0 + \Delta x, f(x_0 + \Delta x))$ auf dem Funktionsgraphen verläuft. Nach Abb. 3.2 ist der Anstieg dieser Geraden durch den von x_0 und Δx abhängigen Differenzenquotienten

$$D(x_0, \Delta x) = \frac{f(x_0 + \Delta x) - f(x_0)}{\Delta x}$$

gegeben, der für $\Delta x = 0$, also für $Q = P$, eine Definitionslücke besitzt. Wir erwarten, daß die durch P und Q festgelegte Gerade in die Tangente übergeht,

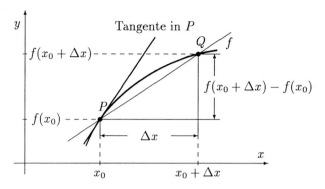

Abb. 3.2. Definition des Tangentenanstiegs in einem Kurvenpunkt

wenn Q gegen P strebt. Dieser Vorstellung entsprechend definieren wir den Grenzwert

$$k(x_0) = \lim_{\Delta x \to 0} D(x_0, \Delta x) = \lim_{\Delta x \to 0} \frac{f(x_0 + \Delta x) - f(x_0)}{\Delta x}$$

als Tangentenanstieg in P. Dieser Grenzwert wird der **Differentialquotient** von f an der Stelle x_0 genannt.

Beispiel 3.15. Beim Selektionsmodell von FISHER und WRIGHT (vgl. Beispiel 1.18) tritt die Funktion

$$g(x) = \frac{x}{\Phi(x)} \Big(f_{11}x + f_{12}(1 - x) \Big)$$

auf, wobei f_{11}, f_{12} und f_{22} nichtnegative Konstante sind und

$$\Phi(x) = f_{11}x^2 + 2f_{12}x(1 - x) + f_{22}(1 - x)^2$$

ist. Offensichtlich ist $g(0) = 0$. Wir bestimmen den Tangentenanstieg an den Graphen von g im Nullpunkt. Es ist $x_0 = 0$, $g(x_0) = g(0) = 0$ und

$$g(x_0 + \Delta x) = \frac{\Delta x}{\Phi(\Delta x)} \Big(f_{11}\Delta x + f_{12}(1 - \Delta x) \Big).$$

Für $\Delta x \neq 0$ kann der Differenzenquotient durch Δx gekürzt werden, und man erhält

$$\frac{g(x_0 + \Delta x) - g(x_0)}{\Delta x} = \frac{f_{11}\Delta x + f_{12}(1 - \Delta x)}{\Phi(\Delta x)}.$$

Läßt man Δx gegen Null gehen, so strebt der Zähler gegen f_{12} und der Nenner gegen $\Phi(0) = f_{22}$; der Grenzwert des Differenzenquotienten an der Stelle 0 ist also f_{12}/f_{22}, und das ist zugleich auch der gesuchte Tangentenanstieg im Nullpunkt.

Die Bestimmung des Tangentenanstiegs durch Grenzübergang aus dem Differenzenquotienten ist dann einfach, wenn die betrachtete Funktion wie im Beispiel ein Quotient ist, der aus quadratischen oder linearen oder konstanten Ausdrükken besteht. Das ist bei vielen Anwendungen tatsächlich der Fall. Im allgemeinen kann die Grenzwertbestimmung aber recht mühsam sein, und man setzt besser spezielle Formeln ein, die in der **Differentialrechnung** bereitgestellt werden. Die Differentialrechnung wird im nächsten Kapitel behandelt.

3.4 Qualitative Untersuchung von Differenzengleichungen

3.4.1 Gleichgewichtspunkte

Wir gehen wieder von Differenzengleichungen des Typs $y_{n+1} = g(y_n)$ aus, wobei g im betrachteten Definitionsbereich eine stetige Funktion sei. Die Gleichung $y = g(y)$ möge eine oder mehrere Lösungen besitzen. Wenn y_n eine gegen y^* konvergente Lösungsfolge mit dem Anfangswert $y_0 \neq y^*$ darstellt, dann ist jedenfalls y^* eine Lösung von $y = g(y)$. Diese Gleichung kann aber auch Lösungen besitzen, die nicht als Grenzwerte von Folgen mit $y_0 \neq y^*$ in Frage kommen. Allen Lösungen von $y = g(y)$ ist aber gemeinsam, daß durch sie **konstante** Lösungsfolgen erzeugt werden, d.h., geht man von einem Anfangswert $y_0 = y$ aus, der die Gleichung $y = g(y)$ erfüllt, so ist $y_1 = g(y_0) = g(y) = y$, $y_2 = y$ usw. Da die Glieder der konstanten Lösungsfolge $\{y, y, \ldots\}$ auf der Zahlengeraden in einem Punkt y zusammenfallen, bezeichnet man diesen auch als **Fixpunkt** oder **Gleichgewichtspunkt** der Differenzengleichung.

Viele biologische Systeme befinden sich in einem Gleichgewichtszustand, d.h., die das System kennzeichnenden Zustandsvariablen haben feste Werte angenommen, die in der Folge beibehalten werden. Dieses Verhalten wird, wenn man Differenzengleichungen zur Beschreibung der Systeme verwendet, durch die Gleichgewichtspunkte wiedergegeben. Für das Gleichgewichtsverhalten eines Systems ist aber nicht nur entscheidend, welche Gleichgewichtszustände existieren, sondern auch, wie das System bei Störungen der Gleichgewichtszustände reagiert. Tendiert das System nach einer Abweichung von der „Ruhelage" wieder zurück zum vorher eingenommenen Gleichgewichtszustand oder entfernt es sich immer mehr davon? Diese Fragen zielen auf das **Stabilitätsverhalten** von Gleichgewichtszuständen ab. Um dieses zu beschreiben, führen wir die folgenden Bezeichnungen ein:

Der Gleichgewichtspunkt y einer Differenzengleichung des Typs $y_{n+1} = g(y_n)$ heißt **anziehend**, wenn es um y herum ein Intervall $(y - \epsilon, y + \epsilon)$ mit $\epsilon > 0$ gibt, so daß jede in diesem Intervall beginnende Lösungsfolge gegen y konvergiert. Wenn es dagegen ein Intervall um y gibt, so daß jede darin (y ausgenommen) beginnende Lösungsfolge das Intervall verläßt, nennt man den Gleichgewichtspunkt y **abstoßend**.

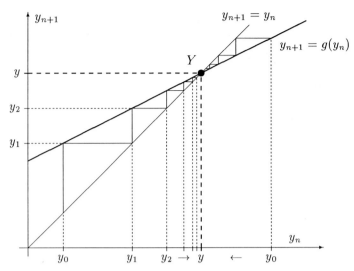

Abb. 3.3. Diskussion von $y_{n+1} = qy_n + d$ durch geometrische Iteration

Beispiel 3.16. Die lineare Differenzengleichung $y_{n+1} = qy_n + d$ mit $0 < q < 1$ und $d > 0$ kann als ein einfaches Modell für eine schrumpfende Population mit konstanter Zuwanderung verwendet werden. Mit $y_{n+1} = y_n = y$ erhält man aus $y = qy + d$ den einzigen Gleichgewichtspunkt $y = d/(1 - q) > 0$. Dieser Gleichgewichtspunkt ist anziehend, da – wie aus der in Abschnitt 3.2 angegebenen expliziten Lösung zu erkennen ist – sich sogar für jeden Anfangswert y_0 eine gegen y konvergierende Lösungsfolge ergibt.

Das Stabilitätsverhalten von Gleichgewichtspunkten kann in anschaulicher Weise mittels **geometrischer Iteration** studiert werden. Dazu fassen wir die Differenzengleichung $y_{n+1} = g(y_n)$ als Funktionsgleichung für g auf und stellen g in der (y_n, y_{n+1})-Ebene dar. Zusätzlich zeichnen wir noch die erste Winkelhalbierende ein, also die Gerade mit der Gleichung $y_{n+1} = y_n$. Offensichtlich entspricht wegen $y_{n+1} = y_n = y$ jeder Gleichgewichtspunkt y der Differenzengleichung einem Schnittpunkt der ersten Winkelhalbierenden mit dem Graphen von g.

Zur Verdeutlichung des Verfahrens betrachte man die Abb. 3.3, der die in Beispiel 3.16 diskutierte lineare Differenzengleichung $y_{n+1} = g(y_n) = qy_n + d$ mit $q = 0.5$ und $d = 10$ zugrunde liegt. Der Graph von g ist eine Gerade, die die erste Winkelhalbierende im Punkt $Y = (20, 20)$ schneidet, d.h., $y = 20$ ist der einzige Gleichgewichtspunkt. Wir beginnen die geometrische Iteration mit dem Startwert $y_0 = 4$. Über den Graphen von g erhält man unmittelbar $y_1 = g(y_0) = 12$ auf der y_{n+1}-Achse. Dieser Wert wird mit Hilfe der ersten Winkelhalbierenden auf die y_n-Achse übertragen. Nun wird der zu y_1 gehörende Funktionswert y_2 auf der y_{n+1}-Achse bestimmt und dann wieder auf die y_n-Achse zurückgespiegelt. Auf dieselbe Weise verfährt man bei allen weiteren Iterationsschritten. Dabei nähert sich der vom Funktionsgraphen und der ersten Winkelhalbierenden eingeschlossene und abwechselnd aus vertikalen und horizontalen Teilstücken bestehende Streckenzug

immer mehr dem Schnittpunkt Y. Dasselbe Verhalten zeigen alle links vom Gleichgewichtspunkt beginnende Folgen; sie alle konvergieren monoton wachsend gegen
den Gleichgewichtspunkt. Für alle Startwerte rechts vom Gleichgewichtspunkt
konvergieren die Lösungsfolgen monoton fallend gegen den Gleichgewichtspunkt.
Der Gleichgewichtspunkt ist also anziehend.

Beispiel 3.17. Die schon in Beispiel 3.14 behandelte Differenzengleichung

$$x_{n+1} = g(x_n) = \frac{R_0 x_n^2}{x_n + S}$$

besitzt die beiden Gleichgewichtspunkte 0 und $S/(R_0 - 1)$, von denen der
erste anziehend und der zweite abstoßend ist. Dies erkennt man schnell, wenn
man die Differenzengleichung mittels geometrischer Iteration untersucht.

In Abb. 3.4 wurden die Modellparameter mit $R_0 = 3$ und $S = 4$ (Millionen) festgelegt. Bei der Darstellung der Funktion g in der (x_n, x_{n+1})-
Ebene beachte man, daß $g(x_n) \approx R_0 x_n^2/S = 0.75 x_n^2$ für kleine Werte von x_n
ist, d.h., der Funktionsgraph ist in unmittelbarer Umgebung des Nullpunktes näherungsweise eine Parabel; für große Werte von x_n kann im Nenner
S gegen x_n vernachlässigt werden, d.h., der Funktionsgraph verläuft mit
wachsendem x_n mehr und mehr parallel zur Geraden $x_{n+1} = R_0 x_n = 3 x_n$.
Schließlich muß der Funktionsgraph auch durch den Punkt $(2,2)$ verlaufen, da $x = S/(R_0 - 1) = 2$ ein Gleichgewichtspunkt ist. Auf Grund dieser Überlegungen läßt sich der Funktionsverlauf schon recht gut skizzieren.
Zeichnet man noch die erste Winkelhalbierende ein, so kann mit der Iteration begonnen werden. Es zeigt sich, daß man für jeden (positiven) Start-

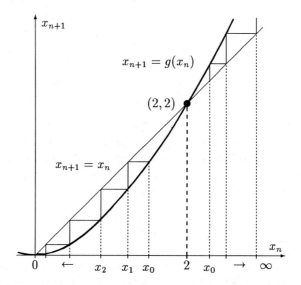

Abb. 3.4. Qualitative Diskussion von $x_{n+1} = 3 x_n^2/(x_n + 4)$

wert $x_0 < 2$ in den Nullpunkt gelangt, während jede mit $x_0 > 2$ beginnende Lösungsfolge gegen $+\infty$ divergiert.

3.4.2 Linearisierung

Mittels geometrischer Iteration kann man sich an Hand von Beispielen leicht von der Richtigkeit der folgenden **Stabilitätsbedingung** überzeugen:

Es sei y ein Gleichgewichtspunkt der Differenzengleichung $y_{n+1} = g(y_n)$. Wenn die Tangente im Punkt $Y = (y, y)$ des in der (y_n, y_{n+1})-Ebene dargestellten Graphen von g einen Anstieg k besitzt, der der Ungleichung $-1 < k < +1$ genügt, ist y anziehend. Ist dagegen $|k| > 1$, dann ist y abstoßend.

Nach diesem Resultat kann man zur Untersuchung des Stabilitätsverhaltens eines Gleichgewichtspunktes y den Graphen von g durch die Tangente in $Y = (y, y)$ ersetzen, was auf eine **Linearisierung** der Differenzengleichung in der Umgebung der Gleichgewichtsstelle y hinausläuft. Ist k der Anstieg der Tangente von g in Y, so besitzt diese in der (y_n, y_{n+1})-Ebene die Gleichung $y_{n+1} = k(y_n - y) + y$, die zugleich auch die linearisierte Differenzengleichung darstellt. Falls $-1 < k < +1$ gilt, ist y ein anziehender Gleichgewichtspunkt der ursprünglichen Differenzengleichung, d.h., man kann in diesem Fall vom Stabilitätsverhalten der linearisierten Gleichung auf das der ursprünglichen schließen.

Zur rechnerischen Bestimmung des Tangentenanstiegs k ist es zweckmäßig, durch Übergang zu den neuen „Koordinaten" $v_n = y_n - y$ $(n = 0, 1, \ldots)$ die Gleichgewichtsstelle y in den Nullpunkt zu verlegen. Durch diese Transformation geht die ursprüngliche Differenzengleichung über in die Gleichung $v_{n+1} = g(v_n + y) - y = h(v_n)$ mit der Eigenschaft $h(0) = 0$, d.h., $v = 0$ ist ein Gleichgewichtspunkt, und k ist nun der gesuchte Tangentenanstieg des Graphen von h an der Stelle $v = 0$. Bei vielen für g verwendeten Funktionstypen (z.B. für quadratische oder gebrochen lineare Funktionen) kann k auf elementarem Wege ermittelt werden, indem man direkt den Grenzwert des Differenzenquotienten an der Stelle 0 berechnet. Diese Methode wird auch im folgenden Beispiel angewendet.

Beispiel 3.18. Wir betrachten einen Genort mit den Allelen A_1 und A_2; die Häufigkeit des A_1-Gens in der n-ten Generation sei p_n. Wenn f_{11}, f_{12} bzw. f_{22} die (nicht-negativen) Fitness-Werte der Genotypen $A_1 A_1$, $A_1 A_2$ bzw. $A_2 A_2$ bezeichnen, dann ist nach dem Selektionsmodell von FISHER und WRIGHT die Häufigkeit des A_1-Gens in der $(n+1)$-ten Generation durch $p_{n+1} = g(p_n)$ gegeben mit

$$g(x) = \frac{x}{\Phi(x)} \left(f_{11} x + f_{12}(1 - x) \right),$$

wobei x für p_n steht und $\Phi(x) = f_{11} x^2 + 2 f_{12} x (1 - x) + f_{22}(1 - x)^2$ ist. In Beispiel 1.18 wurden die drei Gleichgewichtspunkte $p^{(1)} = 0$, $p^{(2)} = 1$ und $p^{(3)} = p^* = (f_{22} - f_{12})/(f_{11} + f_{22} - 2 f_{12})$ berechnet. Wir untersuchen mit Hilfe der Methode der Linearisierung, unter welchen Bedingungen die Gleichgewichtspunkte anziehend sind.

Zuerst betrachten wir den Gleichgewichtspunkt $p = p^{(1)} = 0$, bei dem sich eine Nullpunktsverschiebung erübrigt. Für den Tangentenanstieg wurde in Beispiel 3.15 das Ergebnis $k = f_{12}/f_{22}$ gewonnen. Der Gleichgewichtspunkt $p = 0$ ist also anziehend, wenn $f_{12} < f_{22}$ ist. Auf ähnliche Weise kann gezeigt werden, daß der Gleichgewichtspunkt $p = 1$ anziehend ist, wenn $f_{12} < f_{11}$ gilt.

Wir wenden uns nun dem „inneren" Gleichgewichtspunkt $p = p^*$ zu, der genau dann existiert (d.h., größer als 0 und kleiner als 1 ist), wenn die Fitness des heterozygoten Genotyps entweder kleiner oder größer als jeder der anderen Fitness-Werte ist (vgl. Aufgabe 1.18). Um den Gleichgewichtspunkt in den Nullpunkt zu verschieben, gehen wir zu den neuen Variablen $v_n = p_n - p^*$ über und erhalten für v_n die Differenzengleichung $v_{n+1} = h(v_n)$ mit

$$
\begin{aligned}
h(x) &= g(x + p^*) - p^* \\
&= \frac{x + p^*}{\Phi(x + p^*)}\left[f_{11}(x + p^*) + f_{12}(1 - x - p^*)\right] - p^* - x + x \\
&= \frac{x + p^*}{\Phi(x + p^*)}\left[f_{11}(x + p^*) + f_{12}(1 - x - p^*) - \Phi(x + p^*)\right] + x\,.
\end{aligned}
$$

Wenn man den quadratische Ausdruck innerhalb der eckigen Klammern in Linearfaktoren zerlegt, folgt schließlich

$$
\begin{aligned}
h(x) &= \frac{-(f_{11} + f_{22} - f_{12})(x + p^*)(x + p^* - 1)x}{\Phi(x + p^*)} + x \\
&= \frac{(x + p^*)(x + p^* - 1)x}{-(x + p^*)^2 + 2p^*(x + p^*) + \frac{f_{22}p^*}{f_{12} - f_{22}}} + x\,.
\end{aligned}
$$

Durch Grenzübergang findet man nun aus dem Differenzenquotienten der Funktion h an der Stelle $x_0 = 0$ den Tangentenanstieg

$$
k = 1 - \frac{(f_{12} - f_{11})(f_{12} - f_{22})}{f_{12}^2 - f_{11}f_{22}}\,.
$$

Damit $v = 0$ (also $p = p^*$) anziehend ist, muß der Betrag von k kleiner als 1 sein. Diese Forderung ist nur erfüllt, wenn $f_{12} > f_{11}$ und $f_{12} > f_{22}$ gilt. Ein bekanntes Beispiel für diese Situation bietet die **Sichelzell-Anämie**. Es sei S das Sichelzell-Gen und N das entsprechende normale Allel. Die oft tödliche Krankheit tritt bei den SS-Genotypen auf, während die heterozygoten Sichelzell-Genträger davon verschont bleiben. Letztere sind gegenüber den normalen Homozygoten durch eine größere Resistenz gegen Malaria selektiv begünstigt. Bezüglich der Fitness-Werte f_{SS}, f_{SN}, f_{NN} der Genotypen SS, SN, NN gilt also in Malaria-Gebieten: $f_{SN} > f_{SS}$ und $f_{SN} > f_{NN}$. Unter dieser Voraussetzung ist p^* aber ein anziehender Gleichgewichtspunkt, d.h., das Sichelzell-Gen bleibt in der Population erhalten.

3.5   Aufgaben

1. Ein Tier mit 100 kg Körpergewicht verliert in einer Hungerperiode pro Tag 1% seines jeweiligen Gewichts. Nach wie vielen Tagen beträgt der gesamte Gewichtsverlust mehr als ein Viertel des Anfangsgewichts?

2. Eine Population, die am Anfang aus 500 Individuen besteht, wächst pro Jahr um 20% an. Nach wie vielen Jahren ist die Population ausgestorben, wenn pro Jahr infolge Bejagung die Population 200 Individuen verliert?

3. Wir betrachten einen Genort mit den Allelen A_1 und A_2. Pro Generation mutiere ein gewisser Anteil u $(0 < u < 1)$ von A_1 in das Gen A_2. Die Häufigkeit von A_1 in der n-ten Generation sei mit p_n bezeichnet. Unter der Annahme, daß Rückmutationen von A_2 in A_1 vernachlässigt werden können, berechne man die Anzahl n der Generationen, die die Mutation wirksam sein muß, damit die Häufigkeit des A_1-Gens vom Anfangswert p_0 auf $p_0/2$ sinkt. Speziell nehme man u mit 10^{-4} pro Generation an.

4. In Ergänzung zur vorhergehenden Aufgabe möge nun zusätzlich zur Vorwärtsmutation von A_1 in A_2 (diese erfolge mit der Rate $u = 10^{-4}$ pro Generation) auch eine Rückwärtsmutation von A_2 in A_1 (Rate $v = 10^{-5}$ pro Generation) wirksam sein. Die Häufigkeit von A_1 sei am Anfang durch $p_0 = 0.6$ gegeben. Welchem Wert p^* strebt p_n mit wachsendem n zu?

5. Für die Aufrechterhaltung der Lebensfunktionen des Menschen sind ungefähr 100 kJ pro kg Körpergewicht und Tag notwendig. Bei mäßiger Beanspruchung entsteht ein zusätzlicher Energiebedarf von 5000 kJ pro Tag. Der tägliche Gesamtbedarf an Energie beträgt daher für eine Person mit 100 kg Körpergewicht rund 15000 kJ. Wie lange dauert es bei einer Diät mit insgesamt 12000 kJ/Tag, bis das Körpergewicht auf unter 90 kg gesunken ist, wenn man annimmt, daß die Abnahme um 1 kg durch eine Energieeinsparung von 25000 kJ bewirkt wird (nach DÜRR/ZIEGENBALG 1984)?

6. Wie entwickelt sich eine Infektion in einer anfangs gesunden Population, wenn pro Jahr 500 Neuerkrankungen auftreten und jährlich 25% der Erkrankten gesunden?

7. Man spricht von geschlechtsgebundener Vererbung, wenn die merkmalsbestimmenden Gene A_1, A_2 mit dem X-Chromosom, nicht aber mit dem Y-Chromosom gekoppelt auftreten. Bei weiblichen Individuen (Typ XX) treten dann die Genotypen A_1A_1, A_1A_2, A_2A_2 auf; bei den männlichen Individuen (Typ XY) gibt es dagegen nur A_1- und A_2-Genotypen. Wie man zeigen kann, ist bei Zufallspaarung die Häufigkeit p_n^m des A_1-Gens in der männlichen Teilpopulation mit der entsprechenden Häufigkeit p_n^w in der weiblichen Teilpopulation durch $p_n^w = p_{n+1}^m$ verknüpft, wobei n die Generationszahl bedeutet. Man kann sich also auf die Betrachtung der Genhäufigkeit p_n^m beschränken, die der Differenzengleichung $p_{n+2}^m - 0.5p_{n+1}^m - 0.5p_n^m = 0$

genügt. Man bestimme die Lösung dieser Gleichung zu den Anfangswerten p_0^m und $p_1^m = p_0^w$ und zeige, daß sich p_n^m mit wachsendem n oszillatorisch dem Grenzwert $p^* = (p_0^m + 2p_0^w)/3$ nähert!

8. Zur Beschreibung des dichteabhängigen Wachstums von Populationen wird auch die sogenannte logistische Gleichung $x_{n+1} = x_n + x_n R_0 (1 - x_n/C)$ verwendet, wobei x_n die Größe der Population in der n-ten Generation $(n = 0, 1, \ldots)$ bedeutet; $R_0 > 0$ ist die Wachstumsrate und $C > 0$ die Kapazität des Lebensraumes. Man zeige, daß der Gleichgewichtspunkt $x^* = C$ anziehend ist, wenn $R_0 < 2$ gilt.

9. Nach einem einfachen Modell der Epidemiologie kann die Ausbreitung einer Infektionskrankheit auf einer diskreten Zeitskala durch $I_{n+1} = g(I_n)$ mit $g(I) = I(1 + \beta N - \beta I)$ beschrieben werden, wobei I_n die Anzahl der infektiösen Mitglieder der Population darstellt, N die konstante Populationsgröße und $\beta > 0$ die Infektionsrate. Für eine hypothetische Epidemie sei $N = 1000$, $I_0 = 50$ und $\beta = 0.0005$. Man diskutiere die Entwicklung der Epidemie mittels geometrischer Iteration.

10. Bei wiederholter Geschwisterpaarung genügt der Inzuchtskoeffizient f_n nach n Paarungen der Differenzengleichung $f_{n+2} = 0.25(f_n + 1) + 0.5 f_{n+1}$, die man mit $y_n = 1 - f_n$ auf die Gestalt $y_{n+2} = 0.25 y_n + 0.5 y_{n+1}$ bringen kann. Man bestimme den Grenzwert, dem der Inzuchtskoeffizient mit wachsendem n zustrebt.

Kapitel 4

Differentiation und Integration

4.1 Der Differentialquotient

4.1.1 Begriff der Ableitung

a) Differentialquotient als Tangentenanstieg. Das Tangentenproblem bildet aus historischer Sicht einen Ausgangspunkt der Differentialrechnung. Wir sind darauf bereits in Abschnitt 3.3.3 eingegangen und haben den Differentialquotienten geometrisch als Tangentenanstieg deuten können. Um für eine Funktion f den Anstieg der Tangente in einem Punkt $P = (x_0, f(x_0))$ des Funktionsgraphen zu erhalten, wurde zuerst ein Nachbarpunkt $Q = (x_0 + \Delta x, f(x_0 + \Delta x))$ auf dem Funktionsgraphen angenommen und der Differenzenquotient

$$D(x_0, \Delta x) = \frac{\Delta f}{\Delta x} = \frac{f(x_0 + \Delta x) - f(x_0)}{\Delta x}$$

aufgestellt. Dieser ist gleich dem Anstieg der durch P und Q verlaufenden Geraden und hat daher die Bedeutung eines **mittleren Anstiegs** der Funktion im Intervall von x_0 bis $x_0 + \Delta x$. Die geometrische Interpretation legt es nahe, den Tangentenanstieg im Punkt P des Funktionsgraphen (dafür sagt man auch kurz den **Anstieg der Funktion** in x_0) als Grenzwert des mittleren Anstiegs für $x \to x_0$ zu definieren. Wenn der Grenzwert

$$\lim_{\Delta x \to 0} \frac{f(x_0 + \Delta x) - f(x_0)}{\Delta x}$$

existiert, so nennt man die Funktion f an der Stelle x_0 **differenzierbar**. Der Grenzwert wird **Differentialquotient** von f an der Stelle x_0 genannt und mit

$$\frac{df}{dx}(x_0) \quad \text{oder} \quad f'(x_0)$$

bezeichnet. Statt Differentialquotient ist auch die Bezeichnung **Ableitung** gebräuchlich. Wenn eine Funktion f an jeder Stelle eines Intervalls der Zahlengeraden differenzierbar ist, so kann man in dem Intervall jedem x die Ableitung $f'(x)$ als Bild zuordnen. Die so erklärte Funktion heißt **Ableitungsfunktion**.

Beispiel 4.1. Die Abhängigkeit der Photosyntheserate P von der Lichtintensität I kann mit der Gleichung $P = P_{\max}I/(I + K)$ beschrieben werden, in der P_{max} und K positive Konstanten sind (vgl. Beispiel 2.10). Diese Gleichung stellt in der (I, P)-Ebene eine Hyperbel dar, die im Nullpunkt den Anstieg $P_{\max}/K$ besitzt. Dies läßt sich durch Berechnen des Differentialquotienten dP/dI an der Stelle $I = 0$ leicht bestätigen. Wir bilden zuerst den Differenzenquotienten

$$\frac{P(0 + \Delta I) - P(0)}{\Delta I} = P_{\max}\frac{\Delta I}{(\Delta I + K)\Delta I}$$

an der Stelle $I = 0$. Kürzt man durch ΔI und läßt dann ΔI gegen Null gehen, so folgt $dP/dI(0) = P_{\max}/K$.

b) Lineare Approximation. Bei vielen Anwendungen wird die Tangente bestimmt, um lokal, d.h. in der Umgebung einer interessierenden Stelle x_0, eine vereinfachte Darstellung einer dort differenzierbaren Funktion f zu erhalten. Die Bedeutung der „Tangentenapproximation" wird durch die folgende Fehlerbetrachtung aufgezeigt: Die Funktion f soll an der Stelle x_0 durch eine lineare Funktion g angenähert werden. Dazu legen wir durch den Punkt $P = (x_0, f(x_0))$ des Funktionsgraphen eine Gerade mit zunächst noch unbestimmtem Anstieg k. Die Gleichung der Geraden ist nach der Punkt-Richtungsform (siehe Abschnitt 2.2.1) durch $y = g(x) = f(x_0) + k(x - x_0)$ gegeben. Offensichtlich ist $f(x) = g(x)$ für $x = x_0$; für $x \neq x_0$ gilt aber im allgemeinen $f(x) = g(x) + \rho(\Delta x)$, wobei $\rho(\Delta x)$ – bei festem x_0 – einen von $\Delta x = x - x_0$ abhängigen Fehler darstellt, der gegen Null strebt, wenn x gegen x_0 geht. Das ist selbstverständlich, da ja die Gerade durch den Punkt $(x_0, f(x_0))$ verlaufend angenommen wurde. Der Fehler an der Stelle $x = x_0 + \Delta x$ $(\Delta x \neq 0)$ ist also durch

$$\rho(\Delta x) = \left(\frac{f(x_0 + \Delta x) - f(x_0)}{\Delta x} - k\right)\Delta x$$

gegeben (vgl. Abb 4.1). Wegen $\rho(0) = 0$ stellt $\rho(\Delta x)$ zugleich auch den Fehlerzuwachs bei Fortschreiten auf der x-Achse von x_0 bis $x = x_0 + \Delta x$ dar. Der Quotient

$$\frac{\rho(\Delta x)}{\Delta x} = \frac{f(x_0 + \Delta x) - f(x_0)}{\Delta x} - k$$

kann daher auch als der durchschnittliche Fehlerzuwachs im Intervall von x_0 bis $x_0 + \Delta x$ interpretiert werden. Bildet man den Grenzübergang $\Delta x \to 0$, so erhält man daraus den Anstieg $\rho'(0) = f'(x_0) - k$ des Fehlerzuwachses an der Stelle x_0. Dieser ist Null, wenn $k = f'(x_0)$ gewählt wird, d.h., wenn der Funktionsgraph an der Stelle x_0 durch die Tangente approximiert wird. Man bezeichnet die durch

$$f(x) \approx g(x) = f(x_0) + f'(x_0)(x - x_0)$$

beschriebene Tangentenapproximation auch als **lineare Approximation** von f an der Stelle x_0. Die lineare Approximation g einer Funktion f an der Stelle x_0

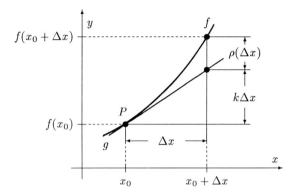

Abb. 4.1. Fehlerbetrachtung zur Tangentenapproximation

zeichnet sich durch die Eigenschaft

$$\lim_{\Delta x \to 0} \frac{\rho(\Delta x)}{\Delta x} = \lim_{\Delta x \to 0} \frac{f(x_0 + \Delta x) - g(x_0 + \Delta x)}{\Delta x} = 0$$

aus. Der im Zähler stehende Approximationsfehler $\rho(\Delta x)$ geht also für $\Delta x \to 0$ „schneller" gegen Null als Δx. Man sagt auch, daß $\rho(\Delta x)$ für $\Delta x \to 0$ „von höherer Ordnung" gegen Null strebt als Δx und schreibt dafür kurz $\rho(\Delta x) = o(\Delta x)$. Mit dem **Ordnungssymbol** o kann die Funktion f bei linearer Approximation an der Stelle x_0 durch

$$f(x) = f(x_0) + f'(x_0)(x - x_0) + o(x - x_0)$$

dargestellt werden.

Beispiel 4.2. Wir benutzen die lineare Approximation, um eine einfache Formel zur näherungsweisen Berechnung von $f(x) = \sqrt{1 + x}$ in der Umgebung von $x_0 = 0$ herzuleiten. Aus dem Differenzenquotienten

$$\frac{f(x_0 + \Delta x) - f(x_0)}{\Delta x} = \frac{\sqrt{1 + \Delta x} - 1}{\Delta x}$$

$$= \frac{\left(\sqrt{1 + \Delta x} - 1\right)\left(\sqrt{1 + \Delta x} + 1\right)}{\Delta x \left(\sqrt{1 + \Delta x} + 1\right)}$$

$$= \frac{1}{\sqrt{1 + \Delta x} + 1}$$

findet man nach Vornahme des Grenzüberganges $\Delta x \to 0$ die Ableitung $f'(0) = 1/2$. Die gesuchte lineare Approximation ist daher $\sqrt{1 + x} \approx 1 + \frac{1}{2}x$. Damit erhält man beispielsweise $\sqrt{1.2} \approx 1 + 0.2/2 = 1.1$ oder $\sqrt{0.8} = \sqrt{1 - 0.2} \approx 1 - 0.2/2 = 0.9$ (die exakten Werte sind $1.09544\ldots$ bzw. $0.89442\ldots$, die Fehler betragen also rund 0.5%).

c) Differentialquotient als Sensitivitätsmaß. Man wendet Sensitivitätsanalysen an, um zu erkennen, wie „empfindlich" Systeme bei Störungen reagieren. Es ist dabei

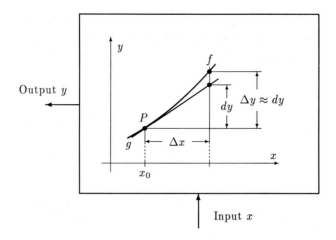

Abb. 4.2. Funktionsgleichung $y = f(x)$ als Input/Output-System

nützlich, das betrachtete „System" durch ein Blockbild zu schematisieren mit der einer möglichen Störung unterliegenden Größe x als **Systeminput** und einer von x abhängigen Größe y als **Systemoutput** (vgl. Abb. 4.2). Wie y von x abhängt, muß meist im Zuge einer aufwendigen Modellbildung herausgefunden werden. In einfachen Fällen wird der Einfluß des Systeminput auf den Output durch eine Funktionsgleichung $y = f(x)$ erfaßbar sein. In diesem Sinne kann jede Funktionsgleichung $y = f(x)$ als Modell für irgendein (zumindest hypothetisches) System aufgefaßt werden.

Wir nehmen nun an, daß im ungestörten Fall der Systeminput x den festen Wert x_0 besitze, dem der Wert $y_0 = f(x_0)$ von y entspricht. Um das Systemverhalten bei einer (kleinen) Störung von x zu beurteilen, ersetzen wir den Graphen von f an der Stelle x_0 durch seine Tangente. Offensichtlich wirkt sich eine Störung von x umso stärker auf y aus, je steiler die Tangente verläuft, also je größer der Absolutbetrag der Ableitung von f an der Stelle x_0 ist. Daher kann $|f'(x_0)|$ als Maß dafür angesehen werden, wie empfindlich der Systemoutput y auf eine Störung der Eingangsgröße reagiert. Wenn x durch eine Störung von x_0 auf $x_0 + \Delta x$ verändert wird, kann die dadurch bedingte Änderung $\Delta y = f(x_0 + \Delta x) - f(x_0)$ der Ausgangsgröße y nach der Methode der linearen Approximation durch

$$\Delta y \approx dy = f'(x_0)\Delta x$$

angenähert werden. Die Größe dy wird auch das zur Schwankung Δx gehörende **Differential** der Funktion f an der Stelle x_0 genannt.

Beispiel 4.3. Eine Population möge sich bezüglich eines Genorts mit den Allelen A_1, A_2 im HARDY–WEINBERGschen Gleichgewicht befinden. Die Häufigkeit H des Genotyps A_1A_2 ist dann mit der Häufigkeit p des A_1-Gens durch die Gleichung $H = H(p) = 2p(1 - p)$ verknüpft. Im ungestörten Fall sei $p = p_0$ und entsprechend $H = H_0 = 2p_0(1 - p_0)$. Nach der vorhin angegebenen Formel kann der Effekt ΔH einer aufgetretenen Schwankung Δp durch $dH = H'(p_0)\Delta p$ abgeschätzt werden. Die Ableitung von H an der Stelle p_0 bestimmen wir wieder, indem wir den Differenzenquotienten

$$\frac{H(p_0 + \Delta p) - H(p_0)}{\Delta p} =$$

$$\frac{2}{\Delta p}\Big((p_0 + \Delta p)(1 - p_0 - \Delta p) - p_0(1 - p_0)\Big) = 2(1 - 2p_0 - \Delta p)$$

anschreiben und Δp gegen Null gehen lassen. Es folgt $H'(p_0) = 2(1 - 2p_0)$. Da die Größe p eine (relative) Häufigkeit darstellt, gilt $0 \leq p_0 \leq 1$. Man erkennt, daß an den Randpunkten dieses Intervalls, also für $p_0 = 0$ bzw. $p_0 = 1$, die von p abhängige Größe H am stärksten auf eine Schwankung von p reagiert; denn $|H'(p_0)|$ nimmt den größten Wert 2 für $p_0 = 0$ bzw. $p_0 = 1$ an. Dagegen ist $H'(p_0) = 0$ für $p_0 = 0.5$. Das bedeutet, daß an dieser Stelle die Tangente an den Graphen von H horizontal verläuft, also eine Schwankung von p dort in erster Näherung, d.h. im Rahmen der linearen Approximation, keine Änderung von H bewirkt.

d) Differentialquotient als Änderungsrate. In den Biowissenschaften steht noch eine weitere Interpretation des Differentialquotienten im Vordergrund, nämlich die Deutung als eine Rate, mit der sich eine Größe im Verlaufe der Zeit ändert. Es sei mit y die betrachtete Größe und mit $y(t)$ der Wert von y zum Zeitpunkt t bezeichnet. Wenn $y(t + \Delta t)$ der Wert von y zum Zeitpunkt $t + \Delta t$ ist, dann hat sich y im Zeitintervall von t bis $t + \Delta t$ pro Zeiteinheit durchschnittlich um

$$v_m(\Delta t) = \frac{y(t + \Delta t) - y(t)}{\Delta t}$$

geändert; denn $v_m(\Delta t)\Delta t$ ist ja gerade der Betrag, um den sich y vom Zeitpunkt t bis zum Zeitpunkt $t + \Delta t$ insgesamt ändert. Der Ausdruck für $v_m(\Delta t)$ besitzt wieder die Gestalt eines Differenzenquotienten, den man die **mittlere Änderungsrate** von y im Zeitintervall von t bis $t + \Delta t$ nennt. Daraus erhält man die auf die Zeiteinheit bezogene Änderung von y zum Zeitpunkt t, indem man Δt gegen Null gehen läßt. Der Grenzwert der mittleren Änderungsrate $v_m(\Delta t)$ für $\Delta t \to 0$ heißt **momentane Änderungsrate** von y zum Zeitpunkt t. Die Ableitung $y'(t)$ einer Größe y nach der Zeit kann daher auch als momentane Änderungsrate gedeutet werden. Je nach der Bedeutung von y sind verschiedene Bezeichnungen für die momentane Änderungsrate gebräuchlich. Die Änderung des Weges pro Zeiteinheit wird in der Physik als Geschwindigkeit bezeichnet. Bei chemischen Reaktionen wird die Änderung der Konzentration pro Zeiteinheit als Reaktionsgeschwindigkeit bezeichnet, und in der Biologie nennt man die auf die Zeiteinheit bezogene Änderung einer Wachstumsgröße allgemein eine Wachstumsrate.

Beispiel 4.4. Wir berechnen die Wachstumsrate für eine Population, deren Größe y in Abhängigkeit von der Zeit t exponentiell nach der Formel

$y(t) = y_0 e^{rt}$ anwächst. Dazu wird für einen festen Zeitpunkt t zuerst der Differenzenquotient

$$\frac{y(t + \Delta t) - y(t)}{\Delta t} = \frac{y_0 e^{r(t+\Delta t)} - y_0 e^{rt}}{\Delta t} = ry(t)\frac{e^{r\Delta t} - 1}{r\Delta t}$$

und dann der Differentialquotient als Grenzwert des Differenzenquotienten gebildet:

$$y'(t) = \lim_{\Delta t \to 0} ry(t)\frac{e^{r\Delta t} - 1}{r\Delta t} = ry(t) \lim_{\Delta t \to 0} \frac{e^{r\Delta t} - 1}{r\Delta t}.$$

Die Berechnung des Differentialquotienten läuft also im wesentlichen darauf hinaus, den Grenzwert der Funktion f mit der Gleichung $f(x) = (e^x - 1)/x$ an der Stelle $x = 0$ zu bestimmen (x steht abkürzend für $r\Delta t$). Eine Vorstellung über das Verhalten dieser Funktion bei Annäherung an die Stelle 0 gewinnt man, wenn man mit Hilfe eines Taschenrechners einige Funktionswerte in der Nähe des Nullpunktes berechnet. Z.B. ist $f(0.1) = 1.0517\ldots$, $f(0.01) = 1.0050\ldots$, $f(10^{-3}) = 1.0005\ldots$, $f(10^{-4}) = 1.0000\ldots$ usw. Die Vermutung ist naheliegend, daß

$$\lim_{x \to 0} \frac{e^x - 1}{x} = 1$$

gilt, was sich auch exakt bestätigen läßt. Somit gilt $y'(t) = ry(t)$, d.h., einem exponentiellen Populationswachstum liegt eine zur jeweiligen Populationsgröße proportionale Wachstumsrate zugrunde. Auf diesen Umstand wurde bereits im Abschnitt 2.4.1 hingewiesen.

Im Zusammenhang mit Ausbreitungprozessen (wie z.B. der Diffusion von Materie oder der Verbreitung von Epidemien durch Infektionsträger) ist es notwendig, die Änderung einer Größe y in einer bestimmten räumlichen Richtung zu betrachten. Wir beschränken uns auf „eindimensionale" Prozesse, bei denen y nur in einer bestimmten räumlichen Richtung veränderlich ist, und denken uns die positive x-Achse in diese Richtung gelegt. Der an einer festen Stelle x_0 gebildete Differenzenquotient $[y(x_0 + \Delta x) - y(x_0)]/\Delta x$ drückt die durchschnittliche Änderung der Größe y entlang des Wegstückes von x_0 bis $x_0 + \Delta x$ aus. Mit kleiner werdendem Δx geht der Differenzenquotient in den Differentialquotienten $dy/dx(x_0)$ über, der ein Maß für die Änderung pro Wegeinheit an der Stelle x_0 ist. Man nennt diesen Differentialquotienten eine **Richtungsableitung**, manchmal auch einen **Gradienten**.

Beispiel 4.5. Es sei $c(x)$ die Konzentration eines Stoffes an der Stelle x. Wenn die Konzentration nicht überall gleich ist, wird auf Grund von molekularen Stoßvorgängen ein Ausgleich der Konzentrationsunterschiede erfolgen. Nach dem FICKschen Gesetz findet der Ausgleich so statt, daß der an der Stelle x auftretende Materiefluß Q (d.h. die pro Zeiteinheit in x-Richtung durch die Einheitsfläche diffundierende Stoffmenge) proportional

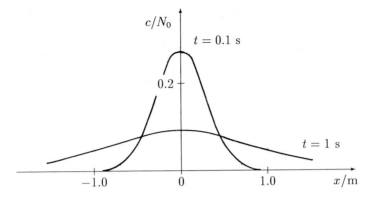

Abb. 4.3. Konzentrationsverteilung durch Diffusion (D=10 m²/s)

zum „Konzentrationsgefälle" an der Stelle x ist. Dieses ist gleich der negativen Richtungsableitung von c nach x. Somit gilt $Q = -Ddc/dx$ (D ist die Diffusionskonstante).

Wir betrachten noch kurz einen speziellen Diffusionsvorgang. Zum Zeitpunkt $t = 0$ seien N_0 Teilchen an der Stelle $x = 0$ punktförmig konzentriert. Auf Grund des einsetzenden Diffusionsstroms erfolgt ein Auseinanderfließen der Anfangskonzentration, wobei die Teilchenkonzentration $c(x)$ (d.h. die Anzahl der Teilchen pro Volumseinheit) entlang der x-Achse zu jedem Zeitpunkt $t > 0$ einen **glockenkurvenartigen** Verlauf besitzt. Die Gleichung dieser Schar von Glockenkurven ist durch

$$c(x) = \frac{N_0}{\sqrt{2\pi Dt}} e^{-x^2/4Dt}$$

gegeben. Typische Schaubilder zeigt die Abb. 4.3.

4.1.2 Ableitungsregeln

Grundsätzlich läßt sich die Ableitung einer Funktion f stets nach dem folgenden Schema berechnen: Man stellt den Differenzenquotienten $\Delta f/\Delta x$ auf, formt ihn in geeigneter Weise um und bestimmt den Grenzwert für $\Delta x \to 0$. Auf diese Weise konnten in den Beispielen 4.1, 4.2 und 4.3 problemlos die Ableitungen gefunden werden. Der schwierigste Schritt bei dieser direkten Methode zur Bestimmung des Differentialquotienten ist zweifellos die Grenzwertbestimmung, die langwierige Rechnungen oder – wie bei der Exponentialfunktion in Beispiel 4.4 – auch kompliziertere theoretische Überlegungen erfordern kann. Um sich damit nicht belasten zu müssen, stehen für das praktische Rechnen Formeln zur Verfügung, die das Differenzieren auf die formale Anwendung gewisser Regeln zurückführen.

Wir beginnen mit einer Zusammenstellung der **Ableitungsregeln** für die in Kapitel 2 eingeführten elementaren Funktionen.

- **Regel 1:** Die lineare Funktion f mit $f(x) = kx + d$ (k und d sind reelle Konstante) besitzt an jeder Stelle x_0 die Ableitung $f'(x_0) = k$. Speziell ist die Ableitung der konstanten Funktion ($k = 0$) gleich Null und die Ableitung der identischen Funktion ($k = 1, d = 0$) gleich 1.

Der Funktionsgraph der linearen Funktion mit $f(x) = kx + d$ ist bekanntlich in der (x, y)-Ebene eine Gerade mit dem Anstieg k. Dieser wurde in Abschnitt 2.2.1 als Differenzenquotient eingeführt, d.h., an jeder beliebigen Stelle x_0 ist $[f(x_0 + \Delta x) - f(x_0)]/\Delta x = k$; daher ist auch der Differentialquotient als Grenzwert des Differenzenquotienten konstant und gleich k. Im übrigen folgt die Regel 1 auch aus der Tatsache, daß die lineare Funktion an jeder Stelle x_0 mit ihrer linearen Approximation zusammenfällt.

- **Regel 2:** Die allgemeine Exponentialfunktion mit der Gleichung $f(x) = Ce^{rx}$ (C und r sind reelle Konstante) besitzt an der Stelle x_0 die Ableitung $f'(x_0) = rf(x_0) = rCe^{rx_0}$.

Die Ableitung der Exponentialfunktion wurde in Beispiel 4.4 diskutiert. Man beachte, daß für die Exponentialfunktion mit $r = 1$ die Ableitung an jeder Stelle gleich ihrem Funktionswert ist. Das gilt insbesondere auch für die natürliche Exponentialfunktion mit der Gleichung $f(x) = e^x$.

Beispiel 4.6. Die Bevölkerungsgröße $\hat{y}$ (in Millionen) der U.S.A. nahm von 1790 ($t = 0$) bis 1890 ($t = 100$) exponentiell nach der Formel $\hat{y} = f(t) = 4.121e^{0.028t}$ zu (vgl. Beispiel 2.14). Eine Hochrechnung mit dieser Formel ergibt für das Jahr 1840 (t=50) die Bevölkerungsgröße 16.711 Millionen. Welchen Wert hätte man bei linearer Extrapolation mit Hilfe der im Zeitpunkt $t_0 = 0$ an die Exponentialkurve gelegten Tangente erhalten?

Wir bestimmen zuerst die Ableitung von $\hat{y}$ an der Stelle $t = 0$. Wegen $f'(t) = 0.028 \cdot 4.121e^{0.028t}$ ist $f'(0) = 0.11534$. Die Tangentenapproximation der Exponentialfunktion an der Stelle $t_0 = 0$ ist durch die lineare Funktion $g(t) = f(0) + f'(0)(t - 0) = 4.121 + 0.11534t$ gegeben. Ihr Funktionswert an der Stelle $t = 50$ ist 9.888. Die im Jahre 1790 für 1840 prognostizierte Bevölkerungsgröße beträgt also bei linearer Extrapolation 9.888 Millionen.

- **Regel 3:** Die allometrische Funktion f mit der Gleichung $f(x) = bx^c$ (b und c sind reelle Konstante) besitzt an jeder Stelle $x_0 > 0$ die Ableitung $f'(x_0) = bcx_0^{c-1}$.

Ergänzend zur Regel 3 sei bemerkt, daß die dort angegebene Formel die Ableitung von f für beliebige x_0 (bzw. beliebige $x_0 \neq 0$) liefert, wenn der Exponent c ganzzahlig und positiv (bzw. ganzzahlig und negativ) ist. Im Falle $b = 1$ erhält man die sogenannte **Potenzregel**, die man meist kurz in der Form $(x^c)' = cx^{c-1}$ anschreibt. Ist z.B. $W = f(M) = 291.21M^{0.7347}$ (vgl. Beispiel 2.6a), so gilt: $f'(M) = 291.21 \cdot 0.7347M^{0.7347-1} = 162.52/M^{0.2653}$.

- **Regel 4:** Die allgemeine Sinusfunktion f mit der Funktionsgleichung $f(x) = r \sin(\omega x + \varphi_0)$ (r, ω und φ_0 sind reelle Konstante, r und ω sind positiv) besitzt an jeder Stelle x_0 die Ableitung $f'(x_0) = r\omega \cos(\omega x_0 + \varphi_0)$.

Die Regel 4 beinhaltet als Sonderfälle die Ableitungen der Sinusfunktion ($r = \omega = 1$, $\varphi_0 = 0$) sowie der Kosinusfunktion ($r = \omega = 1$, $\varphi_0 = \pi/2$): $\sin'(x_0) = \cos x_0$, $\cos'(x_0) = \cos(x_0 + \pi/2) = \sin(x_0 + \pi) = -\sin x_0$. Damit bestätigt man z.B. schnell, daß die Sinuslinie an der Stelle 0 die horizontale Achse unter einem Winkel von $45°$ schneidet (d.h., der Winkel, den die Tangente an der Stelle 0 mit der horizontalen Achse einschließt, ist $45°$). Es ist nämlich $\sin'(0) = \cos 0 = 1$ und $\arctan 1 = 45°$.

Wir wenden uns nun der Ableitung der Logarithmusfunktion zu. Diese wurde im Abschnitt 2.4.3 durch „Umkehrung" der Exponentialfunktion eingeführt. So ordnet die natürliche Logarithmusfunktion jedem $y > 0$ die (eindeutig bestimmte) Lösung $x = \ln y$ von $e^x = y$ zu. Man bezeichnet die natürliche Logarithmusfunktion als **Umkehrfunktion** der natürlichen Exponentialfunktion. In Analogie dazu wird der Begriff der Umkehrfunktion allgemein so präzisiert:

Es sei f eine Funktion mit der Definitionsmenge D. Die Menge aller Bilder $f(x)$ von $x \in D$ sei mit W bezeichnet, wobei D und W gewisse Intervalle der Zahlengeraden darstellen. Zu jedem vorgegebenen $y \in W$ möge es genau einen Wert $x \in D$ mit der Eigenschaft $f(x) = y$ geben. Dann kann eine Funktion $f^{-1} : W \to D$ definiert werden, die jedem $y \in W$ den Funktionswert $x = f^{-1}(y)$ mit $y = f(x)$ zuordnet. Diese Funktion heißt Umkehrfunktion (oder inverse Funktion) von $f : D \to W$.

Um die Funktionsgleichung der Umkehrfunktion in der gewohnten Form $y = f^{-1}(x)$ zu erhalten, muß man die Funktionsgleichung $y = f(x)$ von f nach x auflösen und x mit y vertauschen. In der (x, y)-Ebene bedeutet die Vertauschung von x mit y geometrisch eine Spiegelung an der Geraden $y = x$. Man erhält also den Graphen $G_{f^{-1}}$ von f^{-1}, indem man den Graphen G_f von f an der Winkelhalbierenden des ersten Quadranten der (x, y)-Ebene spiegelt. Bei dieser Spiegelung geht die Tangente t an G_f im Punkt (x_0, y_0) über in die Tangente t^{-1} an $G_{f^{-1}}$ im Punkt (y_0, x_0), wobei wir, um senkrechte Lagen von t^{-1} auszuschließen, $f'(x_0) \neq 0$ annehmen wollen. Die Tangente t kann durch die Gleichung $y = y_0 + f'(x_0)(x - x_0)$ dargestellt werden. Löst man diese Gleichung nach x auf und vertauscht x mit y, so erhält man

$$y = x_0 + \frac{1}{f'(x_0)}(x - y_0)$$

als Gleichung der Tangente t^{-1} an $G_{f^{-1}}$ an der Stelle y_0. Dieser Gleichung entnimmt man, daß die Ableitung von f^{-1} an der Stelle y_0 gleich ist dem Kehrwert der Ableitung von f an der Stelle x_0. Wir fassen diesen Sachverhalt in der folgenden Regel für die **Ableitung der Umkehrfunktion** zusammen.

- **Regel 5:** Die Funktion f besitze (in einem gewissen Intervall) die mit f^{-1} bezeichnete Umkehrfunktion (diese ordnet jedem y_0 aus der Wertemenge von

f die eindeutig bestimmte Lösung $x_0 = f^{-1}(y_0)$ der Gleichung $f(x_0) = y_0$ zu). Zwischen den Ableitungen von f^{-1} und f besteht dann der Zusammenhang

$$(f^{-1})'(y_0) = \frac{1}{f'(x_0)} ,$$

wobei $f'(x_0) \neq 0$ vorausgesetzt werden muß. Speziell folgt daraus für die Ableitung $(\ln)'(y_0)$ der natürlichen Logarithmusfunktion an der Stelle y_0 die Formel:

$$(\ln)'(y_0) = \frac{1}{e^{x_0}} = \frac{1}{y_0}.$$

Aus den behandelten elementaren Funktionen lassen sich die meisten der in den Anwendungen auftretenden komplizierteren Funktionen durch Summen-, Produkt- und Quotientenbildung sowie durch Hintereinanderschaltung (Komposition) aufbauen. Bei der Differentiation derart „zusammengesetzter" Funktionen wendet man die sogenannten **allgemeinen Ableitungsregeln** an, die eine Rückführung der Ableitung der gegebenen Funktion auf die Ableitungen der diese aufbauenden elementaren Funktionen ermöglichen.

Man bezeichnet als **Summe** $f_1 + f_2$ zweier Funktionen f_1 und f_2 jene Funktion, die jedem x des gemeinsamen Definitionsbereiches von f_1 und f_2 den Funktionswert $(f_1 + f_2)(x) = f_1(x) + f_2(x)$ zuordnet. Offensichtlich ist die Summe zweier linearer Funktionen wieder eine lineare Funktion. Ist $f_1(x) = k_1 x + d_1$ und $f_2(x) = k_2 x + d_2$, so ist $f(x) = (k_1 + k_2)x + d_1 + d_2$ die Gleichung der Summenfunktion; ihre Ableitung ist $k_1 + k_2$, also gleich der Summe der Ableitungen von f_1 und f_2. Wir wollen dieses Ergebnis benutzen, um die Ableitung der Summe von irgendwelchen zwei (an der Stelle x_0 differenzierbaren) Funktionen f_1 und f_2 zu bestimmen. Dazu werden die Funktionen an der Stelle x_0 durch die entsprechenden linearen Approximationsfunktionen

$$\begin{aligned} g_1(x) &= f_1(x_0) + f_1'(x_0)(x - x_0), \\ g_2(x) &= f_2(x_0) + f_2'(x_0)(x - x_0) \end{aligned}$$

ersetzt und die Summe $g = g_1 + g_2$ gebildet. Die Ableitung von g an der Stelle x_0 ist also gleich $f_1'(x_0) + f_2'(x_0)$, und das ist auch die gesuchte Ableitung der Summenfunktion $f = f_1 + f_2$; denn g ist nichts anderes als die lineare Approximation der Summenfunktion $f = f_1 + f_2$ an der Stelle x_0. Somit gilt die

- **Regel 6 (Summenregel):** Es seien f_1 und f_2 zwei Funktionen, die an der Stelle x_0 die Ableitungen $f_1'(x_0)$ bzw. $f_2'(x_0)$ besitzen. Dann gilt für die Ableitung der Summenfunktion $f_1 + f_2$:

$$(f_1 + f_2)'(x_0) = f_1'(x_0) + f_2'(x_0).$$

Ein wichtiger Spezialfall zur Regel 6 sei besonders angemerkt: Wenn etwa f_1 konstant ist, verbleibt als Ableitung der Summe einfach $f_2'(x_0)$, da die Ableitung jeder konstanten Funktion verschwindet. Die Funktion f_1 wird in diesem Fall eine **additive Konstante** genannt, die – wie man kurz sagt – beim Differenzieren „wegfällt".

Beispiel 4.7.

a) Für das in Beispiel 2.15a angeführte NEWTONsche Abkühlungsgesetz $T = f(t) = T_U + (T_0 - T_U)\mathrm{e}^{-kt}$ soll die Ableitung der Temperatur T nach der Zeit t an einer vorgegebenen Stelle $t_0 \geq 0$ bestimmt werden. Offensichtlich ist $f(t)$ eine Summe aus der (additiven) Konstanten T_U und dem Exponentialfunktionsterm $y_0 \mathrm{e}^{rt}$ mit $y_0 = (T_0 - T_U)$ und $r = -k$. Die additive Konstante fällt beim Differenzieren weg, die Ableitung der Exponentialfunktion an der Stelle t_0 ist nach Regel 2 durch $-k(T_0 - T_U)\mathrm{e}^{-kt_0}$ gegeben. Daher ist

$$\frac{dT}{dt}(t_0) = -k(T_0 - T_U)\mathrm{e}^{-kt_0}\,.$$

Wegen $T_0 > T_U$ ist die Zeitableitung der Temperatur für jedes t_0 negativ, d.h., die Temperatur nimmt stets ab. Das Tempo der Abkühlung ist am Anfang (also für $t_0 = 0$) am größten.

b) Nach dem in Beispiel 1.17 skizzierten SCHAEFERschen Modell ist der bei kontinuierlicher Ausbeutung einer Tierpopulation zu erwartende Ertrag H in Abhängigkeit von der Bejagungsintensität E durch $H = f(E) = EC(1 - E/r)$ gegeben (r und C sind positive Konstante). H ist also eine quadratische Funktion von E, deren Funktionsgraph in der (E, H)-Ebene eine Parabel mit zur H-Achse paralleler Achse ist. Wir bestimmen die Koordinaten des Parabelscheitels. Dieser besitzt eine zur E-Achse parallele Tangente, deren Anstieg in der (E, H)-Ebene also Null ist. Somit ist jene Stelle E_S zu bestimmen, an der die Ableitung von f verschwindet. Durch Ausmultiplizieren der Klammer erkennt man, daß f wieder von der Gestalt $f_1 + f_2$ ist mit $f_1(E) = CE$ und $f_2(E) = -(C/r)E^2$. Es ist $f_1'(E) = C$ (Regel 1) und $f_2'(E) = -2(C/r)E$ (Regel 3), woraus mit Regel 6

$$\frac{dH}{dE}(E) = C - \frac{2C}{r}E$$

folgt. Setzt man die rechte Seite Null, so erhält man die gesuchte Scheitelkoordinate $E_S = r/2$. Als entsprechender H-Wert folgt $H_S = f(E_S) = Cr/4$. Da die Parabel – wegen des negativen Vorzeichens des E^2-Terms in der Funktionsgleichung $H = f(E)$ – von unten offen ist, stellt die Scheitelkoordinate H_S den maximalen Ertragswert $H_{\max}$ dar, der bereits im Beispiel 1.17 auf elementarem Wege gefunden wurde.

Auch die Regel für die Ableitung des **Produkts** $f_1 f_2$ von zwei Funktionen f_1 und f_2, also der Funktion mit der Gleichung $(f_1 f_2)(x) = f_1(x)f_2(x)$, kann man sich leicht mit Hilfe der Methode der Linearapproximation klarmachen. Nach dieser Technik werden also die gegebenen Funktionen f_1 und f_2 in der Umgebung der interessierenden Stelle x_0 durch ihre Linearapproximationen g_1 und g_2 ersetzt. Das Produkt dieser linearen Ersatzfunktionen ist – bis auf einen Fehler der Ordnung $o(x - x_0)$ – durch

$$f_1(x_0)f_2(x_0) + \left(f_1'(x_0)f_2(x_0) + f_1(x_0)f_2'(x_0)\right)(x - x_0)$$

gegeben. Daraus entnimmt man für $g_1 g_2$ die Ableitung $f_1'(x_0)f_2(x_0) + f_1(x_0)f_2'(x_0)$ an der Stelle x_0, und das ist zugleich auch die gesuchte Ableitung von $f_1 f_2$ an der Stelle x_0.

- **Regel 7 (Produktregel):** Sind $f_1'(x_0)$ und $f_2'(x_0)$ die Ableitungen der Funktionen f_1 und f_2 an der Stelle x_0, dann gilt für das Produkt $f_1 f_2$:

$$(f_1 f_2)'(x_0) = f_1'(x_0)f_2(x_0) + f_1(x_0)f_2'(x_0).$$

Wenn einer der Faktoren konstant ist, z.B. $f_1(x) = c = konstant$ gilt, dann reduziert sich die Produktregel auf $(cf_2)'(x_0) = cf_2'(x_0)$. Man bezeichnet in diesem Zusammenhang c als **multiplikative Konstante**, die – im Gegensatz zur additiven Konstante – beim Differenzieren „erhalten" bleibt.

Im Anschluß an die Produktregel läßt sich schnell die Ableitungsregel für den **Quotienten** $f = f_1/f_2$ zweier Funktionen f_1 und f_2 formulieren. Die Quotientenfunktion f ordnet jedem x, für das f_1 und f_2 definiert sind und $f_2(x) \neq 0$ ist, den Wert $f(x) = f_1(x)/f_2(x)$ zu. Auf der Definitionsmenge von f kann f_1 als Produkt von f und f_2 dargestellt werden. Wendet man auf $f_1 = f f_2$ an der Stelle $x = x_0$ die Produktregel an, so folgt $f_1' = f' f_2 + f f_2'$ (das Funktionsargument x_0 wurde weggelassen). Löst man diese Gleichung nach f' auf und setzt $f = f_1/f_2$, erhält man die

- **Regel 8 (Quotientenregel):** Sind $f_1'(x_0)$ und $f_2'(x_0)$ die Ableitungen der Funktionen f_1 und f_2 an der Stelle x_0 und ist ferner $f_2(x_0) \neq 0$, dann gilt für den Quotienten f_1/f_2:

$$\left(\frac{f_1}{f_2}\right)'(x_0) = \frac{f_1'(x_0)f_2(x_0) - f_1(x_0)f_2'(x_0)}{(f_2(x_0))^2}$$

Beispiel 4.8.

a) Wir bestimmen für die Funktion f mit $f(I) = c \lg(I/I_0)$, die die WEBER–FECHNERsche Skalentransformation wiedergibt, den Tangentenanstieg an der Stelle $I = I_0$ (vgl. Beispiel 2.17). Um die Formel zur Ableitung der natürlichen Logarithmusfunktion (Regel 5) anwenden zu können, muß der Zehnerlogarithmus $\lg(I/I_0)$ mit Hilfe von $(1/\ln 10)\ln(I/I_0)$ durch den natürlichen Logarithmus dargestellt werden (siehe Abschnitt 1.2.1). Somit ist

$$f(I) = \frac{c}{\ln 10}\ln\frac{I}{I_0} = \frac{c}{\ln 10}\ln I - \frac{c}{\ln I_0}\ln 10$$

als eine Differenz von zwei Termen darstellbar, von denen der zweite eine Konstante darstellt, die beim Differenzieren wegfällt. Der erste Term ist ein Produkt aus der (multiplikativen) Konstanten $c/\ln 10$, die beim Differenzieren erhalten bleibt, und dem Funktionsterm $\ln I$ mit der Ableitung $1/I$. Die gesuchte Ableitung $f'(I_0)$ ist daher gleich $c/(I_0 \ln 10)$.

b) In Beispiel 3.17 wurde mittels geometrischer Iteration für die Differenzengleichung $x_{n+1} = g(x_n)$ mit $g(x) = 3x^2/(x+4)$ gezeigt, daß der

Gleichgewichtspunkt $x_0 = 2$ abstoßend ist. Wir bestätigen dieses Resultat, indem wir die Ableitung von g an der Stelle $x_0 = 2$ bestimmen. Dazu ist die Quotientenregel anzuwenden. Mit $f_1(x) = 3x^2$ und $f_2(x) = x + 4$ sowie $f_1'(x) = 6x$ und $f_2'(x) = 1$ ergibt sich:

$$g'(2) = \frac{f_1'(2)f_2(2) - f_1(2)f_2'(2)}{(f_2(2))^2} = \frac{12 \cdot 6 - 12 \cdot 1}{36} = \frac{5}{3}.$$

Wegen $g'(2) > 1$ ist der betrachtete Gleichgewichtspunkt abstoßend.

Die bisherigen Ableitungsregeln versagen bei der in Beispiel 4.5 betrachteten Glockenkurve, deren Gleichung vom Typ

$$f(x) = ae^{bx^2}$$

mit konstantem a und b ist. Führt man zwei Hilfsfunktionen f_1 bzw. f_2 ein mit $f_1(x) = ae^x$ bzw. $f_2(x) = bx^2$, so erkennt man, daß

$$f(x) = ae^{bx^2} = ae^{f_2(x)} = f_1(f_2(x))$$

ist. Hier liegt eine „Hintereinanderschaltung" oder **Komposition** der Funktionen f_1 und f_2 vor, wofür man auch kurz $f_1 \circ f_2$ schreibt. Allgemein versteht man unter der Komposition der Funktionen f_1 und f_2 die durch $f_1 \circ f_2$ bezeichnete Funktion, die jedem x des Definitionsbereiches von f_2 den Wert $(f_1 \circ f_2)(x) = f_1(f_2(x))$ zuordnet (dabei ist natürlich wichtig, daß $f_2(x)$ zum Definitionsbereich von f_1 gehört). Die folgende Regel zeigt, wie man mit den Ableitungen der Funktionen f_1 und f_2 die Ableitung von $f_1 \circ f_2$ ausdrücken kann:

- **Regel 9 (Kettenregel)**: Die Funktion f_2 besitze an der Stelle x_0 die Ableitung $f_2'(x_0)$, und die Ableitung von f_1 an der Stelle $f_2(x_0)$ sei $f_1'(f_2(x_0))$. Dann gilt für die Ableitung $(f_1 \circ f_2)'$ der Komposition von f_1 und f_2 an der Stelle x_0:
$$(f_1 \circ f_2)'(x_0) = f_1'(f_2(x_0)) \cdot f_2'(x_0)$$

Zur Veranschaulichung dieser wichtigen Regel gehen wir von der Komposition $g_1 \circ g_2$ von zwei linearen Funktionen g_1 und g_2 aus, die wieder eine lineare Funktion darstellt. Denn mit $g_1(x) = k_1x + d_1$ und $g_2(x) = k_2x + d_2$ ist $(g_1 \circ g_2)(x) = g_1(g_2(x)) = g_1(k_2x + d_2) = k_1(k_2x + d_2) + d_1 = k_1k_2x + k_1d_2 + d_1$. Dabei ist der Anstieg von $g_1 \circ g_2$ gleich dem Produkt der Anstiege von g_1 und g_2. Um bei nichtlinearem f_1 und f_2 zu einer Aussage über den Anstieg von $f_1 \circ f_2$ an einer vorgegebenen Stelle x_0 zu gelangen, denken wir uns nun f_2 an der Stelle x_0 und f_1 an der Stelle $f_2(x_0)$ linear approximiert. Die entsprechenden linearen Ersatzfunktionen seien g_2 und g_1 (mit den Anstiegen $f_2'(x_0)$ bzw. $f_1'(f_2(x_0))$). Somit ist auch $g_1 \circ g_2$ linear mit dem Anstieg $f_1'(f_2(x_0)) \cdot f_2'(x_0)$. Die Annahme ist naheliegend, daß $g_1 \circ g_2$ die Linearapproximation von $f_1 \circ f_2$ darstellt und daher der Anstieg von $g_1 \circ g_2$ zugleich die Ableitung von $f_1 \circ f_2$ an der Stelle x_0 ist.

Beispiel 4.9.

a) Wir wenden die Kettenregel zuerst auf die vorhin betrachtete Funktion mit der Gleichung

$$f(x) = ae^{bx^2}$$

an, um die Ableitung an der Stelle $x_0 = 1$ zu bestimmen. Wie bereits ausgeführt wurde, ist $f(x) = f_1(f_2(x))$ mit $f_1(x) = ae^x$ und $f_2(x) = bx^2$. Wegen $f_2(1) = b$, $f_1'(b) = ae^b$ und $f_2'(1) = 2b$ ist $f'(1) = f_1'(b) \cdot f_2'(1) = 2abe^b$.

b) Die Abhängigkeit der Photosyntheserate P von der Lichtintensität I wird u.a. durch die Funktionsgleichung

$$P = f(I) = \frac{\alpha I P_m}{\sqrt{P_m^2 + \alpha^2 I^2}}$$

beschrieben, wobei α und P_m Konstante darstellen (vgl. THORNLEY 1976). Zu berechnen ist die Ableitung an der Stelle $I_0 = P_m/\alpha$.

Zunächst sieht man, daß $f(I)$ ein Quotient ist mit dem Zählerterm $Z(I) = \alpha I P_m$ und dem Nennerterm $N(I) = (P_m^2 + \alpha^2 I^2)^{0.5}$. Die Anwendung der Quotientenregel (Regel 8) führt auf

$$f'(I_0) = \frac{Z'(I_0)N(I_0) - Z(I_0)N'(I_0)}{(N(I_0))^2}.$$

Es ist $Z'(I_0) = \alpha P_m$, $N(I_0) = N(P_m/\alpha) = P_m\sqrt{2}$ und $Z(I_0) = Z(P_m/\alpha) = P_m^2$. Der Nenner kann als Komposition in der Form $N(I) = N_1(N_2(I))$ angeschrieben werden mit $N_2(I) = P_m^2 + \alpha^2 I^2$ und $N_1(I) = I^{0.5}$. Mit der Kettenregel erhält man

$$\begin{aligned} N'(I_0) &= N_1'(N_2(I_0)) \cdot N_2'(I_0) \\ &= 0.5(P_m^2 + \alpha^2 I_0^2)^{-0.5} \cdot 2\alpha^2 I_0 = \frac{\alpha}{\sqrt{2}}. \end{aligned}$$

Damit ergibt sich nach Einsetzen der Zwischenergebnisse

$$f'(I_0) = \frac{\alpha P_m \cdot P_m\sqrt{2} - P_m^2 \cdot \frac{\alpha}{\sqrt{2}}}{2P_m^2} = \frac{\alpha}{2\sqrt{2}}.$$

4.2 Beschreibung von Funktionen mit Hilfe der Ableitung

4.2.1 Lokale Approximation durch Polynome

Unter **Approximation** versteht man die Darstellung einer gegebenen Funktion durch eine geeignet gewählte Ersatzfunktion. Die Notwendigkeit dazu kann sich aus verschiedenen Gründen ergeben. Wenn für eine Funktion f, von der eine Wertetabelle vorliegt, eine formelmäßige Darstellung gesucht wird, spricht man von **diskreter Approximation**. Wir haben uns damit im zweiten Kapitel beschäftigt, wo verschiedene Näherungsfunktionen (lineare Funktionen, allometrische Funktionen, Exponentialfunktionen, trigonometrische Polynome) nach der Methode der kleinsten Quadrate an vorgegebene Daten angepaßt wurden. Zur diskreten Approximation zählt auch die Interpolation, wo man eine Übereinstimmung von f mit der Ersatzfunktion an vorgegebenen Stellen fordert. Der Sonderfall der linearen Interpolation wurde in Abschnitt 2.2.1 behandelt.

Ein Approximationsproblem anderer Art liegt vor, wenn eine Funktion f, die nur durch eine komplizierte Formel darzustellen oder nur schwer zu berechnen ist, in der Umgebung einer vorgegebenen Stelle x_0 durch eine einfachere Ersatzfunktion angenähert werden soll. Dabei soll der Approximationsfehler vor allem in der Umgebung von x_0 klein bleiben, weshalb man nun auch von einer **lokalen Approximation** spricht. Als Ersatzfunktionen werden bevorzugt Polynome verwendet, die rechentechnisch bequem zu handhaben sind. Ein **Polynom vom Grade** n $(n = 1, 2, \ldots)$ ist eine Funktion p_n mit der Gleichung

$$p_n(x) = c_0 + c_1 x + c_2 x^2 + \cdots + c_n x^n\,,$$

in der c_0, c_1, ..., c_n reelle Zahlen sind, die man Koeffizienten nennt, und insbesondere $c_n \neq 0$ ist. Die meisten für das praktische Rechnen angegebenen Näherungsformeln stellen lokale Polynomapproximationen um die Stelle $x_0 = 0$ dar. Als ein einfaches Beispiel sei die in Beispiel 4.2 mittels linearer Approximation gefundene Formel $\sqrt{1 + x} \approx 1 + x/2$ erwähnt; die damit berechneten Näherungswerte weichen um weniger als 0.2% von den exakten Funktionswerten ab, wenn man sich auf x-Werte von -0.1 bis 0.1 beschränkt. Stellt man größere Ansprüche an die Genauigkeit, müssen Approximationspolynome mit höherem Grad verwendet werden. So wird z.B. zur Berechnung von Sinusfunktionswerten die Näherungsformel

$$\sin x \approx x - \tfrac{1}{6}x^3 + \tfrac{1}{120}x^5$$

benutzt, wobei der Fehler im Intervall $0 \leq x \leq \pi/6$ unter 0.0005% bleibt (der Winkel x muß im Bogenmaß eingesetzt werden). Wir wollen im folgenden mit Hilfe von Polynomen p_n, die eine vorgegebene Funktion f in der Umgebung einer festen Stelle x_0 approximieren, Aussagen über f gewinnen und beginnen mit dem einfachsten Fall der lokalen Approximation von f durch ein Polynom p_1 ersten Grades.

4.2.2 Lineare Approximation

a) Monotonieverhalten. Nach den Ausführungen in Abschnitt 4.1.1 kann jede in x_0 differenzierbare Funktion f in der Umgebung dieser Stelle linear durch $g(x) = f(x_0) + f'(x_0)(x - x_0)$ approximiert werden. Wir setzen also $p_1 = g$. Geometrisch steckt hinter der Approximation von f durch p_1 der Sachverhalt, daß die bestmögliche Approximationsgerade des Graphen von f in der Umgebung von x_0 dessen Tangente an der Stelle x_0 darstellt. Das lineare Approximationspolynom ist durch die Forderung festgelegt, daß es an der Stelle x_0 mit der zu approximierenden Funktion f sowohl im Funktionswert als auch im Anstieg übereinstimmt, d.h., es muß gelten: $p_1(x_0) = f(x_0)$ und $p_1'(x_0) = f'(x_0)$.

Je nachdem, ob $f'(x_0)$ positiv, negativ oder Null ist, stellt die durch p_1 dargestellte Tangente in der (x, y)-Ebene eine steigende, fallende oder horizontale Gerade dar. Entsprechend nennt man die Funktion f an der Stelle x_0 steigend, fallend oder stationär. Gilt $f'(x) > 0$ an jeder Stelle x eines Intervalls (a, b), so ist f dort **streng monoton wachsend**, d.h., für alle x_1, x_2 in (a, b) folgt aus $x_1 > x_2$ die Ungleichung $f(x_1) > f(x_2)$. Ist dagegen $f'(x) < 0$ in (a, b), so ist f dort **streng monoton fallend**, d.h., für alle x_1, x_2 in (a, b) folgt aus $x_1 > x_2$ die Ungleichung $f(x_1) < f(x_2)$. Die Ableitung ist also eng mit dem **Monotonieverhalten** einer Funktion verbunden.

Beispiel 4.10. Die nach BATEMAN benannte Funktionsgleichung

$$f(t) = \frac{c_0 \lambda}{\lambda - \Lambda} \left(e^{-\Lambda t} - e^{-\lambda t} \right)$$

mit der Zeitvariablen $t \geq 0$ und den Konstanten $c_0 > 0$, $\Lambda > 0$ und $\lambda > 0$ ($\Lambda \neq \lambda$) spielt in der Pharmakologie eine Rolle. Sie wird verwendet, um den Konzentrationsverlauf eines zum Zeitpunkt $t = 0$ applizierten Pharmakons in einem Wirkkompartment darzustellen, bei dem sowohl die Absorption als auch die Elimination nach einer Kinetik erster Ordnung erfolgen. Das ist z.B. bei der Verteilung eines Pharmakons im Blut nach oraler Verabreichung der Fall.

Wir bestimmen zuerst das lineare Approximationspolynom p_1 an der Stelle 0. Dazu denken wir uns p_1 in der Form $p_1(t) = c_0 + c_1 t$ mit unbestimmten Koeffizienten angesetzt und ermitteln diese aus den Forderungen $p_1(0) = f(0)$ und $p_1'(0) = f'(0)$. Es ist also $c_0 = 0$ und $c_1 = f'(0)$. Wegen

$$f'(t) = \frac{c_0 \lambda}{\lambda - \Lambda} \left(-\Lambda e^{-\Lambda t} - (-\lambda)e^{-\lambda t} \right) = \frac{c_0 \lambda \Lambda}{\lambda - \Lambda} e^{-\lambda t} \left(-e^{(\lambda - \Lambda)t} + \frac{\lambda}{\Lambda} \right)$$

ist $f'(0) = c_0 \lambda$. Wir verwenden die bereits berechnete Ableitung $f'(t)$ auch noch dazu, um das Monotonieverhalten von f zu studieren. Offensichtlich ist f stationär an der Stelle $t = t_m = (\ln \lambda - \ln \Lambda)/(\lambda - \Lambda)$, d.h., es ist $f'(t_m) = 0$; für $t < t_m$ ist $f'(t) > 0$ und für $t > t_m$ gilt $f'(t) < 0$. Somit ist f im Intervall von 0 bis t_m streng monoton wachsend, und zwar vom Wert $f(0) = 0$ zum Maximalwert $f(t_m)$; im Intervall $t \geq t_m$ fällt f dagegen streng monoton von $f(t_m)$ gegen Null. Mit diesen Informationen kann man f bereits grob skizzieren. Die in Abb. 4.4 dargestellte BATEMAN-Funktion gibt für einen Erwachsenen die zeitliche Änderung der Konzentration c von *Chlorphenesin Carbamid* (Antimykotikum) im Blutserum nach oraler Verabreichung einer 3-g-Tablette zum Zeitpunkt $t = 0$ wieder ($\lambda = 1.04 \text{ h}^{-1}$, $\Lambda = 0.161 \text{ h}^{-1}$, $c_0 = 28.7 \, \mu\text{g/ml}$; vgl. GIBALDI & PERRIER 1975).

b) Bestimmung von Nullstellen. Man bezeichnet x^* als eine **Nullstelle** der Funktion f, wenn dort der Funktionswert verschwindet, d.h., wenn $f(x^*) = 0$ gilt. Die Nullstellenbestimmung läuft also auf die Lösung der Gleichung $f(x) = 0$

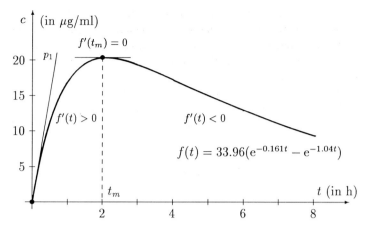

Abb. 4.4. Diskussion der BATEMAN-Funktion

hinaus. Dafür gibt es verschiedene numerische Algorithmen, auf die man angewiesen ist, wenn eine formelmäßige Darstellung der Lösungen nicht möglich oder zu kompliziert ist. Ein Standardalgorithmus zur Nullstellenbestimmung ist das NEWTON-Verfahren, das auf folgender Überlegung beruht: Es sei x_0 ein (z.B. graphisch oder mittels einer Wertetabelle gefundener) Näherungswert für die gesuchte Nullstelle x^* von f. An der Stelle x_0 wird f durch das lineare Polynom $p_1(x) = f(x_0) + f'(x_0)(x - x_0)$ approximiert, das die Nullstelle $x_1 = h(x_0) = x_0 - f(x_0)/f'(x_0)$ besitzt. Wenn x_0 nahe genug bei x^* liegt, wird x_1 ein verbesserter Näherungswert für x^* sein. Mit x_1 als Ausgangswert kann man nun auf dieselbe Weise einen neuerlich verbesserten Näherungswert $x_2 = h(x_1)$ bestimmen usw. (vgl. Abb. 4.5). Durch den **Startwert** x_0 und durch die **Iterationsvorschrift**

$$x_{n+1} = h(x_n) = x_n - \frac{f(x_n)}{f'(x_n)} \quad (n = 0, 1, \ldots)$$

wird also eine Folge von Näherungswerten definiert. Diese konvergiert im Falle $f'(x^*) \neq 0$ für hinreichend nahe bei x^* liegende Startwerte sehr schnell gegen x^*. Es genügen daher oft schon wenige Schritte, um einen „ausreichend genauen" Näherungswert zu erhalten, mit dem man die Iteration abbrechen kann. Das Erreichen der geforderten Genauigkeit überprüft man mit einem geeigneten **Abbruchskriterium**. Meist gibt man eine Schranke $\varepsilon > 0$ für den von der n-ten Iteration zur nächsten erreichten (relativen) Genauigkeitsgewinn

$$G = \left| \frac{x_{n+1} - x_n}{x_n} \right| = \left| \frac{f(x_n)}{x_n f'(x_n)} \right|$$

vor, d.h., man bricht ab, wenn $G \leq \varepsilon$ gilt. Der dem NEWTON-Verfahren zugrundeliegende Algorithmus ist in Abb. 4.5 graphisch veranschaulicht.

Beispiel 4.11. Wir bestimmen die positive Nullstelle x^* von $f(x) = x^2 - a$ mit $a > 0$. Offensichtlich ist $x^* = \sqrt{a}$, d.h., wir verwenden das NEWTON-

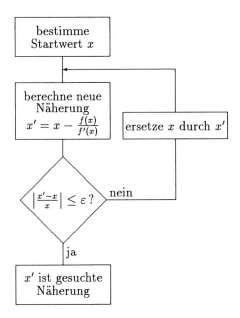

Abb. 4.5. Ablaufplan zum NEWTON-Verfahren

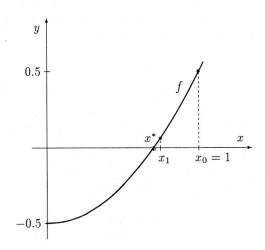

Abb. 4.6. Nullstellenbestimmung mit dem NEWTON-Verfahren

Verfahren zur näherungsweisen Berechnung der Quadratwurzel von a. Wegen $f'(x) = 2x$ lautet die Iterationsvorschrift

$$x_{n+1} = x_n - \frac{f(x_n)}{f'(x_n)} = x_n - \frac{x_n^2 - a}{2x_n} = \frac{1}{2}\left(x_n + \frac{a}{x_n}\right).$$

Der Graph von f ist eine nach unten konvexe Parabel mit dem Scheitel im Punkt $(0, -a)$. In Abb. 4.6 ist die Parabel mit $a = 0.5$ für positive x dargestellt. Man erkennt, daß man mit jedem Startwert $x_0 > \sqrt{a}$ eine streng monoton fallende Folge von Näherungswerten erhält. Insbesondere ergibt sich zum Startwert $x_0 = 1$: $x_1 = 0.75$, $x_2 = 0.708333\ldots$, $x_3 = 0.707107\ldots$, $x_4 = 0.707106\ldots$ usw. Die angeschriebenen Ziffern von x_4 stimmen mit den entsprechenden Stellen des genauen Wertes von $\sqrt{0.5}$ überein.

Bei jedem Schritt des NEWTON-Verfahrens muß sowohl der Funktionswert von f als auch der Funktionswert von f' berechnet werden. Man kann die Bestimmung der Ableitung umgehen, wenn man sie durch den Differenzenquotienten approximiert. Allerdings müssen dann zwei Startwerte x_0, x_1 vorgegeben werden, aus denen die weiteren Näherungswerte mit Hilfe der Iterationsvorschrift

$$x_{n+2} = x_{n+1} - f(x_{n+1})\frac{x_{n+1} - x_n}{f(x_{n+1}) - f(x_n)}$$

zu berechnen sind ($n = 0, 1, \ldots$). Auch diese Formel erlaubt eine anschauliche geometrische Interpretation: Der Näherungswert x_{n+2} ist nämlich nichts anderes als die Stelle, an der die durch die Punkte $(x_n, f(x_n))$ und $(x_{n+1}, f(x_{n+1}))$ gehende Sekante die x-Achse durchstößt. Man spricht deshalb auch vom **Sekantenverfahren**. Meist wählt man x_n und x_{n+1} so, daß sie die gesuchte Nullstelle einschließen.

Beispiel 4.12. Auf der Grundlage eines einfachen Klimamodells soll die mittlere Temperatur ϑ der Erdoberfläche bestimmt werden (vgl. NORTH 1993). Bezeichnet R den Erdradius, und $\sigma = 1370$ W/m^2 die Solarkonstante (das ist die an der Erdoberfläche pro Sekunde auf einen Quadratmeter normal zur Strahlungsrichtung einfallende Sonnenenergie), dann ist die der Erde pro Sekunde zugeführte Sonnenenergie durch $\pi R^2 \sigma$ gegeben. Von dieser Energie wird der Anteil $W_{zu} = \pi R^2 \sigma a_p$ absorbiert. Die (dimensionslose) Konstante a_p hängt von der Temperatur ϑ der Erdoberfläche ab; die Abhängigkeit von ϑ (in °C) kann grob durch

$$a_p(\vartheta) = \begin{cases} 0.38 + 0.165\mathrm{e}^{\vartheta} & (\vartheta \leq 0) \\ 0.71 - 0.165\mathrm{e}^{-\vartheta} & (\vartheta \geq 0) \end{cases}$$

beschrieben werden, also durch eine monoton wachsende Funktion, die sich mit abnehmendem ϑ dem Wert 0.38 (eisbedeckte Erde) und mit wachsendem ϑ dem Wert 0.71 (eisfreie Erde) nähert. In die Energiebilanz der Erde ist ferner die von der Oberfläche an die Umgebung abgestrahlte Energie aufzunehmen; die im Mittel von einem Quadratmeter der Erdoberfläche **pro Sekunde**

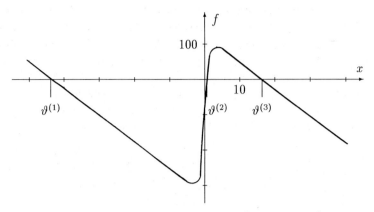

Abb. 4.7. Nullstellenbestimmung (Beispiel 4.12)

abgestrahlte Energie kann näherungsweise als lineare Funktion $A + B\vartheta$ der Temperatur der Erdoberfläche – mit $A = 212$ W/m^2, $B = 1.9$ W/(m^{2}K) und ϑ in °C – angesetzt werden. Die von der Erdoberfläche insgesamt pro Sekunde abgestrahlte Energie ist daher durch $W_{ab} = 4\pi R^2(A + B\vartheta)$ gegeben. Die Temperatur ϑ bleibt konstant, wenn $W_{zu} = W_{ab}$ ist, d.h.

$$f(\vartheta) = \frac{W_{zu} - W_{ab}}{\pi R^2} = \sigma a_p(\vartheta) - 4(A + B\vartheta) = 0$$

gilt. Die Funktion f, die ein Maß für die Netto-Energieaufnahme pro Zeiteinheit in Abhängigkeit von der mittleren Oberflächentemperatur darstellt, ist in Abb. 4.7 gezeichnet. Man erkennt, daß f drei Nullstellen besitzt. Die Nullstellen $\vartheta^{(1)}$ und $\vartheta^{(3)}$ entsprechen dem Energiegleichgewicht der vereisten bzw. eisfreien Erde. Praktisch wenig interessant ist die Nullstelle $\vartheta^{(2)}$, die einem „instabilen" Energiegleichgewicht entspricht: Eine Störung von $\vartheta^{(2)}$ bewirkt nämlich eine Veränderung der Temperatur gegen $\vartheta^{(1)}$ oder $\vartheta^{(3)}$.

Wir berechnen mit Hilfe des Sekantenverfahrens zuerst $\vartheta^{(1)}$. Offensichtlich liegt $\vartheta^{(1)}$ zwischen den Temperaturwerten $\vartheta_0^{(1)} = -50$ und $\vartheta_1^{(1)} = -40$; mit der für $\vartheta \leq 0$ gültigen Funktionsgleichung

$$f(\vartheta) = -327.4 + 226.05e^{\vartheta} - 7.6\vartheta$$

ermittelt man die Funktionswerte $f(-50) = 52.6$ und $f(-40) = -23.4$. Damit findet man den Näherungswert $\vartheta_2^{(1)} = -40 - (-23.4)(-40 + 50)/(-23.4 - 52.6) = -43.08$. Wegen $f(-43.08) = 0.008 > 0$ liegt $\vartheta^{(1)}$ im Intervall $(-43.08, -40)$; die Berechnung des nächsten Näherungswertes ergibt – im Rahmen der Rechengenauigkeit – keine Verbesserung des Resultates. Wir setzen daher $\vartheta^{(1)} \approx -43.08$. Bei der Berechnung der Nullstelle $\vartheta^{(3)}$ ist die Funktionsgleichung

$$f(\vartheta) = 124.7 + 226.05e^{-\vartheta} - 7.6\vartheta$$

anzuwenden; $\vartheta^{(3)}$ liegt im Intervall $(10, 20)$, an dessen Randstellen $\vartheta_0^{(3)} = 10$ und $\vartheta_1^{(3)} = 20$ die Funktion f die Werte $f(10) = 48.7$ und $f(20) = -27.3$ annimmt. Der erste Näherungswert ist daher durch $\vartheta_2^{(3)} = 20 - (-27.3)(20 - 10)/(-27.3 - 48.7) = 16.41$ gegeben. Wegen $f(16.41) = -0.016 < 0$ liegt die gesuchte Nullstelle im Intervall $(10, 16.41)$; auch in diesem Fall liefert die Fortsetzung des Verfahrens im Rahmen der Rechengenauigkeit keine weitere Verbesserung, sodaß $\vartheta^{(3)} \approx 16.41$ gesetzt werden kann. (Der tatsächliche Wert der mittleren Temperatur der Erdoberfläche liegt bei $15°C$.)

c) Eine Anwendung aus der Populationsbiologie. Auf der Grundlage des exponentiellen Wachstumsgesetzes wird eine grundlegende Formel hergeleitet, die man zur Bestimmung der Wachstumsrate aus Mortalitäts- und Fertilitätsdaten verwendet. Den mathematischen Kern der Herleitung bildet wieder eine lineare Polynomapproximation.

Wir bezeichnen mit $r = y'(t)/y(t)$ die relative Wachstumsrate einer Population ($y(t)$ ist die Größe der Population zum Zeitpunkt t und $y'(t)$ deren „Zeitableitung") und setzen ein konstantes (d.h. zeitunabhängiges) r voraus. Dann wird das Populationswachstum durch die Exponentialfunktion $y = f(t) = y_0 e^{rt}$ beschrieben, wobei $y_0 = y(0)$ ist. Es soll eine Formel gefunden werden, die r in Abhängigkeit von den grundlegenden populationsdynamischen Parametern, nämlich der **Mortalität** und der **Fertilität** ausdrückt. Die empirische Basis für eine derartige Darstellung bilden spezielle Tafeln, die sowohl die Anzahl der Überlebenden in einer Geburtenkohorte als auch die Anzahl der Nachkommen zusammenfassen. Die Anzahl der das Alter a erlebenden (weiblichen) Individuen sei mit n_a bezeichnet und die Anzahl der im Altersintervall von a bis $a+1$ geborenen (weiblichen) Nachkommen sei b_a. In Tabelle 4.1 ist n_a und b_a für eine Loboratoriumskolonie von Tsetsefliegen (*Glossina p. palpalis*) aufgelistet. Wir haben einen Teil der Daten von Tabelle 4.1 schon in Abschnitt 1.1.2 verwendet, um die verschiedenen Sterbetafelfunktionen zu erläutern. Man beachte, daß im Gegensatz zur Tabelle 1.3 das Alter a nun von der Geburt (der Larvenablage) weg gerechnet wird (und nicht vom Zeitpunkt des Schlüpfens). Wenn wir das Alter wieder in Einheiten von 10 Tagen ausdrücken, dann markiert auf der Altersskala der Punkt $a = 0$ die Geburt (Larvenablage) eines Tochterindividuums, der Punkt $a = 3$ den Zeitpunkt des Schlüpfens und der Punkt $\omega = 14$ das maximal erreichbare Alter. Dementsprechend enthält die Tabelle 4.1 insgesamt 14 Altersklassen, von denen sich die ersten drei auf das Puppenstadium (die Larven verpuppen sich nach kurzer Zeit) und die restlichen auf das Fliegenstadium beziehen.

Zur Beschreibung der Mortalität verwenden wir die in Abschnitt 1.1.2 eingeführten Lebensraten $l_a = l_0 n_a / n_0$ mit $l_0 = 1$. Wenn man annimmt, daß die Todesfälle in jedem Altersintervall gleichförmig verteilt sind, so befinden sich in der Mitte des Altersintervalls von a bis $a+1$ gerade $L_a = (l_a + l_{a+1})/2$ Überlebende. Werden diese mittleren Besetzungszahlen noch durch altersspezifische Kennzahlen für die Fertilität ergänzt, erhält man eine sogenannte **Kohortentafel**, die die Grundlage für die weiteren Berechnungen bildet. Ein geeignetes Fertilitätsmaß ergibt sich, wenn man die Gesamtzahl b_a der von den Mitgliedern der Kohorte

Tabelle 4.1. Anzahl n_a der Überlebenden und Geburtenzahl b_a mit den zugehörenden Kohortentafelfunktionen L_a, m_a und Φ_a für eine Laborkolonie von Tsetsefliegen (a bezeichnet das Alter in Einheiten von 10 Tagen)

a	n_a	b_a	L_a	m_a	Φ_a
0	120	0	1	0	0
1	120	0	1	0	0
2	120	0	1	0	0
3	120	0	0.996	0	0
4	119	38	0.983	0.322	0.317
5	117	48	0.967	0.414	0.400
6	115	42	0.904	0.387	0.350
7	102	39	0.792	0.411	0.325
8	88	33	0.654	0.420	0.275
9	69	20	0.483	0.345	0.167
10	47	18	0.325	0.462	0.150
11	31	8	0.221	0.302	0.067
12	22	5	0.133	0.313	0.042
13	10	0	0.042	0	0

im Altersintervall von a bis $a + 1$ geborenen weiblichen Nachkommen durch die mittlere Anzahl $L_a n_0$ der sich im betrachteten Zeitintervall befindenden Kohortenmitglieder dividiert. Die so definierten Quotienten

$$m_a = \frac{b_a}{L_a n_0} \quad (a = 0, 1, \ldots, \omega - 1)$$

werden (altersspezifische) **Fertilitätsraten** genannt. Die Größe

$$\Phi_a = L_a m_a = \frac{b_a}{n_0}$$

läßt sich als durchschnittliche Anzahl der weiblichen Nachkommen deuten, die von einem der ursprünglichen n_0 Kohortenmitglieder im Altersintervall von a bis $a + 1$ geboren werden. Neben den L_a- und den m_a-Werten sind meist auch die Φ_a-Werte in Kohortentafeln aufgelistet. Die letzten drei Spalten in Tabelle 4.1 enthalten die aus den n_a- und b_a-Werten berechneten „Kohortentafelfunktionen" L_a, m_a und Φ_a für die betrachtete Tsetsefliegenpopulation.

Was kann nun aus Kohortentafeln über das Populationswachstum abgelesen werden? Nehmen wir der Einfachheit halber an, daß alle Geburten jeweils in der Mitte der Altersklassen stattfinden. Wenn zum Zeitpunkt $t = 0$ insgesamt n_0 Individuen geboren werden, so erreichen davon $n_0 L_a$ die Mitte der Altersklasse von a bis $a + 1$ – und zwar zum Zeitpunkt $t = a + 0.5$ – und bringen zu diesem Zeitpunkt selbst $n_0 L_a m_a = n_0 \Phi_a$ weibliche Nachkommen hervor. Aus diesen werden bis zum Aussterben der Kohorte (zum Zeitpunkt $t = \omega$) – bei Annahme eines exponentiellen Wachstums mit der relativen Rate r – insgesamt $n_0 \Phi_a e^{r(\omega-a-0.5)}$ (weibliche) Nachkommen hervorgegangen sein. Somit kann die Anzahl der bis zum Zeitpunkt $t = \omega$ geborenen Nachkommen der n_0 (zum Zeitpunkt $t = 0$ geborenen) Individuen einerseits durch

$$n_0 \Phi_0 e^{r(\omega-0.5)} + n_0 \Phi_1 e^{r(\omega-1.5)} + \ldots + n_0 \Phi_{\omega-1} e^{r0.5} = n_0 \sum_{a=0}^{\omega-1} \Phi_a e^{r(\omega-a-0.5)}$$

und andererseits durch $n_0 e^{r\omega}$ dargestellt werden. Durch Gleichsetzen erhält man daraus die Gleichung $\Psi(r) = 1$ mit

$$\Psi(r) = \sum_{a=0}^{\omega-1} \Phi_a e^{-r(a+0.5)} \, .$$

Es ist anschaulich klar, daß diese Gleichung genau eine reelle Lösung $r = r_0$ besitzt. Da die Φ_a-Werte nichtnegativ sind (und mindestens ein Φ_a-Wert positiv ist), ist $\Psi(r)$ auf der r-Achse streng monoton von $+\infty$ gegen 0 fallend. Zum Funktionswert 1 gibt es daher genau einen Wert $r = r_0$.

Um für r_0 eine Näherungsformel zu finden, beachten wir, daß Ψ „ähnlich" wie eine Exponentialfunktion verläuft, die man bekanntlich durch eine logarithmische Transformation linearisieren kann. Da außerdem r_0 in der Praxis meist nahe bei Null liegt, erscheint es gerechtfertigt, die Funktion $\ln \Psi$ in der Umgebung von $r = 0$ durch ein lineares Polynom zu approximieren. Wir setzen also $\ln \Psi(r) \approx c_0 + c_1 r$ und berechnen die Koeffizienten aus $c_0 = \ln \Psi(0)$ und

$$c_1 = \frac{d \ln \Psi}{dr}(0) = \frac{1}{\Psi(0)} \cdot \Psi'(0) \, .$$

Es folgt schließlich $\ln \Psi(r) \approx \ln R_0 - r\mu$, wobei

$$R_0 = \Psi(0) = \sum_{a=0}^{\omega-1} \Phi_a \quad \text{und} \quad \mu = \frac{1}{R_0} \sum_{a=0}^{\omega-1} (a + 0.5)\Phi_a$$

bedeutet. R_0 heißt **Nettoreproduktionsrate** und ist gleich der mittleren Anzahl der weiblichen Nachkommen eines Individuums. Die Größe μ heißt **mittleres Gebäralter** und stellt den Mittelwert des Lebensalters bei der Geburt von Nachkommen dar.

Die ursprüngliche Gleichung $\Psi(r) = 1$ geht durch Logarithmieren in $\ln \Psi(r) = 0$ über, sodaß sich im Rahmen unserer Näherung zur Bestimmung der relativen Wachstumsrate die lineare Gleichung $\ln R_0 - \mu r = 0$ ergibt, die die Lösung

$$r_0 = \frac{\ln R_0}{\mu}$$

besitzt. Diese Berechnungsformel wird in der populationsbiologischen Literatur viel verwendet. Speziell folgt daraus für die von uns betrachtete Tsetsefliegenpopulation: $R_0 = 2.093$, $\mu = 7.23$ ($\cdot 10$ Tage) und $r_0 = 0.1022$ pro Zeiteinheit (10 Tage).

4.2.3 Näherungsparabeln

a) Krümmung. Bessere Approximationen lassen sich erreichen, wenn man ein **quadratisches Polynom** an Stelle eines linearen Polynoms verwendet. Es sei p_2 das quadratische Polynom, mit dem die vorgegebene Funktion f an der Stelle x_0 approximiert werden soll. Wie bei der linearen Approximation verlangen wir, daß f und p_2 an der Stelle x_0 sowohl im Funktionswert als auch im Anstieg übereinstimmen. Diese beiden Forderungen sind erfüllt, wenn man p_2 in der Form

$$p_2(x) = f(x_0) + f'(x_0)(x - x_0) + c_2(x - x_0)^2$$

ansetzt. Denn offensichtlich ist $p_2(x_0) = f(x_0)$ und wegen $p_2'(x) = f'(x_0) + 2c_2(x - x_0)$ gilt auch $p_2'(x_0) = f'(x_0)$. Es verbleibt die Frage, wie der Koeffizient c_2 zu wählen ist. Wir stellen dazu wieder einige geometrische Überlegungen an, wobei wir davon ausgehen, daß der Graph von p_2 in der (x, y)-Ebene eine Parabel mit zur y-Achse paralleler Achse darstellt. Das Aussehen der Parabel wird entscheidend durch c_2 bestimmt. Bei großem $|c_2|$ ist die Parabel stark, bei kleinem $|c_2|$ schwach gekrümmt, und im Extremfall $c_2 = 0$ degeneriert die Parabel zu einer Geraden. Durch geeignete Wahl von c_2 kann also die Näherungsparabel in der Umgebung der Stelle x_0 an die „Krümmung" des zu approximierenden Funktionsgraphen angepaßt werden. Wir erheben daher die zusätzliche Forderung, daß zwischen den Graphen von f und p_2 an der Stelle x_0 bezüglich eines noch festzulegenden Krümmungsmaßes eine Übereinstimmung bestehen soll.

Zu einem Maß κ für die **Krümmung** einer Kurve kommt man auf folgende Weise: Offensichtlich besitzt eine Kurve mit einem festen Anstieg (also eine Gerade) keine Krümmung; wir ordnen ihr das Krümmungsmaß $\kappa = 0$ zu. In Entsprechung dazu sei vereinbart, daß der Graph G_f einer Funktion f an der Stelle x_0 die Krümmung $\kappa = 0$ besitzt, wenn die Tangente an G_f bei Fortschreiten entlang der x-Achse ihren Anstieg k an der Stelle x_0 nicht ändert, d.h., wenn $k'(x_0) = 0$ ist. Wegen $k = f'$ ist $k'(x_0)$ gleich der Ableitung der Ableitungsfunktion von f an der Stelle x_0, also $k'(x_0) = (f')'(x_0)$. Man nennt $(f')'(x_0)$ die **zweite Ableitung von** f an der Stelle x_0 und schreibt dafür kurz

$$f''(x_0) \quad \text{oder} \quad \frac{d^2 f}{dx^2}(x_0).$$

Im Sinne dieser Sprechweise wird f' auch als **erste Ableitung von** f bezeichnet.

Beispiel 4.13.

a) Die zweite Ableitung eines linearen Polynoms p_1 ist identisch Null. Aus $p_1(x) = c_0 + c_1 x$ folgt nämlich nach einmaligem Differenzieren $p_1'(x) = c_1$ und daraus $p_1''(x) = 0$ für jedes x. Die zweite Ableitung des quadratischen Näherungspolynoms p_2 mit der Funktionsgleichung $p_2(x) = f(x_0) + f'(x_0)(x - x_0) + c_2(x - x_0)^2$ ist $2c_2$. Denn $p_2'(x) = f'(x_0) + 2c_2(x - x_0)$ ist die erste Ableitung an der Stelle x, und nochmaliges Differenzieren ergibt schließlich als zweite Ableitung $p_2''(x) = 2c_2$ für jedes x.

b) Wir bestimmen als nächstes die zweite Ableitung der Funktion f mit der Gleichung $f(x) = \sqrt{r^2 - x^2}$ $(|x| < r)$. Der Graph dieser Funktion ist bekanntlich die „obere" Hälfte eines Kreises mit dem Mittelpunkt im Koordinatenursprung und dem Radius r. Wendet man die Kettenregel auf $f(x) = (r^2 - x^2)^{0.5}$ an, so folgt

$$f'(x) = 0.5(r^2 - x^2)^{-0.5} \cdot (-2x) = -\frac{x}{f(x)} \, .$$

Mit Hilfe der Quotientenregel erhält man daraus die zweite Ableitung

$$f''(x) = -\frac{f(x) - xf'(x)}{[f(x)]^2} = -\frac{r^2}{[f(x)]^3} \, ,$$

die für alle zulässigen x negativ und von x abhängig ist.

Von einem sinnvollen Krümmungsmaß ist zu verlangen, daß es entlang des Kreises konstant bleibt. Nach dem Ergebnis von Beispiel 4.13b erfüllt die zweite Ableitung alleine diese Forderung nicht. Dagegen ist im Beispiel 4.13b der Ausdruck $f''(x)[f(x)/r]^3 = -1/r$ von x unabhängig, und zwar – bis auf das Vorzeichen – gleich dem Kehrwert des Kreisradius; jener stellt ein plausibles Maß für die Krümmung dar. Wir setzen also für den Kreis $\kappa = f''(x)[f(x)/r]^3$ fest. Diese Festlegung erlaubt eine Verallgemeinerung auf beliebige (zweimal differenzierbare) Funktionen, wenn man den für den Kreis spezifischen Term r eliminiert. Das gelingt mit Hilfe von $f'(x) = -x/f(x)$. Es ist nämlich $1 + [f'(x)]^2 = 1 + [x/f(x)]^2 = [r/f(x)]^2$, woraus $f(x) = r/\sqrt{1 + [f'(x)]^2}$ folgt. Wir erhalten damit als allgemeines Krümmungsmaß

$$\kappa = \frac{f''(x)}{(1 + [f'(x)]^2)^{3/2}} \, ,$$

das nur von den beiden ersten Ableitungen abhängt. Wenn zwei Funktionen an einer Stelle in den beiden ersten Ableitungen übereinstimmen, dann besitzen sie dort auch dieselbe Krümmung.

b) Konvexität. Den Ausgangspunkt für die angestellten geometrischen Betrachtungen bildete die Aufgabe, die Funktion f in der Umgebung der Stelle x_0 durch ein quadratisches Polynom p_2 zu approximieren. Von der durch p_2 dargestellten Näherungsparabel haben wir verlangt, daß sie durch den Punkt $(x_0, f(x_0))$ verläuft und dort denselben Anstieg und dieselbe Krümmung wie der Graph von f besitzt. Diese Forderungen sind erfüllt, wenn

$$p_2(x_0) = f(x_0), \ p_2'(x_0) = f'(x_0), \ p_2''(x_0) = f''(x_0)$$

gilt. Insbesondere folgt daraus für den gesuchten Koeffizienten c_2 die Formel $c_2 = f''(x_0)/2$, sodaß wir für p_2 die Darstellung

$$p_2(x) = f(x_0) + f'(x_0)(x - x_0) + \frac{1}{2}f''(x_0)(x - x_0)^2$$

erhalten. Die durch diese Gleichung gegebene Näherungsparabel ist eine Linkskurve (d.h. eine nach unten konvexe Kurve), wenn $f''(x_0) > 0$ ist (vgl. Abschnitt

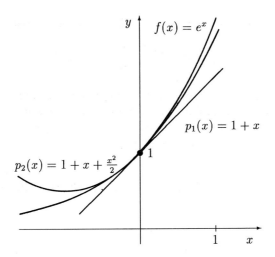

Abb. 4.8. Lokale Approximation der Exponentialfunktion in $x_0 = 0$

2.3.3). Bei $f''(x_0) < 0$ ist die Parabel eine Rechtskurve (d.h. eine nach oben konvexe Kurve). Abbildung 4.8 zeigt, wie die natürliche Exponentialfunktion, also die Funktion mit der Gleichung $f(x) = e^x$, in der Umgebung der Stelle $x_0 = 0$ durch die Polynome p_1 und p_2 approximiert wird. Die Gleichungen der approximierenden Polynome sind wegen $f'(0) = f''(0) = 1$ durch $p_1 = 1 + x$ bzw. $p_2(x) = 1 + x + x^2/2$ gegeben.

c) *Taylorpolynome.* Wir betrachten nun lokale Approximationen mit Polynomen p_n vom Grad $n > 2$. Die Koeffizienten von p_n lassen sich durch Verallgemeinerung der bereits bei linearen und quadratischen Polynomen angewandten Vorgangsweise leicht bestimmen. Dazu ist es notwendig, von der an der Stelle x_0 zu approximierenden Funktion f in x_0 alle Ableitungen bis zur n-ten hinauf zu bilden. Man erhält die **dritte Ableitung** $f^{(3)}$ aus der zweiten, indem man f'' nochmals differenziert, d.h. $f^{(3)} = (f'')'$; entsprechend gewinnt man die **vierte Ableitung** $f^{(4)}$ und allgemein die n-te **Ableitung** $f^{(n)}$ durch Differenzieren aus der jeweils vorhergehenden. Wir verlangen, daß p_n mit f an der Stelle x_0 im Funktionswert und den ersten n Ableitungen übereinstimmt. Das diese Forderung erfüllende Näherungspolynom

$$p_n(x) = f(x_0) + f'(x_0)(x - x_0) + \frac{f''(x_0)}{2!}(x - x_0)^2 + \cdots + \frac{f^{(n)}}{n!}(x - x_0)^n$$

heißt n-tes TAYLORpolynom von f für die Entwicklungsstelle x_0. Dabei bedeutet $n!$ das Produkt der ersten n natürlichen Zahlen, also $2! = 1 \cdot 2$, $3! = 1 \cdot 2 \cdot 3$ usw. (vgl. Abschnitt 1.2.4). Die Güte der Approximation von f durch p_n wird durch das sogenannte **Restglied** $R_{n+1}(x) = f(x) - p_n(x)$ ausgedrückt, für das man explizite

Formeln angeben kann. Wir erwähnen die nach LAGRANGE benannte Darstellung

$$R_{n+1}(x) = \frac{f^{(n+1)}(\xi)}{(n+1)!}(x - x_0)^{n+1} ,$$

in der ξ eine (i.a. unbekannte) zwischen x_0 und x liegende Stelle bedeutet. Das folgende Beispiel gibt einen Einblick, wie man bei Funktionsauswertungen den Approximationsfehler mit Hilfe des LAGRANGEschen Restgliedes abschätzen kann. Mehr dazu findet man in weiterführenden Lehrbüchern der Analysis (z.B. in NEUNZERT 1980).

Beispiel 4.14. Es sei $f(x) = \sin x$ und $x_0 = 0$. Mit Hilfe der Ableitungen

$$\begin{aligned}
f'(x) &= \cos x , & f'(0) &= 1 , \\
f''(x) &= -\sin x , & f''(0) &= 0 , \\
f^{(3)}(x) &= -\cos x , & f^{(3)}(0) &= -1 , \\
f^{(4)}(x) &= \sin x , & f^{(4)}(0) &= 0 , \\
f^{(5)}(x) &= \cos x , & f^{(5)}(0) &= 1 .
\end{aligned}$$

erhält man für f das TAYLORpolynom 5ten Grades

$$p_5(x) = x - \frac{x^3}{3!} + \frac{x^5}{5!}$$

mit der Entwicklungsstelle $x_0 = 0$. Wegen $f^{(6)}(x) = -\sin x$ und $f^{(6)}(0) = 0$ ist p_5 zugleich auch das TAYLORpolynom 6ten Grades, und es gilt an der Stelle x die Darstellung

$$\sin x = p_5(x) + R_7(x) = p_5(x) + \frac{f^{(7)}(\xi)}{7!}x^7 ,$$

wobei $f^{(7)}(\xi) = -\cos\xi$ ist und ξ zwischen 0 und x liegt. Wegen $|-\cos\xi| \le 1$ kann der Betrag des Approximationsfehlers $R_7(x) = \sin x - p_5(x)$ durch

$$|R_7(x)| \le \left|\frac{x^7}{7!}\right|$$

abgeschätzt werden. Speziell erhält man z.B. an der Stelle $x = \pi/6$ (und folglich auch für alle x-Werte im Intervall von 0 bis $\pi/6$) die Fehlerabschätzung $|R_7(\pi/6)| \le 2.2 \cdot 10^{-6}$, die bereits in Abschnitt 4.2.1 angeführt wurde.

Polynomapproximationen sind nicht nur im Zusammenhang mit Funktionsauswertungen von Interesse. Sie werden auch bei der Modellbildung eingesetzt, um unbekannte oder komplizierte Abhängigkeiten durch einfache Funktionen auszudrücken. Eine klassische Anwendung ist die Begründung des logistischen Ansatzes durch LOTKA (1956), die im ersten Teil des folgenden Beispiels wiedergegeben wird. Im zweiten Teil folgt eine Anwendung, die bei Regressionsanalysen mit Wachstumsfunktionen des Typs $y = y^*(1 - e^{-kt})$ von Nutzen ist.

Beispiel 4.15.

a) Es sei N die Größe einer Population. Gesucht wird eine einfache Formel $R = f(N)$ für die Abhängigkeit der Wachstumsrate $R = dN/dt$ von N. Dazu denke man sich f an der Entwicklungsstelle $N_0 = 0$ durch das TAYLORpolynom

$$f(N) \approx f(0) + f'(0)N + \frac{f''(0)}{2}N^2 + \cdots$$

mit zunächst noch unbestimmtem Grad approximiert. Offensichtlich muß $f(0) = 0$ sein. Beschränkt man das Polynom auf den linearen Term $f'(0)N$, wächst die Population exponentiell. Damit N einem Sättigungswert C zustrebt, muß f neben $N = 0$ die zweite Nullstelle $N = C$ haben. Das einfachste Polynom, mit dem man dieser Forderung gerecht werden kann, ist aber das quadratische Polynom $f(N) = f'(0)N + f''(0)N^2/2$ mit $f''(0) = -2f'(0)/C$. Setzt man noch $r = f'(0)$, erhält man schließlich den logistischen Ansatz in der bereits in Beispiel 1.16 verwendeten Form

$$R = \frac{dN}{dt} = rN\left(1 - \frac{N}{C}\right).$$

b) In Abschnitt 2.4.2 wurde die Gleichung $y = y^* + (y_0 - y^*)e^{-kt}$ verwendet, um die Zunahme einer durch den Wert y^* begrenzten Größe y mit dem Wert y_0 ($y_0 < y^*$) zum Zeitpunkt $t = 0$ für $t > 0$ darzustellen. Wir stellen uns im Sonderfall $y_0 = 0$ die Aufgabe, die Gleichung $y = f(t) = y^*(1 - e^{-kt})$ an vorgegebene Datenpunkte (t_i, y_i) ($i = 1, 2, \ldots, n$) anzupassen, d.h., die Parameter y^* und k im Zuge einer Regressionsanalyse zu schätzen. Eine Rückführung des nichtlinearen Problems auf eine lineare Regressionsaufgabe ist möglich, wenn man die Funktion f durch eine Ersatzfunktion g approximiert, die eine Linearisierung zuläßt. In Abschnitt 2.6 (Aufgabe 9) wurde

$$g(t) = y^* kt\, h(kt) \quad \text{mit} \quad h(x) = \left(1 + \tfrac{1}{6}x\right)^{-3}$$

als Ersatzfunktion für f vorgeschlagen. Wir zeigen, daß die durch Entwicklung an der Stelle $t = 0$ gewonnenen TAYLORpolynome von g und f bis zum 3ten Grad identisch sind. Zu diesem Zweck nähern wir h an der Stelle $x = 0$ durch ein TAYLORpolynom 2ten Grades an. Unter Beachtung der Ableitungen

$$h'(x) = -\tfrac{1}{2}\left(1 + \tfrac{1}{6}x\right)^{-4} \quad \text{und} \quad h''(x) = \tfrac{1}{3}\left(1 + \tfrac{1}{6}x\right)^{-5}$$

ergibt sich

$$h(x) \approx h(0) + h'(0)x + \tfrac{1}{2!}h''(0)x^2 = 1 - \tfrac{1}{2}x + \tfrac{1}{6}x^2$$

und schließlich für g das TAYLORpolynom 3ten Grades

$$g(t) \approx y^* kt\left(1 - \tfrac{1}{2}kt + \tfrac{1}{6}(kt)^2\right).$$

In einem zweiten Schritt wird die Funktion f an der Stelle $t = 0$ durch ein TAYLORpolynom 3ten Grades angenähert. Mit den Ableitungen

$$f'(t) = ke^{-kt}, f''(t) = -k^2 e^{-kt} \quad \text{und} \quad f'''(t) = k^3 e^{-kt}$$

ergibt sich nun

$$f(t) \approx f(0) + f'(0)t + \tfrac{1}{2!} f''(0)t^2 + \tfrac{1}{3!} f'''(0)t^3 = y^* kt \left(1 - \tfrac{1}{2} kt + \tfrac{1}{6} (kt)^2\right).$$

Offensichtlich stimmen die erhaltenen Näherungspolynome für f und g überein, sodaß im Rahmen unserer Näherung die Funktionsgleichung $y = f(t) = y^*(1 - e^{-kt})$ durch

$$y = y^* kt \left(1 + \tfrac{1}{6} kt\right)^{-3}$$

ersetzt werden kann. Man kann leicht nachprüfen, daß $g(x)$ von $f(x)$ um weniger als 5% abweicht, soferne $0 \leq x < 2.5$ bleibt. Durch Umformung erhält man schließlich die Gleichung

$$\sqrt[3]{\frac{t}{y}} = \frac{1}{\sqrt[3]{y^*k}} + \frac{k}{6\sqrt[3]{y^*k}} t,$$

die eine lineare Abhängigkeit der Variablen $\sqrt[3]{t/y}$ von t zum Ausdruck bringt.

d) Interpolation mit kubischen Spline-Funktionen. Das Problem, eine Funktion f in der Umgebung der Stelle x_0 durch ein Polynom zu approximieren, steht in einem engen Zusammenhang mit der Aufgabe, die Funktion f für $x > x_0$ durch ein Polynom so fortzusetzen, daß an der Anschlußstelle x_0 ein möglichst „glatter" Übergang stattfindet. Dieser wird sichergestellt, indem man vorschreibt, daß das Polynom und f an der Stelle x_0 im Funktionswert, im Anstieg und in der Krümmung, d.h. im Funktionswert und den zwei ersten Ableitungen übereinstimmen. Soll das Polynom, mit dem f fortgesetzt wird, außerdem noch an einer zweiten Stelle einen vorgegebenen Funktionswert besitzen, muß es zumindest als kubisches Polynom mit vier unbestimmten Konstanten angesetzt werden, die aus den vorgegebenen vier Bedingungen zu berechnen sind.

Kubische Polynome, die nach diesem Prinzip gebildet werden, spielen bei der Interpolation von Funktionen eine Rolle. Es sei f die zu interpolierende Funktion, von der an $n + 1$ verschiedenen Stellen $x_0 < x_1 < \cdots < x_n$ die Funktionswerte $f(x_i)$ $(i = 0, 1, \ldots, n)$ bekannt sind. Wir konstruieren eine Interpolationsfunktion s so, daß f in jedem Intervall $x_i \leq x \leq x_{i+1}$ $(i = 0, 1, \ldots n-1)$ durch ein kubisches Polynom

$$s_i(x) = a_i + b_i(x - x_i) + c_i(x - x_i)^2 + d_i(x - x_i)^3$$

mit $a_i = f(x_i)$, $b_i = s_i'(x_i)$, $c_i = s_i''(x_i)/2$ und $d_i = s_i'''(x_i)/6$ interpoliert wird; offensichtlich ist $s_i(x_i) = f(x_i)$. Ferner ist $s_i(x_{i+1}) = f(x_{i+1})$ für $i = 0, 1, \ldots, n-1$ zu fordern, und die Polynome s_i sind an den Stellen x_i $(i = 1, 2, \ldots, n-1)$ so an die vorhergehenden Polynome s_{i-1} anzupassen, daß dort – neben den Funktionswerten

– auch die beiden ersten Ableitungen stetig ineinander übergehen. Auf diese Weise erhält man ein Gleichungsystem, mit dem die gesuchten Konstanten berechnet werden können, wenn man an den Randstellen x_0 und x_n zusätzlich entweder die ersten Ableitungen $s'(x_0)$ und $s'(x_n)$ oder die zweiten Ableitungen $s''(x_0)$ und $s''(x_n)$ vorschreibt. Man bezeichnet die so bestimmte Interpolationsfunktion s als einen **kubischen Spline**.

Beispiel 4.16. Die Netto-Holzimporte Japans betrugen (Angaben in Millionen m^3): 8.8 im Jahr 1961, 45 im Jahr 1971, 50 im Jahr 1981 und 70.1 im Jahr 1991 (vgl. v. DIEREN 1995). Wir stellen uns die Aufgabe, den Zeitverlauf der Holzimporte durch einen kubischen Spline s zu interpolieren, der am Beginn und am Ende des Beobachtungszeitraumes verschwindende zweite Ableitungen besitzt. Zu diesem Zwecke bezeichnen wir mit x die (ab 1961 gerechnete) Zeit in Jahren, und stellen die Netto-Holzimporte durch die Funktion f dar, von der die Werte $f(0) = 8.8$, $f(10) = 45$, $f(20) = 50$ und $f(30) = 70.1$ bekannt sind.

Es liegen drei Intervalle vor, sodaß der gesuchte Spline aus drei kubischen Polynomen besteht. Für das erste Intervall $0 \leq x \leq 10$ setzen wir

$$s_0(x) = a_0 + b_0 x + c_0 x^2 + d_0 x^3 = 8.8 + b_0 x + d_0 x^3$$

mit $a_0 = f(x_0)$, $b_0 = s_0'(0)$, $c_0 = s_0''(0)/2 = 0$, $d_0 = s_0'''(0)/6$. Am rechten Intervallende muß $s_0(10) = f(10) = 45$ gelten, woraus $b_0 = 3.62 - 100d_0$ folgt.

Um d_0 zu bestimmen, machen wir davon Gebrauch, daß die erste Ableitung $s_0'(x) = b_0 + 3d_0 x^2$ sowie die zweite Ableitung $s_0''(x) = 6d_0 x$ von s_0 an der Stelle $x = 10$ mit den entsprechenden Ableitungen des im zweiten Intervall $10 \leq x \leq 20$ angesetzten kubischen Polynoms

$$s_1(x) = 45 + b_1(x - 10) + c_1(x - 10)^2 + d_1(x - 10)^3$$

übereinstimmen soll. Das ist der Fall, wenn $b_1 = s_1'(10) = s_0'(10) = 10.86 - 2b_0$ und $c_1 = s_1''(10)/2 = s_0''(10)/2 = 30d_0$ gelten. Beachtet man noch die am rechten Intervallende bestehende Forderung $s_1(20) = 45 + 10b_1 + 100c_1 + 1000d_1 = f(20) = 50$, lassen sich mit Hilfe von c_1 alle anderen Konstanten darstellen: $d_0 = c_1/30$, $b_0 = 3.62 - 10c_1/3$, $b_1 = 3.62 + 20c_1/3$, $d_1 = -0.0312 - c_1/6$.

Zur Bestimmung von c_1 werden nun die erste Ableitung $s_1'(x) = b_1 + 2c_1(x - 10) + 3d_1(x - 10)^2$ sowie die zweite Ableitung $s_1''(x) = 2c_1 + 6d_1(x - 10)$ von s_1 an der Stelle $x = 20$ den entsprechenden Ableitungen des im dritten Intervall $20 \leq x \leq 30$ angesetzten kubischen Polynoms

$$s_2(x) = 50 + b_2(x - 20) + c_2(x - 20)^2 + d_2(x - 20)^3$$

gleichgesetzt. Die Gleichsetzung ergibt $b_2 = s_2'(20) = s_1'(20) = b_1 + 20c_1 + 300d_1 = -5.74 - 70c_1/3$ sowie $c_2 = s_2''(20)/2 = s_1''(20)/2 = c_1 + 30d_1 = -0.936 - 4c_1$. Zusätzlich ist am rechten Intervallende $s_2(30) = 50 + 10b_2 +$

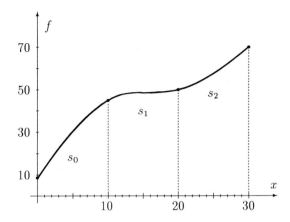

Abb. 4.9. Spline-Interpolation mit drei kubischen Polynomen (Beispiel 4.16)

$100c_2 + 1000d_2 = 70.1$ vorzuschreiben. Unter Beachtung dieser Gleichungen können nun mit Hilfe von c_2 alle anderen Konstanten ausgedrückt werden: $c_1 = -0.234 - c_2/4$, $d_0 = -0.0078 - c_2/120$, $b_0 = 4.4 + 5c_2/6$, $b_1 = 2.06 - 5c_2/3$, $d_1 = 0.078 + c_2/24$, $b_2 = -0.28 + 35c_2/6$, $d_2 = (68.7 - 475c_2)/3000$.

Schließlich wurde vereinbart, daß an der Stelle $x = 30$ die zweite Ableitung s_2'' verschwindet. Diese Forderung führt auf die Gleichung $s_2''(30) = 2c_2 + 60d_2 = 1.374 - 7.5c_2 = 0$, aus der $c_2 = 0.1832$ folgt. Damit lassen sich alle übrigen Konstanten berechnen: $b_0 = 4.5527$, $d_0 = -0.009327$, $b_1 = 1.7547$, $c_1 = -0.2798$, $d_1 = 0.01543$, $b_2 = 0.7887$, $d_2 = -0.006107$.

Die gesuchte Spline-Funktion ist daher durch

$$s(x) = \begin{cases} 8.8 + 4.5526x - 0.009326x^3 & (0 \leq x \leq 10) \\ -15.96 + 11.9807x - 0.7428x^2 + 0.01543x^3 & (10 \leq x \leq 20) \\ 156.36 - 13.8673x + 0.5496x^2 - 0.006107x^3 & (20 \leq x \leq 30) \end{cases}$$

gegeben; sie ist in Abb. 4.9 dargestellt.

4.2.4   Lokale Extremwerte

Bei Funktionsuntersuchungen sind die **stationären Stellen**, d.h. die Stellen mit verschwindender erster Ableitung, oft von besonderem Interesse. Mit Hilfe der quadratischen Approximation sind wir in der Lage, das Verhalten einer Funktion f in der Umgebung einer stationären Stelle x_0 näher zu beschreiben. Wegen $f'(x_0) = 0$ reduziert sich das quadratische Approximationspolynom auf

$$p_2(x) = f(x_0) + \tfrac{1}{2}f''(x_0)(x - x_0)^2 .$$

Der Scheitel S der dadurch dargestellten Näherungsparabel befindet sich an der Stelle x_0. Je nachdem, ob die Parabel nach oben oder unten konvex ist, ist S der höchste oder tiefste Punkt der Parabel. Für alle genügend nahe bei x_0 liegenden x-Werte läßt sich diese Aussage i.a. auch auf den Graphen von f übertragen, d.h., für alle $x \neq x_0$ in einer (eventuell sehr kleinen) Umgebung von x_0 gilt $f(x_0) > f(x)$, wenn $f''(x_0) < 0$ ist, und $f(x_0) < f(x)$, wenn $f''(x_0) > 0$ ist. Im ersten Fall sagt man, daß f in x_0 das **lokale Maximum** $f(x_0)$ besitzt, im zweiten Fall spricht man vom **lokalen Minimum** $f(x_0)$ in x_0. Lokale Maxima und Minima faßt man mit dem Begriff **lokale Extremwerte** zusammen.

Um die lokalen Extremwerte einer in einem Intervall (a, b) (zweimal) differenzierbaren Funktion f zu ermitteln, berechnet man alle in (a, b) liegenden stationären Stellen x_0 durch Auflösen der Gleichung $f'(x) = 0$. Um zu erkennen, ob f an der stationären Stelle x_0 tatsächlich einen Extremwert besitzt, bildet man die zweite Ableitung $f''(x_0)$. Ist $f''(x_0) < 0$, liegt in x_0 ein lokales Maximum vor, bei $f''(x_0) > 0$ ein lokales Minimum. Ist $f''(x_0) = 0$, ist mit der zweiten Ableitung keine Entscheidung möglich. So verschwinden für die Potenzfunktionen $f_1(x) = x^4$ und $f_2(x) = x^3$ an der Stelle $x = 0$ die beiden ersten Ableitungen. Man sieht leicht ein, daß wohl f_1 in $x = 0$ ein lokales Extremum (nämlich ein Minimum) besitzt, nicht aber f_2. Denn die Ableitungsfunktion $f_1'(x) = 4x^3$ wechselt bei Durchgang durch die Stelle $x = 0$ von negativen Funktionswerten zu positiven, was bedeutet, daß f_1 bis zur Stelle $x = 0$ monoton fällt, von $x = 0$ weg aber monoton steigt. Dagegen wechselt $f_2'(x) = 3x^2$ in $x = 0$ nicht das Vorzeichen; vielmehr ist f_2 entlang der ganzen x-Achse streng monoton wachsend, wobei der Anstieg $f_2'(x)$ in $x = 0$ den kleinsten Wert (nämlich Null) annimmt. Man sagt, daß f_2 in $x = 0$ einen **Wendepunkt** besitzt und nennt die Tangente im Wendepunkt eine **Wendetangente**. Allgemein kann man jede Stelle x_w, an der die Funktion f einen Wendepunkt besitzt, dadurch charakterisieren, daß in x_w die Ableitungsfunktion f' ein lokales Extremum hat. Es folgt, daß x_w eine Lösung der Gleichung $f''(x) = 0$ sein muß.

Beispiel 4.16. Extremwertberechnungen treten u.a. in der Statistik bei der Parameterschätzung mit Hilfe der Maximum-Likelihood-Methode auf. So ergibt sich der LINCOLN-Index, mit dem man die Größe x einer Population schätzen kann, indem man die Maximumstelle der Funktion

$$L(x) = K \left(\frac{a}{x}\right)^r \left(1 - \frac{a}{x}\right)^{n-r}$$

im Intervall $x > a$ sucht. (Dem LINCOLN-Index liegt eine einfache Rückfangmethode zugrunde, bei der aus der Population $a < x$ Tiere eingefangen, markiert und wieder freigelassen werden; anschließend wird eine zweite Stichprobe von n Tieren gefangen und die Anzahl $r < n$ der markierten gezählt. K ist eine positive Konstante.) Im betrachteten Intervall nimmt L nur positive Werte an.

Wenn x_0 eine lokale Maximumstelle von L ist, muß $L'(x_0)$ Null sein. Es empfiehlt sich, aus rechentechnischen Gründen das Maximum von $y = \ln L$ statt des Maximums von L zu suchen. (Wegen $y'(x_0) = L'(x_0)/L(x_0) = 0$

und $y''(x_0) = L''(x_0)/L(x_0)$ ist jede lokale Maximumstelle von y auch eine von L und umgekehrt.) Man erhält

$$
\begin{aligned}
y(x) &= \ln K + r(\ln a - \ln x) + (n - r)[\ln (x - a) - \ln x] \\
&= C + r \ln a + (n - r) \ln (x - a) - n \ln x \,, \\
y'(x) &= \frac{n - r}{x - a} - \frac{n}{x} \,, \\
y''(x) &= \frac{r - n}{(x - a)^2} + \frac{n}{x^2} \,.
\end{aligned}
$$

Aus $y'(x) = 0$ folgt als einzige Lösung $x_0 = an/r$. An dieser Stelle nimmt y (und damit auch L) ein Maximum an, da

$$
y''(x_0) = \frac{(r - n)r^2}{a^2(n - r)^2} + \frac{nr^2}{a^2 n^2} = \frac{r^3}{a^2 n(r - n)}
$$

für $r < n$ negativ ist.

4.3 Bestimmtes und unbestimmtes Integral

4.3.1 Das Flächeninhaltsproblem

a) Numerische Integration. Der Integralbegriff hängt bekanntlich eng mit der Bestimmung von Flächeninhalten zusammen und wird meist an Hand des folgenden Problems eingeführt: Es ist der Inhalt $I(A)$ der Fläche A zu berechnen, die in der (x, y)-Ebene „unterhalb" des Graphen G_f einer auf einem endlichen Intervall vorgegebenen Funktion f liegt. Die fragliche Fläche wird also von der x-Achse, von den beiden vertikalen Geraden an den Stellen a und b $(b > a)$ sowie vom Graphen G_f begrenzt, wobei wir zunächst $f(x) \geq 0$ im Intervall $[a, b]$ annehmen wollen. Wenn f auf dem betrachteten Intervall konstant ist, reduziert sich unser Problem auf die Bestimmung des Flächeninhalts eines Rechtecks, der gleich dem Produkt der Seitenlängen ist. Es liegt auf der Hand, bei einer krummlinigen Randkurve G_f eine näherungsweise Flächenbestimmung so zu versuchen, daß man die Fläche A durch geeignet „angepaßte" Rechteckflächen ersetzt. Das kann in der folgenden Weise geschehen: Wir setzen $x_0 = a$ und $x_n = b$ und wählen auf der x-Achse $n - 1$ Punkte x_1, x_2, ..., x_{n-1} derart, daß $x_0 < x_1 < x_2 < \cdots < x_{n-1} < x_n$ gilt. Diese Punkte unterteilen das Intervall $[a, b]$ in die n Teilintervalle $[x_0, x_1]$, $[x_1, x_2]$, ..., $[x_{n-1}, x_n]$. Wir greifen nun das i-te $(1 \leq i \leq n)$ Teilintervall $[x_{i-1}, x_i]$ heraus und errichten darüber – so wie in Abb. 4.10 gezeigt – ein Rechteck mit der Höhe $f(\xi_i)$, wobei ξ_i eine beliebige Stelle des betrachteten Teilintervalls ist. Der Flächeninhalt dieses Rechtecks ist, wenn $\Delta x_i = x_i - x_{i-1}$ die Länge des i-ten Teilintervalls bezeichnet, durch $f(\xi_i)\Delta x_i$ gegeben. Die über allen n Teilintervallen errichteten Rechtecke besitzen daher zusammen den Inhalt

$$
I_n = \sum_{i=1}^{n} f(\xi_i)\Delta x_i \,.
$$

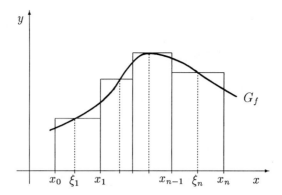

Abb. 4.10. Rechteckapproximation der Fläche unter G_f

Es erscheint plausibel, I_n als einen Näherungswert für den gesuchten Flächeninhalt $I(A)$ anzusehen.

Die numerische Auswertung der Summe I_n vereinfacht sich, wenn man eine äquidistante Unterteilung des Intervalls $[a, b]$ vornimmt und die Zwischenpunkte ξ_i in gleicher Weise in jedem Teilintervall festlegt. Bei einer äquidistanten Unterteilung besitzt jedes Teilintervall die Länge $\Delta x = (b - a)/n$. Läßt man die Zwischenpunkte mit den linken bzw. rechten Grenzen der jeweiligen Teilintervalle zusammenfallen, so erhält man den gesuchten Flächeninhalt näherungsweise durch

$$\Delta x \sum_{i=1}^{n} f(x_{i-1}) \quad \text{bzw.} \quad \Delta x \sum_{i=1}^{n} f(x_i)$$

dargestellt. Diese beiden Näherungen sind in Abb. 4.11 an Hand der Viertelkreisfläche veranschaulicht. Zu einer derartigen Wahl der Zwischenpunkte ist jedoch zu bemerken, daß z.B. bei einer über $[a, b]$ streng monoton fallenden Funktion in einem Fall eine systematische Überschätzung, im anderen Fall eine Unterschätzung des Flächeninhalts zustande kommt. Es ist daher im allgemeinen zweckmäßig, eine „Mittelung" dieser Fälle vorzunehmen, d.h., den Flächeninhalt durch

$$
\begin{aligned}
T_n &= \frac{1}{2}\left(\Delta x \sum_{i=1}^{n} f(x_{i-1}) + \Delta x \sum_{i=1}^{n} f(x_i)\right) \\
&= \frac{\Delta x}{2} \sum_{i=1}^{n} \left(f(x_{i-1}) + f(x_i)\right)
\end{aligned}
$$

zu approximieren. Man bezeichnet diese Näherungsformel als **Trapezregel**, weil $\Delta x[f(x_{i-1}) + f(x_i)]/2$ für jedes $i = 1, 2, \ldots, n$ der Inhalt des über $[x_{i-1}, x_i]$ errichteten Trapezes ist.

Beispiel 4.18. Wir verwenden die Trapezregel, um näherungsweise den Inhalt der Viertelkreisfläche mit dem Radius 1 zu bestimmen (vgl. Abb.

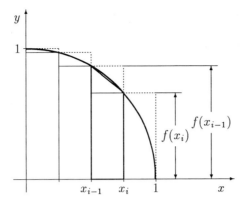

Abb. 4.11. Näherungsweise Berechnung der Viertelkreisfläche

4.11). Mit der Kreisgleichung $f(x) = \sqrt{1 - x^2}$ und den Intervallgrenzen $a = 0$, $b = 1$ ergibt sich bei einer äquidistanten Zerlegung von $[0, 1]$ in vier Teilintervalle

$$T_4 \;=\; 0.125\Big((\sqrt{1 - 0^2} + \sqrt{1 - 0.25^2}\,) + (\sqrt{1 - 0.25^2} + \sqrt{1 - 0.5^2}\,)$$

$$+(\sqrt{1 - 0.5^2} + \sqrt{1 - 0.75^2}\,) + (\sqrt{1 - 0.75^2} + \sqrt{1 - 1^2}\,)\Big) = 0.7489\,.$$

Verdoppelt man die Anzahl der Teilintervalle, erhält man $T_8 = 0.7725$. Indem man die Anzahl der Teilintervalle weiter verdoppelt, ergibt sich die Folge von Näherungswerten $T_{16} = 0.7808$, $T_{32} = 0.7838$, $T_{64} = 0.7848$ usw., die gegen $\pi/4 = 0.7854$ strebt.

b) Bestimmtes Integral. Zwischen I_n und $I(A)$ ist eine umso bessere Übereinstimmung zu erwarten, je kleiner die Intervallängen Δx_i gewählt werden. Tatsächlich kann man z.B. für jede stetige Funktion f zeigen, daß I_n mit wachsendem n und gegen Null gehenden Intervallängen Δx_i einem Grenzwert zustrebt, der unabängig von der Festlegung der Teilintervalle $[x_{i-1}, x_i]$ und der Wahl der Zwischenpunkte ξ_i ist. Somit ist es nicht nur anschaulich einleuchtend, sondern auch mathematisch sinnvoll, den Flächeninhalt $I(A)$ als den Grenzwert zu definieren, dem die „Zerlegungssumme" I_n mit zunehmender Verfeinerung der Unterteilung des Intervalls $[a, b]$ zustrebt. Wenn man die Einschränkung auf Intervalle $[a, b]$ mit nichtnegativen Funktionswerten fallenläßt, ist der Grenzwert von I_n natürlich nicht mehr unmittelbar als Flächeninhalt zu deuten; vielmehr stellt er die Differenz der Inhalte der Flächen „oberhalb" und „unterhalb" der x-Achse dar.

So wie beim Flächeninhaltsproblem wird man auch bei anderen Fragestellungen (z.B. bei der Ermittlung des täglichen CO_2-Verbrauchs einer Pflanze) veranlaßt, Zerlegungssummen des Typs $I_n = \sum_{i=1}^{n} f(\xi_i)\Delta x_i$ über einem Intervall $[a, b]$ zu bilden. Wenn der Grenzwert $\lim_{n \to \infty} I_n$ – unabhängig von der Wahl der Unterteilung und der Wahl der Zwischenpunkte – existiert, heißt die Funktion f

über $[a, b]$ **integrierbar.** (Integrierbar sind z.B. alle auf $[a, b]$ stetigen Funktionen.) Der Grenzwert wird das **bestimmte Integral** der Funktion f von a bis b genannt und mit

$$\int_a^b f(\xi) d\xi$$

bezeichnet. Man nennt a bzw. b die **untere** bzw. **obere Integrationsgrenze,** $f(\xi)$ den **Integranden** und ξ die **Integrationsvariable.** Der Integrand wird im folgenden als stetig auf $[a, b]$ vorausgesetzt. Die Bezeichnung der Integrationsvariablen hat auf den Wert, den das bestimmte Integral darstellt, natürlich keinen Einfluß.

Wir stellen uns das bestimmte Integral als den Inhalt der Fläche unter dem Graphen von f vor und denken uns über $[a, b]$ ein flächengleiches Rechteck errichtet. Die Rechteckhöhe ist durch

$$h = \frac{1}{b - a} \int_a^b f(\xi) d\xi$$

gegeben und wird **Integralmittelwert** von f im Intervall $[a, b]$ genannt. Wegen der Stetigkeit von f gibt es eine Stelle ζ von $[a, b]$ mit der Eigenschaft $f(\zeta) = h$, und es gilt der sogenannte **Mittelwertsatz**

$$\int_a^b f(\xi) d\xi = (b - a) f(\zeta) .$$

Anschaulich klar ist auch die ergänzende Definition

$$\int_a^a f(\xi) d\xi = 0$$

sowie die durch

$$\int_a^b f(\xi) d\xi = \int_a^c f(\xi) d\xi + \int_c^b f(\xi) d\xi$$

zum Ausdruck gebrachte Additivität des bestimmten Integrals bezüglich einer Unterteilung des Integrationsintervalls in die beiden Teilintervalle $[a, c]$ und $[c, b]$ mit $a \leq c \leq b$. Ferner ist es zweckmäßig, den Integralbegriff durch die Festlegung

$$\int_a^b f(\xi) d\xi = - \int_b^a f(\xi) d\xi$$

auf Integrale auszudehnen, bei denen die obere Integrationsgrenze kleiner als die untere ist.

4.3.2   Stammfunktionen

Bei vorgegebenem Integranden $f(\xi)$ und festen Integrationsgrenzen a, b ist das bestimmte Integral eine Zahl I, die man mit Hilfe der Trapezregel wenigstens näherungsweise ermitteln kann. Man spricht in diesem Zusammenhang von **numerischer Integration**. In vielen Fällen ist auch eine exakte Bestimmung des Integralwertes möglich. Die Grundlage dafür bildet eine wichtige Eigenschaft der durch

$$F_a(x) = \int_a^x f(\xi)d\xi$$

erklärten Funktion F_a, die jedem x aus dem Intervall $[a, b]$ einen eindeutig bestimmten Integralwert zuordnet. Für das Verständnis ist es wieder nützlich, sich diesen als Inhalt der Fläche unter dem Graphen von f von der Stelle a bis zur Stelle x vorzustellen. Wir berechnen die Ableitung von F_a an der Stelle x_0. Dazu bilden wir den Differenzenquotienten

$$\frac{F_a(x_0 + \Delta x) - F_a(x_0)}{\Delta x} = \frac{1}{\Delta x} \int_{x_0}^{x_0 + \Delta x} f(\xi)d\xi \,,$$

der sich unter Verwendung des Mittelwertsatzes in

$$\frac{1}{\Delta x} \Delta x f(\zeta) = f(\zeta)$$

mit $x_0 \leq \zeta \leq x_0 + \Delta x$ umformen läßt. Somit erhält man

$$F_a'(x_0) = \lim_{\Delta x \to 0} \frac{F_a(x_0 + \Delta x) - F_a(x_0)}{\Delta x} = \lim_{\Delta x \to 0} f(\zeta) = f(x_0) \,,$$

d.h., die Ableitung eines Integrals nach der oberen Grenze ist gleich dem Wert des Integranden an der oberen Grenze. Dieses Ergebnis wird der **Hauptsatz der Differential- und Integralrechnung** genannt. Natürlich ist F_a nicht die einzige Funktion mit der Eigenschaft $F_a' = f$. Vielmehr gilt für jedes Integral

$$F_s(x) = \int_s^x f(\xi)d\xi$$

mit variabler oberer Grenze und irgendeiner festen unteren Grenze s zwischen a und b der Zusammenhang $F_s' = f$.

Man bezeichnet eine Funktion F mit der Eigenschaft $F' = f$ als eine **Stammfunktion** von f. Nach dem Hauptsatz der Differential- und Integralrechnung ist F_a eine Stammfunktion von f. Mit $F_a(x)$ ist auch $F(x) = F_a(x) + c$ mit einer beliebigen reellen Konstanten c eine Stammfunktion von f, wovon man sich durch Differenzieren sofort überzeugen kann. Wichtig ist, daß sich bei Kenntnis einer Stammfunktion F_a jede Stammfunktion F von f in der Form

$$F(x) = F_a(x) + c = \int_a^x f(\xi)d\xi + c$$

mit einer gewissen Konstanten c darstellen läßt. Es hat sich eingebürgert, eine Stammfunktion F von f auch als ein **unbestimmtes Integral** von f zu bezeichnen und für die Gesamtheit aller Stammfunktionen das Symbol

$$\int f(x)dx$$

zu verwenden.

Wir kommen nun zu einer wichtigen Konsequenz des Hauptsatzes der Differential- und Integralrechnung: Das bestimmte Integral I einer (stetigen) Funktion f über dem Intervall $[a, b]$ kann als Differenz aus den Werten einer Stammfunktion F von f an der oberen und unteren Grenze dargestellt werden, d.h.

$$I = \int_a^b f(\xi)d\xi = F(b) - F(a)\,.$$

Das ist leicht einzusehen. Offensichtlich gilt $I = F_a(b)$ oder, wenn man irgendeine Stammfunktion $F(x) = F_a(x) + c$ von f nimmt, $I = F(b) - c$; die Konstante c ist aber wegen $F_a(a) = 0$ gleich $F(a)$. Somit ist die Berechnung von bestimmten Integralen auf die Ermittlung von unbestimmten Integralen zurückgeführt.

Beispiel 4.19. Wegen $\cos'(x) = -\sin x$ ist die negative Cosinusfunktion eine Stammfunktion der Sinusfunktion. Wir benutzen dieses Ergebnis, um den Intgralmittelwert $\overline{I}$ der Sinusfunktion $f(x) = \sin x$ über dem Intervall von $x = 0$ bis $x = \pi$ zu berechnen, also den mittleren Funktionswert einer positiven Sinushalbwelle. Es ist

$$\overline{I} = \frac{1}{\pi} \int_0^\pi \sin \xi d\xi = \frac{1}{\pi}\left(-\cos \pi - (-\cos 0)\right) = \frac{2}{\pi}\,.$$

4.3.3 Integrationsregeln

a) Grundlegende Regeln. Es ist nicht immer einfach, oft sogar unmöglich, zu einer vorgegebenen Funktion das unbestimmte Integral explizit anzugeben. Allgemein gültige Rezepte dafür gibt es nicht, wohl aber eine Fülle von Formeln und Methoden, von denen man die wichtigsten kennen sollte. Wir beginnen mit einer Zusammenstellung von unbestimmten Integralen zu einigen grundlegenden Funktionen:

$$\int x^\alpha dx = \frac{1}{\alpha + 1}x^{\alpha+1} + c \quad (\alpha \neq -1)\,,$$
$$\int \frac{1}{x}dx = \ln|x| + c\,,$$
$$\int e^{rx}dx = \frac{1}{r}e^{rx} + c\,,$$
$$\int \sin(\omega x + \varphi_0)dx = -\frac{1}{\omega}\cos(\omega x + \varphi_0) + c\,,$$
$$\int \cos(\omega x + \varphi_0)dx = \frac{1}{\omega}\sin(\omega x + \varphi_0) + c\,.$$

Zu den angeführten **Grundintegralen** gelangt man durch „Umkehrung" der entsprechenden Ableitungsregeln. Die auf der rechten Seite aufscheinende Konstante c wird **Integrationskonstante** genannt; sie kann beliebig gewählt werden. Kompliziertere Integrale versucht man durch geeignete Umformungen auf Grundintegrale zurückzuführen. Dazu braucht man die **Integrationsregeln**.

Leicht einzusehen ist, daß man einen **konstanten Faktor** vor das Integralzeichen setzen darf. Wenn nämlich F eine Stammfunktion von f und k einen konstanten Faktor bezeichnet, folgt wegen $(kF)' = kF' = kf$, daß kF eine Stammfunktion von kf ist.

Beispiel 4.20. Die Exponentialverteilung mit der Dichtefunktion $f(x) = \lambda e^{-\lambda x}$ $(x \geq 0, \lambda > 0)$ wird in der Statistik u.a. zur Modellierung der Lebensdauer von Individuen verwendet, die zum Zeitpunkt $x = 0$ irgendeinem Ereignis ausgesetzt sind (z.B. Geburt oder Erkrankung). Wir berechnen das Integral

$$\int_0^b f(x)dx\,,$$

das den Anteil der zwischen den Zeitpunkten $x = 0$ und $x = b$ $(b > 0)$ sterbenden Individuen ausdrückt. Es ist

$$\int_0^b \lambda e^{-\lambda x}dx = \lambda \int_0^b e^{-\lambda x}dx = -\left(e^{-\lambda b} - 1\right)\,.$$

Läßt man b unbegrenzt wachsen, so konvergiert der erhaltene Ausdruck gegen 1. Dieses Ergebnis muß auch erwartet werden, da schließlich alle Individuen sterben. Wenn b gegen Unendlich strebt, geht das betrachtete Integral in ein Integral mit unbeschränktem Integrationsintervall über. Man spricht von einem **uneigentlichen Integral**, das als Grenzwert erklärt ist:

$$\int_0^\infty f(x)dx = \lim_{b\to\infty} \int_0^b f(x)dx\,.$$

Weiters folgt aus der Summenregel der Differentialrechnung (Regel 6 von Abschnitt 4.1.2), daß das **Integral einer Summe** gleich der Summe der Integrale der Summanden ist. Denn sind F bzw. G Stammfunktionen von f bzw. g, dann gilt $(F + G)' = F' + G' = f + g$, d.h., $F + G$ ist eine Stammfunktion von $f + g$.

Beispiel 4.21. Eine kreiszylindrische Arterie habe einen Radius von $R = 0.2$cm. Die Strömungsgeschwindigkeit des Blutes im Abstand r von der Zylinderachse sei durch $v(r) = 1100\,(0.04 - r^2)$ cm/s gegeben. Zur Bestimmung des pro Sekunde durch den Arterienquerschnitt strömenden Blutvolumens (in ml/s) muß das Integral

$$\int_0^R 2\pi r v(r)dr = 2\pi 1100 \int_0^R (0.04r - r^3)dr$$

ausgewertet werden. Unter Beachtung der voranstehenden Integrationsregeln erhält man dafür:

$$2200\pi \left(\int_0^R 0.04r\,dr - \int_0^R r^3 dr\right) = 2200\pi \left(0.04\frac{R^2}{2} - \frac{R^4}{4}\right) = 2.76\,.$$

b) Partielle Integration. Nach der Produktregel der Differentialrechnung (Regel 7 von Abschnitt 4.1.2) ist die Ableitung $(f_1 f_2)'$ des Produkts der Funktionen f_1 und f_2 gleich $f_1' f_2 + f_1 f_2'$. Das bedeutet aber, daß $f_1 f_2$ eine Stammfunktion von $f_1' f_2 + f_1 f_2'$ ist. Somit gilt

$$\int \Big(f_1'(x) f_2(x) + f_1(x) f_2'(x) \Big) dx = f_1(x) f_2(x) + c \,,$$

woraus die Integrationsformel

$$\int f_1(x) f_2'(x) dx = f_1(x) f_2(x) - \int f_1'(x) f_2(x) dx$$

folgt. (Die Konstante c kann man weglassen, wenn man das Gleichheitszeichen im Sinne von „gleich bis auf eine beliebige additive Konstante" versteht.) Das nächste Beispiel zeigt, wie man die Formel für die partielle Integration anwendet.

Beispiel 4.22. Wir berechnen den durch das Integral

$$\mu = \int_0^\infty x f(x) dx = \int_0^\infty \lambda x e^{-\lambda x} dx$$

dargestellten Mittelwert der Exponentialverteilung mit der Dichtefunktion $f(x) = \lambda e^{-\lambda x}$. Wenn man die Konstante aus dem Integral heraushebt und das uneigentliche Integral als Grenzwert anschreibt, erhält man

$$\mu = \lambda \lim_{b \to \infty} \int_0^b x e^{-\lambda x} dx \,.$$

Das rechts stehende Integral kann mittels partieller Integration berechnet werden. Dazu setzen wir $f_1(x) = x$ und $f_2'(x) = e^{-\lambda x}$. Neben $f_1(x)$ und $f_2'(x)$ wird auch noch $f_1'(x) = 1$ und $f_2(x)$, d.h. eine Stammfunktion von $f_2'(x) = e^{-\lambda x}$ benötigt. Aus den zusammengestellten Grundintegralen folgt unmittelbar $f_2(x) = -e^{-\lambda x}/\lambda$. Setzt man in die Formel für die partielle Integration ein, so ergibt sich

$$\begin{aligned} \int x e^{-\lambda x} dx &= x \cdot \left(-\frac{e^{-\lambda x}}{\lambda} \right) - \int 1 \cdot \left(-\frac{e^{-\lambda x}}{\lambda} \right) dx \\ &= -\frac{x}{\lambda} e^{-\lambda x} + \frac{1}{\lambda} \int e^{-\lambda x} dx = -\frac{x}{\lambda} e^{-\lambda x} - \frac{1}{\lambda^2} e^{-\lambda x} + c \,. \end{aligned}$$

Also ist $F(x) = -x e^{-\lambda x}/\lambda - e^{-\lambda x}/\lambda^2$ eine Stammfunktion von $x e^{-\lambda x}$, und man erhält durch Subtraktion der Werte von F an der oberen bzw. unteren Integrationsgrenze

$$\int_0^b x e^{-\lambda x} dx = F(b) - F(0) = -\frac{b}{\lambda} e^{-\lambda b} - \frac{1}{\lambda^2} e^{-\lambda b} + \frac{1}{\lambda^2} \,.$$

Läßt nun man b gegen ∞ gehen, so strebt $e^{-\lambda b}/\lambda^2$ offensichtlich gegen Null, während $g(b) = be^{-\lambda b}/\lambda$ für $b \to \infty$ in einen unbestimmten, d.h. nicht definierten Ausdruck vom Typ „$\infty \cdot 0$" übergeht. Formt man $g(b)$ um in $g(b) = g_1(b)/g_2(b)$ mit $g_1(b) = b$ und $g_2(b) = \lambda e^{\lambda b}$, so erhält man mit wachsendem b einen unbestimmten Ausdruck des Typs „∞/∞". Für einen unbestimmten Ausdruck dieses Typs (und ebenso für einen Ausdruck des Typs „$0/0$") gilt nach der Regel von L'HOSPITAL

$$\lim_{b \to \infty} \frac{g_1(b)}{g_2(b)} = \lim_{b \to \infty} \frac{g_1'(b)}{g_2'(b)}\,.$$

Somit ist

$$\lim_{b \to \infty} g(b) = \lim_{b \to \infty} \frac{1}{\lambda^2 e^{\lambda b}} = 0\,.$$

Für den gesuchten Mittelwert ergibt sich daher

$$\mu = \lambda \lim_{b \to \infty} \int_0^b x e^{-\lambda x} dx = \lambda \cdot \frac{1}{\lambda^2} = \frac{1}{\lambda}\,.$$

Wie man durch Nachrechnen sofort sieht, ist die partielle Integration mit der Zuordnung $f_1(x) = e^{-\lambda x}$ und $f_2'(x) = x$ nicht zielführend. Es kommt also auf die richtige Wahl von $f_1(x)$ und $f_2'(x)$ an.

c) Substitutionsmethode. Gemäß der Kettenregel der Differentialrechnung (Regel 9 von Abschnitt 4.1.2) ist die Ableitung der Komposition $F \circ g$ zweier Funktionen F und g an der Stelle x durch $(F \circ g)'(x) = F'(g(x))g'(x)$ gegeben. Hat man nun einen Integranden der Gestalt $f(g(x))g'(x)$ und kennt man eine Stammfunktion F von f, so ist damit auch eine Stammfunktion von $(f \circ g)g'$ bekannt, nämlich $F \circ g$. Es gilt also die Substitutionsregel

$$\int f(g(x))g'(x)dx = F(g(x)) + c = \int f(z)dz\,,$$

wobei im letzten Integral die Variable z für $g(x)$ steht. Diese Formel merkt man sich leicht, wenn man beachtet, daß $dz/dx = g'(x)$ ist, woraus formal $dz = g'(x)dx$ folgt. Meist wird die Substitutionsregel von rechts nach links angewendet, d.h., man hat ein Integral der Gestalt $\int f(z)dz$ gegeben. Um dieses Integral zu berechnen, kann man mit Hilfe der Substitution $z = g(x)$ auf das Integral $\int f(g(x))g'(x)dx$ übergehen. Man strebt dabei natürlich an, durch eine geeignete Wahl von g eine Vereinfachung des Integranden zu erreichen. Nach erfolgreicher Integration muß mittels $x = g^{-1}(z)$ die Hilfsvariable x wieder durch z ersetzt werden.

Beispiel 4.23. Wir nehmen an, daß in einem Blatt die Lichtintensität I nach dem LAMBERT–BEERschen Gesetz mit der Eindringtiefe z abnehme, d.h., es gelte $I = I_0 e^{-\mu z}$. Mit I_0 ist die auf das Blatt auftreffende Lichtintensität bezeichnet, μ ist der Absorptionskoeffizient, und die Blattdicke sei h.

Wir nehmen ferner an, daß die Abhängigkeit der Photosyntheserate P von der Lichtintensität I durch $P = P(I) = P_{max}\alpha I/(\alpha I + P_{max})$ gegeben ist (P_{max} und α sind positive Konstante). Dann kann die totale Photosyntheserate P_{tot} mit Hilfe des bestimmten Integrals

$$P_{tot} = \int_0^h P\,dz = \int_0^h \frac{P_{max}\alpha I}{\alpha I + P_{max}}\,dz = \int_0^h \frac{P_{max}\alpha I_0 e^{-\mu z}}{\alpha I_0 e^{-\mu z} + P_{max}}\,dz$$

berechnet werden (vgl. THORNLEY 1976). Dieses Integral schaut auf den ersten Blick kompliziert aus; es kann aber stark vereinfacht werden, wenn statt z die Variable $x = \alpha I_0 e^{-\mu z} + P_{max}$ eingeführt wird. Aus der Ableitung $dx/dz = -\alpha I_0 \mu e^{-\mu z}$ folgt formal $dz = -dx/(\alpha I_0 \mu e^{-\mu z})$, und damit ergibt sich:

$$\int \frac{P_{max}\alpha I_0 e^{-\mu z}}{\alpha I_0 e^{-\mu z} + P_{max}}\,dz = \int \frac{P_{max}\alpha I_0 e^{-\mu z}}{x} \cdot \left(-\frac{dx}{\alpha I_0 \mu e^{-\mu z}}\right)$$

$$= -\frac{P_{max}}{\mu} \int \frac{1}{x}\,dx = -\frac{P_{max}}{\mu}\ln|x| + c$$

$$= -\frac{P_{max}}{\mu}\ln\left(\alpha I_0 e^{-\mu z} + P_{max}\right) + c\,.$$

Das gesuchte bestimmte Integral erhält man nun in der gewohnten Weise durch Einsetzen der Integrationsgrenzen in das unbestimmte Integral und anschließende Differenzbildung:

$$P_{tot} = -\frac{P_{max}}{\mu}\ln\left(\alpha I_0 e^{-\mu h} + P_{max}\right) + c - $$
$$\left(-\frac{P_{max}}{\mu}\ln\left(\alpha I_0 + P_{max}\right) + c\right)$$
$$= \frac{P_{max}}{\mu}\ln\frac{\alpha I_0 + P_{max}}{\alpha I_0 e^{-\mu h} + P_{max}}\,.$$

4.4   Aufgaben

1. Zur Berechnung der relativen Wachstumsrate r einer exponentiell wachsenden Population wurde in Abschnitt 4.2.2c die Formel $r = (\ln R_o)/\mu$ verwendet. Für Mexiko betrug um das Jahr 1960 die Nettoreproduktionsrate $R_0 = 2.61$ und das mittlere Gebäralter μ lag bei $\mu_0 = 29.06$ Jahren. Man berechne mit Hilfe des Differentials näherungsweise die prozentuelle Abnahme von r bei einer fiktiven Zunahme von μ um $\Delta\mu = 3$ Jahre und gleichbleibendem R_0.

2. In Abschnitt 4.2.2c wurde für die reelle Lösung der Gleichung

$$\Psi(r) = 0.317e^{-4.5r} + 0.400e^{-5.5r} + 0.350e^{-6.5r} + 0.325e^{-7.5r} + 0.275e^{-8.5r}$$
$$+ 0.167e^{-9.5r} + 0.150e^{-10.5r} + 0.067e^{-11.5r} + 0.042e^{-12.5r} = 1$$

mit Hilfe der Formel $r_0 = (\ln R_0)/\mu$ der Näherungswert $r_0 = 0.1022$ gefunden. Man löse die Gleichung mit dem NEWTON-Verfahren (Lösung auf vier signifikante Ziffern) und bestimme den relativen Fehler von r_0!

Hinweis: Durch Multiplikation mit $\mathrm{e}^{12.5r}$ geht die Gleichung über in $0.317\mathrm{e}^{8r} + 0.4\mathrm{e}^{7r} + 0.35\mathrm{e}^{6r} + 0.325\mathrm{e}^{5r} + 0.275\mathrm{e}^{4r} + 0.167\mathrm{e}^{3r} + 0.15\mathrm{e}^{2r} + 0.067\mathrm{e}^{r} + 0.042 = \mathrm{e}^{12.5r}$.

Setzt man nun $x = \mathrm{e}^r$ und bringt alle Terme auf eine Seite, so erhält man $f(x) = x^{12.5} - 0.317x^8 - 0.4x^7 - 0.35x^6 - 0.325x^5 - 0.275x^4 - 0.167x^3 - 0.15x^2 - 0.067x - 0.042 = 0$.

Als Startwert nehme man $x_0 = \mathrm{e}^{r_0} = 1.108$.

3. Von einer Funktion f seien an den Stellen $x_0 = 0$, $x_1 = 1$, $x_2 = 2$ und $x_3 = 3$ die Funktionswerte $f(0) = 0$, $f(1) = 5$, $f(2) = 30$ und $f(3) = 30$ bekannt. Man interpoliere f im Intervall $0 \le x \le 3$ durch eine aus drei kubischen Polynomen bestehende Spline-Funktion, die an den Randstellen $x_0 = 0$ und $x_3 = 3$ verschwindende zweite Ableitungen besitzt.

4. Man interpoliere die Funktion f mit der Gleichung $f(x) = \sin(\pi x/2)$ $(-1 \le x \le 1)$ durch einen kubischen Spline s. Dabei verwende man als „Stützstellen" die x-Werte $x_0 = -1$, $x_1 = 0$ und $x_2 = 1$. An den Randstellen x_0 und x_2 sollen die ersten Ableitungen von s und f übereinstimmen.

5. Die Abhängigkeit der Photosyntheserate P von der Lichtintensität I kann bei aquatischen Algen durch die Funktionsgleichung

$$P = f(I) = \frac{P_m}{I_m} I \mathrm{e}^{1 - I/I_m}$$

beschrieben werden, in der P_m und I_m positive Konstante sind und $I \ge 0$ ist. Man zeige, daß die Photosyntheserate P an der Stelle $I = I_m$ das lokale Maximum $f(I_m) = P_m$ besitzt.

6. Der Diversitätsindex von SHANNON ist für ein aus zwei Arten bestehendes System durch den Ausdruck $H_S = -p \ln p - (1 - p) \ln (1 - p)$ gegeben, in dem p $(0 < p < 1)$ bzw. $1 - p$ die relativen Häufigkeiten der beiden Arten bedeuten. Man zeige, daß H_S den Maximalwert $\ln 2$ für $p = 1/2$ annimmt.

7. Es sei x_1, x_2, …, x_n eine Stichprobe aus n Meßwerten und $\bar{x} = (\sum x_i)/n$ ihr Mittelwert. Im ersten Kapitel (Aufgabe 8) wurde auf elementarem Wege die folgende Minimaleigenschaft von $\bar{x}$ nachgewiesen: Die Summe $Q(x^*) = (x_1 - x^*)^2 + (x_2 - x^*)^2 + \cdots + (x_n - x^*)^2$ der quadratischen Abweichungen der Meßwerte von irgendeiner Zahl x^* ist am kleinsten, wenn $x^* = \bar{x}$ gesetzt wird. Man bestätige dieses Resultat mit Hilfe der Differentialrechnung.

8. Man bestimme für die Glockenkurve mit der Gleichung

$$y = f(x) = \frac{1}{\sqrt{2\pi}} \mathrm{e}^{-x^2/2}$$

die x-Koordinaten der beiden Wendepunkte.

9. Gegeben ist die logistische Funktion f mit der Gleichung

$$f(t) = \frac{y^*}{1 + (\frac{y^*}{y_0} - 1)e^{-rt}}$$

$(t \geq 0, y^* > y_0 > 0;$ vgl. Abschnitt 2.4.2). Man zeige, daß
a) f monoton wachsend ist und
b) einen Wendepunkt $W(t_w, y_w)$ mit $y_w = y^*/2$ besitzt, wenn $y_0 < y^*/2$ gilt.

10. Die Beschreibung der Ausbreitung von Luftschadstoffen stellt ein zentrales Problem des Umweltschutzes dar. Im einfachsten Fall denke man sich eine im freien Raum befindliche Schadstoffquelle (im Nullpunkt eines dreidimensionalen Koordinatensystems), aus der zum Zeitpunkt $t = 0$ eine bestimmte Schadstoffmenge Q_0 entweicht. Wenn die Verteilung des Schadstoffes durch isotrope Diffusion erfolgt, genügt die Schadstoffkonzentration $c(r,t)$ zum Zeitpunkt $t > 0$ im Abstand $r > 0$ von der Emissionsquelle dem Ausbreitungsgesetz

$$c(r,t) = \frac{Q_0}{(4\pi Dt)^{3/2}} \exp\left(-\frac{r^2}{4Dt}\right).$$

Man zeige, daß der Maximalabstand $r_{\max}$ von der Quelle, in dem eine bestimmte kritische Konzentration c_0 gerade noch auftreten kann, durch

$$r_{\max} = \sqrt{\frac{3Q_0^{2/3}}{2\pi e c_0^{2/3}}}$$

gegeben ist.
Hinweis: Man setze $c(r,t) = c_0$ und fasse r^2 als Funktion von t auf.

11. Man bestimme mittels numerischer Integration (auf 4 signifikante Ziffern) den Inhalt der Fläche, die von der Glockenkurve (Gleichung siehe Aufgabe 4), der x-Achse und den Geraden $x = -1$ sowie $x = +1$ eingeschlossen wird.

12. Es sei f eine auf dem Intervall $x_1 \leq x \leq x_2$ stetige und nichtnegative Funktion. Zu einem Näherungswert für die vom Funktionsgraphen, der x-Achse und den Ordinaten $x = x_1$ sowie $x = x_2$ begrenzte Fläche gelangt man, indem man f durch ein quadratisches Interpolationspolynom p_2 approximiert, das an den Randstellen und in der Intervallmitte $x_{1/2} = (x_1 + x_2)/2$ dieselben Funktionswerte wie f besitzt, und anschließend über p_2 integriert. Man zeige, daß der so gewonnene Näherungswert für die gesuchte Fläche durch

$$\int_{x_1}^{x_2} f(\xi)d\xi \approx \int_{x_1}^{x_2} p_2(\xi)d\xi = \frac{x_2 - x_1}{6}\left(f_1 + 4f_{1/2} + f_2\right)$$

mit $f_1 = f(x_1)$, $f_2 = f(x_2)$ und $f_{1/2} = f(x_{1/2})$ gegeben ist. (Diese Formel wird auch als KEPLERsche Faßregel bezeichnet.)
Hinweis: Ohne Einschränkung der Allgemeinheit kann das Intervall symmetrisch um den Nullpunkt, d.h. $x_1 = -h$ und $x_2 = h$ mit h als halber Intervallbreite angenommen werden.

13. Die logistische Funktion U mit der Gleichung

$$U(x) = \frac{1}{1 + e^{-x}} \quad (-\infty < x < +\infty)$$

wird u.a. in der Statistik verwendet. Man zeige:

a) Die Ableitungsfunktion $u = dU/dx$ besitzt die Gleichung $u(x) = e^{-x}/(1 + e^{-x})^2$.

b) Es gilt $u(x) > 0$ und $u(-x) = u(+x)$ für alle x; der Graph G_u von u verläuft symmetrisch zur vertikalen Achse (in Form einer „Glockenkurve").

c) $U(x)$ ist als Maßzahl Fläche unter dem Graphen G_u von $-\infty$ bis zur Stelle x interpretierbar, d.h., es ist

$$\int_{-\infty}^{x} u(\zeta)d\zeta = U(x);$$

bei vorgegebenem U kann x aus $x = \ln\frac{U}{1-U}$ bestimmt werden. (Man bezeichnet x auch als „logit" (logistic unit) von U und schreibt kurz $x = \text{logit}\,U$.)

14. Man berechne für die BATEMAN-Funktion in Abb. 4.4 die Fläche AUC_{0-12} zwischen dem Funktionsgraphen und der t-Achse von $t_1 = 0$ bis $t_2 = 12$.

15. Für eine ruhende Person ist nach Beispiel 2.19 die Abhängigkeit der pro Zeiteinheit ausgeatmeten Luftmenge (in l/s) von der Zeit t durch $Q(t) = 0.5\sin(0.4\pi t + \pi)$ gegeben, wenn zum Zeitpunt $t = 0$ die Lungen leer sind. Offensichtlich bedeutet $-Q(t) = 0.5\sin(0.4\pi t)$ die pro Zeiteinheit eingeatmete Luftmenge. Man berechnen die in einem Atmungszyklus (Dauer 5 s) insgesamt eingeatmete Luftmenge L (in l).

Hinweis: Die Maßzahl von L stimmt mit dem Inhalt der Fläche überein, die von $t = 0$ bis $t = 2.5$ zwischen dem Graphen von $-Q$ und der t-Achse liegt.

*Keine menschliche Forschung kann man
als wahre Wissenschaft bezeichnen, wenn
sie ihren Weg nicht über die mathematische Darstellung nimmt. (Leonardo da
Vinci, Traktat von der Malerei)*

Kapitel 5

Differentialgleichungen

5.1 Modellbildung mit Differentialgleichungen

5.1.1 Die Methode der elementaren Abstraktion

Differentialgleichungen sind ein wichtiges Hilfsmittel bei der Modellbildung. Sie werden verwendet, um Massen-, Energie- oder Kräftebilanzen auszudrücken. Das Aufstellen der Gleichungen erfolgt meist nach dem Prinzip der elementaren Abstraktion: Das betrachtete System (der betrachtete Prozeß) wird in „handhabbare" Elemente (z.B. Raum- oder Zeitelemente) zerlegt, diese werden nach bekannten Naturgesetzen bzw. mit Hilfe von Plausibilitätsbetrachtungen in Form von Differentialgleichungen bilanziert, und schließlich werden aus den Differentialgleichungen durch Integration Aussagen über das System bzw. den Prozeß abgeleitet (vgl. LINDSAY/MARGENAU 1957). Wie man mit Hilfe der Methode der elementaren Abstraktion ein Differentialgleichungsmodell formuliert, wird im folgenden an Hand eines einfachen Strömungsmodells mit chemischer Kinetik gezeigt.

Beispiel 5.1 Wir betrachten ein Fließgewässer, das geradlinig in x-Richtung mit konstanter Geschwindigkeit u strömt. An der Stelle $x = 0$ wird kontinuierlich ein Fremdstoff eingeleitet, der sich an der Einleitstelle völlig mit dem Wasser vermischt und dort eine (zeitunabhängige) Konzentration c_0 bewirkt. Der Fremdstoff wird mit der Rate k bestandsproportional abgebaut. Nach Verstreichen einer genügend langen Zeit nach Beginn der Einleitung stellt sich ein stationärer Verlauf der Fremdstoffkonzentration ein, die über den Flußquerschnitt als konstant angenommen wird. Gesucht ist die Konzentration $c(x)$ in Abhängigkeit von x. Ad hoc läßt sich dafür nicht so leicht eine Formel angeben. Erfolgversprechender ist es, sich auf ein „kleines" Volumselement $\Delta V = A\Delta x$ zwischen x und $x + \Delta x$ zu konzentrieren (vorausgesetzt wird ein konstanter Querschnitt A des Wasserkörpers). Sei $c(\overline{x})$ ($x \leq \overline{x} \leq x + \Delta x$) die mittlere Konzentration in dem betrachteten Volumselement. Pro Zeiteinheit geht in ΔV die Fremdstoffmenge $kc(\overline{x})A\Delta x$ durch Zerfall verloren, die Menge $c(x)Au$ fließt zu und die Menge $c(x + \Delta x)Au$ fließt ab. Im stationären Fall müssen sich die Zu- und Abgänge aufheben, d.h., es muß $c(x)Au = c(x + \Delta x)Au + kc(\overline{x})A\Delta x$ sein. Wenn man durch $Au\Delta x$ dividiert und umordnet, folgt

$$\frac{c(x + \Delta x) - c(x)}{\Delta x} = -\frac{k}{u}c(\overline{x}).$$

Läßt man Δx gegen Null streben, so geht rechts $c(\overline{x})$ in $c(x)$ über, der Differenzenquotient links in die Ableitung $c'(x)$, und man erhält die Gleichung

$$c'(x) = -\frac{k}{u}c(x).$$

Damit haben wir einen Zusammenhang zwischen $c(x)$ und der Änderungsrate $c'(x)$ gefunden.

Tatsächlich geht man, wenn die Abhängigkeit $y = y(t)$ einer Größe y von einer anderen Größe t bestimmt werden soll, oft so wie im vorangegangenen Beispiel vor: Man sucht zuerst eine Gleichung für die Änderungsrate dy/dt und schließt dann auf die Abhängigkeit $y = y(t)$ zurück, indem man die erhaltene Bilanzgleichung „löst". Eine Gleichung, in der die erste Ableitung der gesuchten Funktion und keine höheren Ableitungen vorkommen, wird **Differentialgleichung erster Ordnung** genannt. Die Schadstoffausbreitung in Beispiel 5.1 wurde mit einer **linear-homogenen** Differentialgleichung erster Ordnung mit konstantem Koeffizienten beschrieben, d.h. mit einer Gleichung des Typs

$$(D1) \qquad\qquad \frac{dy}{dt} + ay = 0$$

in dem $a \neq 0$ eine von t unabhängige Konstante bezeichnet. Dieser Differentialgleichungstyp stellt ein mathematisches Grundmodell dar, mit dem man verschiedenartige Prozesse (z.B. das ungehemmte Wachstum von Populationen, den radioaktiven Zerfall, die Elimination eines Pharmakons, monomolekulare Reaktionen oder die Absorption von Strahlung) erfassen kann. Steht auf der rechten Seite von $(D1)$ anstelle der Null eine Konstante oder von t abhängige (stetige) Funktion, spricht man von einer **linear-inhomogenen** Differentialgleichung erster Ordnung mit konstantem Koeffizienten a. Grundlegende Bedeutung besitzt der Sonderfall $(a \neq 0, b \neq 0)$

$$(D2) \qquad\qquad \frac{dy}{dt} + ay = b$$

mit konstantem a und b, der u.a. verwendet wird, um die Abkühlung eines Körpers oder den Ausgleich von Konzentrationsunterschieden durch Diffusion zu beschreiben. Wenn die Ableitung y' keine lineare Funktion von y ist, nennt man die Differentialgleichung **nichtlinear**; ein einfaches Beispiel ist die Differentialgleichung ($a \neq 0$ und b sind Konstante)

$$(D3) \qquad\qquad \frac{dy}{dt} = ay(y - b),$$

mit der man z.B. die Dynamik von Populationen mit intraspezifischer Konkurrenz oder die Ausbreitung von Epidemien modelliert.

5.1.2   Kompartmentmodellierung

Die Kompartmentmodellierung ist eine in der Biologie und Medizin weitverbreitete Technik der Systembeschreibung. Sie beruht auf der Vorstellung, daß man die Materieflüsse in einem System näherungsweise dadurch wiedergeben kann, daß man eine Zerlegung des Gesamtsystems in eine bestimmte Anzahl von Teilen (sogenannten Kompartimenten) vornimmt und den Materieaustausch zwischen diesen durch bestandsproportionale Austauschprozesse beschreibt.

Beispiel 5.2 In der Pharmakokinetik werden Kompartmentsysteme verwendet, um die Aufnahme von Substanzen, ihre Verteilung im menschlichen Körper und ihre Elimination zu beschreiben. Unter einem Kompartiment hat man sich einen Teil des Verteilungsvolumens bzw. ein Organ vorzustellen, in dem sich die Substanz frei ausbreiten kann und in dem sie annähernd homogen verteilt ist. Ein grundlegender Anwendungsfall ist der folgende: Dem Organismus wird die Menge I_1 einer Substanz intravenös injiziert, also in einer stoßförmiger Gabe praktisch zum Zeitpunkt $t = 0$ appliziert. In der Folge wird eine bestimmte Menge der Substanz im Blutkreislauf zirkulieren; dieser wirkt ähnlich einem Depot, von dem die Substanz das Zielgewebe erreicht, in dem sie eine gewünschte Wirkung herbeiführen soll. Im allgemeinen wird auch ein Rücktransport vom Zielgewebe in den Blutkreislauf sowie eine Elimination bzw. Zerfall der Substanz stattfinden. Zur mathematischen Beschreibung drängt sich die Verwendung des in Abb. 5.1 dargestellten 2-Kompartmentsystems auf. Dort sind der Blutkreislauf und das Zielgewebe durch die Kompartimente K_1 bzw. K_2 symbolisiert. Die in K_1 und K_2 zum Zeitpunkt t vorhandenen Substanzmengen sind $x_1(t)$ bzw. $x_2(t)$; $f_{21} > 0$ und $f_{12} > 0$ sind Übergangsraten, die – mit x_1 bzw. x_2 multipliziert – die pro Zeiteinheit von K_1 nach K_2 bzw. von K_2 nach K_1 gelangenden Substanzmengen bedeuten. Die Konstanten $f_1 \geq 0$ und $f_2 \geq 0$ sind Eliminations- bzw. Zerfallsraten derart, daß $f_1 x_1$ und $f_2 x_2$ die pro Zeiteinheit aus K_1 ausgeschiedene bzw. in K_2 zerfallene (und daher unwirksam gewordene) Substanzmenge darstellen. Indem man die in der Zeiteinheit stattfindende Veränderung der Substanzmenge in jedem Kompartiment als Differenz der Zu- und Abgänge pro Zeiteinheit ansetzt, erhält man für $t > 0$ die Bilanzgleichungen

$$\frac{dx_1}{dt} = -(f_{21} + f_1)x_1 + f_{12}x_2,$$
$$\frac{dx_2}{dt} = f_{21}x_1 - (f_{12} + f_2)x_2.$$

Hinzu kommen die zum Zeitpunkt $t = 0$ vorgegebenen Anfangsbedingungen $x_1(0) = I_1$ und $x_2(0) = 0$.

Die in Beispiel 5.2 erhaltenen Bilanzgleichungen bilden ein **System** von zwei linear-homogenen Differentialgleichungen erster Ordnung mit konstanten (d.h. von

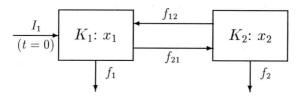

Abb. 5.1. 2-Kompartmentsystem (Beispiel 5.2)

t unabhängigen) Koeffizienten, das allgemein in der Form

$$(D4) \qquad \frac{dx_1}{dt} = a_{11}x_1 + a_{12}x_2, \quad \frac{dx_2}{dt} = a_{21}x_1 + a_{22}x_2$$

mit konstanten a_{ij} angeschrieben werden kann. Die Lösung von $(D4)$ läßt sich auf die Lösung einer **linear-homogenen Differentialgleichung zweiter Ordnung** zurückführen. Differenziert man nämlich die erste Gleichung von $(D4)$ nach t und ersetzt x_2' mit Hilfe der zweiten Gleichung, ergibt sich

$$x_1'' = a_{11}x_1' + a_{12}x_2' = a_{11}x_1' + a_{12}a_{21}x_1 + a_{12}a_{22}x_2.$$

Wenn noch x_2 mit Hilfe der ersten Gleichung von $(D4)$ eliminiert wird, folgt

$$x_1'' = (a_{11} + a_{22})x_1' + (a_{12}a_{21} - a_{11}a_{22})x_1.$$

Das ist eine linear-homogene Differentialgleichung zweiter Ordnung mit konstanten Koeffizienten, die allgemein in der Form

$$(D5) \qquad \frac{d^2y}{dt^2} + a\frac{dy}{dt} + by = 0$$

mit konstanten (d.h. von t unabhängigen) Koeffizienten a und b dargestellt wird. Gilt $b > a^2/4$, bezeichnet man $(D5)$ speziell als **Schwingungsgleichung**, die ein Grundmodell für frei schwingende Systeme darstellt und u.a. in der Biologie verwendet wird, um Räuber-Beute-Systeme zu beschreiben.

5.2 Differentialgleichungen erster Ordnung

5.2.1 Lösung durch Trennung der Variablen

Wenn man z.B. eine quadratische Gleichung löst, so sind gewisse Zahlenwerte auszurechnen. Bei Differenzengleichungen sind die gesuchten „Größen" Zahlenfolgen. Eine Differentialgleichung lösen bedeutet, daß man Funktionen zu bestimmen hat, und zwar alle jene, die beim Einsetzen (mitsamt den Ableitungen) in die gegebene Gleichung diese für alle (einem bestimmten Intervall entnommenen) Werte der unabhängigen Variablen identisch erfüllen. Die Lösung eines recht einfachen Differentialgleichungstyps erfolgte bereits im Abschnitt 4.3.2. Dort wurde nämlich das folgende Problem behandelt: Es sind alle Funktionen $y = y(t)$ gesucht, deren Ableitung für alle t aus dem Intervall $[a, b]$ gleich einer vorgegebenen (auf $[a, b]$ stetigen) Funktion $f(t)$ ist. Diese Aufgabe ist offensichtlich gleichbedeutend mit der Lösung der Differentialgleichung $y' = f$. Nach dem Hauptsatz der Differential- und Integralrechnung ist jede Funktion der Gestalt

$$y(t) = \int_a^t f(\zeta)d\zeta + c$$

mit einer beliebigen reellen Konstanten c eine Lösung der Differentialgleichung. Umgekehrt kann jede beliebige Lösung von $y' = f$ in dieser Gestalt (mit geeignet gewähltem c) angeschrieben werden. Es gibt also nicht nur eine Lösungsfunktion, sondern eine ganze „Schar" von Lösungsfunktionen (für jeden Wert von c eine), die die **allgemeine Lösung** darstellt. Von den in der allgemeinen Lösung enthaltenen Funktionen ist in der Praxis meist nur eine spezielle von Interesse, die durch Vorgabe eines gewünschtes Funktionswertes an einer bestimmten Stelle festgelegt wird. Man nennt diese zusätzliche Forderung an die gesuchte Lösungsfunktion eine **Anfangsbedingung** und spricht von einem **Anfangswertproblem**, wenn eine Differentialgleichung unter Beachtung einer Anfangsbedingung zu lösen ist.

Beispiel 5.3. Ein Turner hebt sich beim Hochsprung mit einer Geschwindigkeit von $v_0 = 5\text{m/s}$ vom Boden ab. Wir bestimmen die Sprunghöhe, also die Strecke, um die der Schwerpunkt gehoben wird. Zum Zeitpunkt des Absprungs ($t = 0$) befinde sich der Schwerpunkt in der Entfernung $s = s_0$ über dem Erdboden. Kennt man die maximale Höhe $s = s_m$, die der Schwerpunkt erreicht, so ergibt sich die gesuchte Sprunghöhe aus $s_m - s_0$.

Nach einem bekannten physikalischen Gesetz ist die Geschwindigkeitsabnahme pro Zeiteinheit beim Sprung nach oben gleich der Erdbeschleunigung $g \approx 10\text{m/s}^2$. Diese Aussage kann sofort als Differentialgleichung hingeschrieben werden. Bezeichnet v die Geschwindigkeit, so gilt $dv/dt = -g$. Hinzu kommt als Anfangsbedingung $v(0) = v_0$. Die allgemeine Lösung der Differentialgleichung ist

$$v(t) = \int_0^t (-g)d\zeta + c = -gt + c\,.$$

Zum Zeitunkt $t = 0$ muß v gleich v_0 sein, woraus $c = v_0$ folgt. Die Geschwindigkeit nimmt also linear nach der Formel $v(t) = -gt + v_0$ ab, und zwar so lange, bis sie bei Erreichen der maximalen Höhe den Wert Null annimmt. Aus $v(t) = -gt + v_0 = 0$ folgt, daß dies zum Zeitpunkt $t_m = v_0/g$ der Fall ist.

Beachtet man weiter, daß die Geschwindigkeit als Änderung des Weges pro Zeiteinheit definiert ist, folgt mit $v = ds/dt$ aus $v(t) = -gt + v_0$ die Differentialgleichung $ds/dt = -gt + v_0$ mit der allgemeinen Lösung

$$s(t) = \int_0^t (-g\zeta + v_0)d\zeta + c = -g\frac{t^2}{2} + v_0 t + c\,.$$

Wir müssen davon jene Lösungsfunktion auswählen, für die $s(0) = s_0$ gilt. Auf Grund dieser Forderung ist $c = s_0$, und man erhält als maximale Höhe

$$s_m = s(t_m) = -g\,\frac{v_0^2}{2g^2} + v_0\,\frac{v_0}{g} + s_0 = \frac{v_0^2}{2g} + s_0\,.$$

Daher ist $s_m - s_0 \approx 1.25\text{m}$ die gesuchte Sprunghöhe.

Es ist naheliegend, bei komplizierteren Differentialgleichungen eine Rückführung der Lösung auf den eben behandelten einfachen Fall zu versuchen. Wir befassen uns zuerst mit dem durch

$$(A1) \qquad\qquad \frac{dy}{dt} + ay = 0, \quad y(t_0) = y_0$$

gegebenen Anfangswertproblem. Gesucht ist also eine Lösung $y = y(t)$ von $dy/dt = -ay$, die an der Stelle t_0 den Wert y_0 besitzt. Nehmen wir an, wir hätten die Lösungsfunktion bestimmt und können die Umkehrfunktion $t = t(y)$ bilden. Wegen $dy/dt = 1/(dt/dy)$ (siehe Regel 5 von Abschnitt 4.1.2) genügt $t(y)$ der Differentialgleichung

$$\frac{dt}{dy} = -\frac{1}{ay}\,,$$

deren allgemeine Lösung durch

$$t(y) = -\int_{y_0}^{y} \frac{1}{a\zeta}\,d\zeta + c = -\frac{1}{a}\ln|y| + \frac{1}{a}\ln|y_0| + c = -\frac{1}{a}\ln\frac{|y|}{|y_0|} + c$$

gegeben ist. Setzt man $t = t_0$ und $y = y_0$ ein, folgt $c = t_0$. Durch Auflösen nach y erhält man schließlich

$$y(t) = y_0 e^{-a(t-t_0)}$$

als die gesuchte Lösungsfunktion des Anfangswertproblems. Verfolgt man den Lösungsweg, so erkennt man, daß $y \neq 0$ (und im besonderen auch $y_0 \neq 0$) verlangt werden muß. Setzt man in der gefundenen Lösungsformel $y_0 = 0$, ergibt sich formal $y(t) = 0$. Man überzeugt sich schnell durch Einsetzen in $dy/dt = -ay$, daß $y(t) = 0$ tatsächlich eine Lösung darstellt.

Statt zur inversen Funktion überzugehen, kann man $(A1)$ auch so lösen, daß man die Gleichung $dy/dt = -ay$ zuerst durch formales „Trennen" der Variablen y und t in $dy/y = -a\,dt$ überführt und anschließend unbestimmt integriert:

$$\int \frac{1}{y}\,dy = -\int a\,dt\,.$$

Es folgt $\ln|y| = -at + c$ (die Integrationskonstante braucht man nur einmal anschreiben), wobei wegen der geforderten Anfangsbedingung nun $c = \ln|y_0| + at_0$ einzusetzen ist. Wenn man noch nach y auflöst, erhält man die vorher erhaltene Lösungsfunktion. Die eben dargelegte Lösungstechnik wird als **Methode der Trennung der Variablen** bezeichnet und kann mit Erfolg auf Differentialgleichungen des Typs $dy/dt = f(t)/g(y)$ mit auf gewissen Intervallen stetigen Funktionen f und g angewendet werden.

Beispiel 5.4. Es seien x und y zwei von der Zeit t abhängige Wachstumsgrößen. Die entsprechenden relativen Wachstumsraten $r_x = (dx/dt)/x$ bzw. $r_y = (dy/dt)/y$ seien konstant. Die betrachteten Größen genügen dann beide Differentialgleichungen des Typs $(D1)$. Deren Lösungen sind, wenn zum Zeitpunkt $t_0 = 0$ die Anfangswerte x_0 bzw. y_0 vorliegen, durch die allgemeinen Exponentialfunktionen

$$x = x_0 e^{r_x t} \quad \text{bzw.} \quad y = y_0 e^{r_y t}$$

gegeben. Wegen

$$y = y_0 e^{r_y t} = y_0 \left(e^{r_x t}\right)^{r_y/r_x} = y_0 \left(\frac{x}{x_0}\right)^{r_y/r_x}$$

folgt daraus, daß zwischen y und x der allometrische Zusammenhang $y = bx^c$ mit $c = r_y/r_x$ und $b = y_0/x_0^c$ besteht.

5.2.2 Linear-inhomogene Differentialgleichungen

Wir behandeln als nächstes die Lösung von Differentialgleichungen des Typs $(D2)$, wobei wir wieder vorschreiben, daß die Lösungsfunktion an einer Stelle t_0 einen gewissen Funktionswert y_0 besitzen möge. Zu lösen ist also die Anfangswertaufgabe

$$(A2) \qquad \frac{dy}{dt} = -ay + b, \quad y(t_0) = y_0 \, .$$

Setzt man $z(t) = y(t) - b/a$, so erhält man wegen $dz/dt = dy/dt$ (die additive Konstante b/a fällt beim Differenzieren weg) und $z(t_0) = y(t_0) - b/a = y_0 - b/a$ die Anfangswertaufgabe

$$\frac{dz}{dt} = -az, \quad z(t_0) = y_0 - b/a \, ,$$

die vom Typ $(A1)$ ist und die Lösung

$$z(t) = \left(y_0 - \frac{b}{a}\right) e^{-a(t-t_0)}$$

besitzt. Indem man mit Hilfe von $y(t) = z(t) + b/a$ zur ursprünglichen Variablen zurückkehrt, folgt schließlich

$$y(t) = \frac{b}{a} + \left(y_0 - \frac{b}{a}\right) e^{-a(t-t_0)}$$

als Lösung von $(A2)$. Man erkennt, daß bei positivem a jede zu einem Anfangswert $y_0 \neq b/a$ gehörende Lösung sich mit wachsendem t exponentiell der stationären Lösung $y(t) = b/a$ annähert. Dieses Zeitverhalten (in den meisten Anwendungen bedeutet t die Zeit) ist charakteristisch für eine Größe y, die pro Zeiteinheit eine

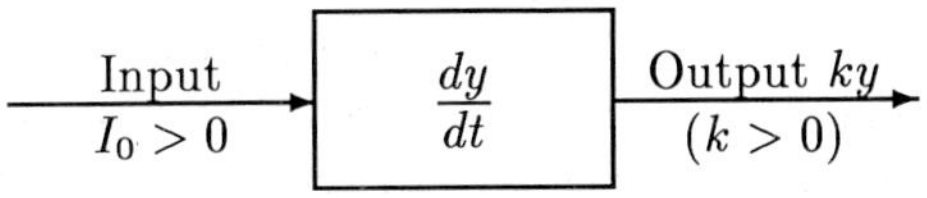

Abb. 5.2. Blockschema zur Differentialgleichung $dy/dt = I_0 - ky$

konstante Zunahme und eine bestandsproportionale Abnahme erfährt (vgl. Abb. 5.2).

Die Lösung des Anfangswertproblems $(A2)$ setzt sich additiv aus den Termen $y_p = b/a$ und $y_h = (y_0 - b/a)e^{-a(t-t_0)}$ zusammen. Wie man sofort nachrechnet, ist y_p eine spezielle (partikuläre) Lösung der inhomogenen Differentialgleichung $(D2)$, während y_h die homogene Differentialgleichung $(D1)$ erfüllt. Diese Gesetzmäßigkeit kann man sich bei der Auflösung von $(A2)$ zunutze machen, indem man für die Lösung von $(A2)$ den Ansatz $y = y_p + y_h$ macht, in dem y_p eine spezielle Lösung der inhomogenen Differentialgleichung $(D2)$ ist und y_h die allgemeine Lösung Ke^{-at} der homogenen Differentialgleichung $(D1)$ mit unbestimmter Konstante K darstellt. Die Konstante K wird so bestimmt, daß $y(t_0) = y_0$ gilt.

Beispiel 5.5. Eine Person erhält eine Glukose-Infusion, d.h., es wird Glukose mit konstanter Intensität D in das Blut (Blutvolumen V) injiziert. Wie groß ist die Blutzuckerkonzentration c (cV ist die Glukosemenge im Blut) t Zeiteinheiten nach Beginn der Infusion, wenn pro Zeiteinheit ein bestimmter Anteil k des Blutzuckers abgebaut wird? Die Blutzuckerkonzentration am Anfang (Zeitpunkt $t = 0$) sei c_0.

Die Änderungsrate der Glukosemenge im Blut ist durch $d(cV)/dt = -kcV + D$ gegeben. Dividiert man durch V, folgt die Differentialgleichung $dc/dt = -kc + D/V$. Hinzu kommt als Anfangsbedingung $c(0) = c_0$. Offensichtlich handelt es sich um ein Anfangswertproblem vom Typ $(A2)$. Die Lösung der homogenen Gleichung $dc/dt + kc = 0$ ist durch $c_h(t) = Ke^{-kt}$ mit der zunächst noch unbestimmten Konstanten K gegeben. Die inhomogene Gleichung $dc/dt = -kc + D/V$ besitzt offensichtlich die spezielle Lösung $c_p = D/(Vk)$. Für die Lösung des Anfangswertproblems machen wir daher den Ansatz

$$c(t) = c_p + c_h = \frac{D}{Vk} + Ke^{-kt},$$

und bestimmen K aus der vorgegebenen Anfangsbedingung $c(0) = D/(Vk) + K = c_0$. Mit $K = c_0 - D/(Vk)$ ergibt sich schließlich die Lösungsformel

$$c(t) = \frac{D}{Vk} + \left(c_0 - \frac{D}{Vk}\right)e^{-kt}.$$

Eine wichtige Verallgemeinerung von $(D2)$ ist die Differentialgleichung

$(D2')$ $$\frac{dy}{dt} + ay = s(t)$$

mit konstantem a, aber von t abhängiger Funktion s. Auch die allgemeine Lösung dieser (linearen) Differentialgleichung kann additiv aus der – die unbestimmte

Konstante K enthaltenden – allgemeinen Lösung $y_h = Ke^{-at}$ der homogenen Gleichung $dy/dt + ay = 0$ und einer speziellen Lösung y_p der inhomogenen Gleichung $dy/dt + ay = s(t)$ zusammengesetzt werden. Das Problem reduziert sich damit im wesentlichen auf die Ermittlung von y_p, wofür es ein systematisches Verfahren gibt, die sogenannte Methode der **Variation der Konstanten**. Dieser liegt die folgende Idee zugrunde:

Wir machen für y_p den Ansatz $y_p(t) = A(t)e^{-at}$ mit der zunächst unbestimmten Funktion A, setzen in die inhomogene Differentialgleichung ein und erhalten:

$$A'e^{-at} + Ae^{-at}(-a) + aAe^{-at} = s(t), \quad \text{d.h.,} \quad A' = s(t)e^{at}.$$

Wenn man also für A irgendeine Stammfunktion von $s(t)e^{at}$ nimmt, die man durch Integration findet, und damit $y_p(t) = A(t)e^{-at}$ bildet, hat man eine spezielle Lösung der inhomogenen Gleichung. Ist beispielsweise $s(t) = e^{-kt}$ mit $k \neq a$, berechnet man A aus

$$A(t) = \int s(\tau)e^{a\tau}d\tau = \int e^{(a-k)\tau}d\tau = \frac{1}{a-k}e^{(a-k)t} + C$$

mit der Integrationskonstanten C, die man zweckmäßigerweise gleich Null setzt. Der damit gebildete Ausdruck

$$y_p(t) = \frac{1}{a-k}e^{(a-k)t}e^{-at} = \frac{1}{a-k}e^{-kt}$$

ist eine spezielle Lösung der inhomogenen Gleichung $y' + ay = e^{-kt}$, was man durch Einsetzen sofort bestätigen kann. Eine praktische Anwendung bringt das nächste Beispiel, in dem der Sauerstoffhaushalt in einem Fließgewässerabschnitt modelliert wird (JORGENSEN 1988).

Beispiel 5.6. Es sei $c(t)$ die Konzentration (in mg/l) des gelösten Sauerstoffs in dem betrachteten Fließgewässerabschnitt. Die zeitliche Änderung der Sauerstoffkonzentration errechnen wir aus der pro Zeit- und Volumseinheit zugeführten bzw. verbrauchten Sauerstoffmenge. Die O_2-Zufuhr stellt einen Sättigungsprozeß dar, den man als exponentielle Annäherung an die Sättigungskonzentration c_s darstellen kann. Diesem Prozeß liegt die plausible Vorstellung zugrunde, daß die pro Zeit- und Volumseinheit aus der Luft aufgenommene O_2-Menge $(dc/dt)_+$ proportional zum auf die Sättigungskonzentration fehlenden Sauerstoffdefizit ist, d.h. $(dc/dt)_+ = k_a(c_s - c)$. Die Konstante k_a (in 1/d) kann nach der empirischen Formel

$$k_a = \frac{2.26u}{h^{2/3}}e^{0.024(\theta-20)}$$

aus der mittleren Strömungsgeschwindigkeit u (in m/s), der mittleren Wassertiefe h (in m) und der Wassertemperatur θ (in °C) bestimmt werden. Den Abbau des im Gewässer befindlichen organischen Materials denken wir uns als exponentiellen Zerfallsprozeß und dementsprechend möge der für den

Abbau benötigte Sauerstoff L (in mg/l) von einem gewissen Anfangswert L_0 exponentiell abnehmen, d.h. $L(t) = L_0 e^{-k_b t}$. Die Abbaurate k_b (in 1/d) hängt nach der Formel $k_b = k_{20} 1.05^{\theta - 20}$ von der Wassertemperatur θ (in °C) sowie der durch den Parameter k_{20} zum Ausdruck gebrachten Verschmutzung des Wassers ab (k_{20} liegt für stark verunreinigtes Wasser bei 0.35, für schwach verunreinigtes Wasser bei 0.15, für Trinkwasser bei 0.05). Der Anfangswert L_0 ist im allgemeinen nicht bekannt, wohl aber der sogenannte biochemische Sauerstoffbedarf $\mathrm{BSB}_5 = L_0 - L(5\mathrm{d})$, d.h. jene Sauerstoffmenge, die innerhalb von 5 Tagen zum biochemischen Abbau der organischen Inhaltstoffe unter Mitwirkung von Mikroorganismen verbraucht wird. Für den Abbau organischer Substanzen wird also pro Zeit- und Volumeinheit die Sauerstoffmenge $(dc/dt)_- = k_b L_0 e^{-k_b t}$ benötigt, so daß insgesamt die zeitliche Änderung der Sauerstoffkonzentration durch

$$\frac{dc}{dt} = \left(\frac{dc}{dt}\right)_+ - \left(\frac{dc}{dt}\right)_- = k_a(c_s - c) - k_b L_0 e^{-k_b t}$$

gegeben ist. Das ist eine linear-inhomogene Differentialgleichung erster Ordnung; wir bringen sie auf die „Normalform"

$$\frac{dc}{dt} + k_a c = s(t) \quad \text{mit} \quad s(t) = k_a c_s - k_b L_0 e^{-k_b t}$$

und bestimmen jene Lösung, die zum Zeitpunkt $t = 0$ den vorgegebenen Anfangswert $c_0 = c(0)$ besitzt. Dabei setzen wir $k_a \neq k_b$ voraus.

Die homogene Gleichung $dc/dt + k_a c = 0$ besitzt die allgemeine Lösung $c_h = K e^{-k_a t}$ mit der unbestimmten Konstanten K. Nach der Methode der Variation der Konstanten ist

$$c_p = \left(\int s(\tau) e^{k_a \tau} d\tau\right) e^{-k_a t} = c_s - \frac{k_b L_0}{k_a - k_b} e^{-k_b t}$$

eine spezielle Lösung der inhomogenen Gleichung $dc/dt + k_a c = s(t)$. (Die Konstante bei der unbestimmten Integration wurde gleich Null gesetzt.) Die allgemeine Lösung der inhomogenen Differentialgleichung ist daher durch $c = c_h + c_p$ gegeben. An der Stelle $t = 0$ ist der Wert c_0 vorgeschrieben, d.h., es muß

$$c(0) = c_h(0) + c_p(0) = K + c_s - \frac{k_b L_0}{k_a - k_b} = c_0$$

gelten. Indem man K durch den Anfangswert c_0 ausdrückt, kann die Zeitabhängigkeit der Sauerstoffkonzentration bei vorgegebenem Anfangswert $c(0) = c_0$ für $t > 0$ schließlich durch

$$c = c_s - \frac{k_b L_0}{k_a - k_b}\left(e^{-k_b t} - e^{-k_a t}\right) - (c_s - c_0)e^{-k_a t}$$

dargestellt werden. Wenn $k_a(c_s - c_0) < k_b L_0$ ist, nimmt c im Zeitpunkt

$$t_c = \frac{1}{k_a - k_b} \ln\left[\frac{k_a}{k_b}\left(1 - \frac{(c_s - c_0)(k_a - k_b)}{k_b L_0}\right)\right],$$

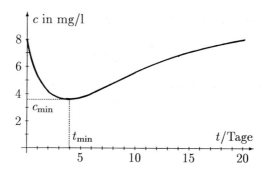

Abb. 5.3. O_2-Konzentration nach Abwassereinleitung (Beispiel 5.6)

den Minimalwert $c_{\min} = c_s - k_b L_0 \exp(-k_b t_c)/k_a$ an. Stellt man sich vor, daß zum Zeitpunkt $t = 0$ an der Stelle $x = 0$ eine bestimmte Abwasserfracht in das Fließgewässer eingeleitet wird, und daß sich das Flußwasser zusammen mit der in ihm vermischten Abwasserfracht mit der Geschwindigkeit u weiterbewegt, so kann man mit dem kritischen Zeitpunkt t_c eine durch $x_c = u t_c$ gegebene kritische Entfernung von der Einleitstelle verbinden, in der die Sauerstoffkonzentration am geringsten und folglich die Wassergüte am schlechtesten ist.

Als Zahlenbeispiel betrachte man ein (schwach verunreinigtes) Fließgewässer ($BSB_5 = 2$ mg/l) mit einem Wasserfluß von 2000 m³/h, einer Strömungsgeschwindigkeit von $u = 0.2$ m/s, einer mittleren Wassertiefe von $h = 2$ m und einer Wassertemperatur von 20°C. Die Sauerstoffsättigung betrage 9 mg/l und die Konzentration des gelösten O_2 sei 8 mg/l. In den betrachteten Fluß werden pro Stunde 500 m³ stark veschmutztes Abwasser ($BSB_5 = 40$ mg/l, Wassertemperatur 20°C, O_2-Konzentration 2 mg/l) eingeleitet. Um die kritische Entfernung x_c von der Einleitstelle (d.h. jene mit der minimalen Sauerstoffkonzentration) zu bestimmen, berechnen wir zuerst den biochemischen Sauerstoffbedarf $BSB_5 = (2000 \cdot 2 + 500 \cdot 40)/2500 = 9.6$ mg/l des Mischwassers, die anfängliche Sauerstoffkonzentration $c_0 = (2000 \cdot 8 + 500 \cdot 2)/2500 = 6.8$ mg/l, die Aufnahme- bzw. Abbauraten $k_a = 0.28$ d^{-1} und $k_b = k_{20} = 0.15$ d^{-1} (wir nehmen für das Mischwasser einen k_{20}-Wert von 0.15 an), sowie $L_0 = 18.2$ mg/l mit Hilfe von $BSB_5 = L_0 - L(5d)$. Als kritischen Zeitwert findet man dann $t_c = 3.95$ d, woraus die minimale Sauerstoffkonzentration $c_{\min} = 3.61$ mg/l in der Entfernung $x_c = 68$ km folgt. Der zeitliche Verlauf der O_2-Konzentration ist in Abb. 5.3 dargestellt.

5.2.3   Die logistische Gleichung

Wie die Differentialgleichungen $(D1)$ und $(D2)$ kann auch der Differentialgleichungstyp $(D3)$ auf elementarem Wege gelöst werden. Von der Lösungsfunktion verlangen wir, daß sie an der vorgegebenen Stelle t_0 einen bestimmten Wert y_0

annimmt. Damit ergibt sich die Anfangswertaufgabe

$$(A3) \qquad \frac{dy}{dt} = ay(y - b), \; y(t_0) = y_0 \,.$$

Wir wollen annehmen, daß die Lösungsfunktion $y = y(t)$ die Umkehrfunktion $t = t(y)$ besitzt. Diese genügt der Differentialgleichung

$$\frac{dt}{dy} = \frac{1}{ay(y - b)} \,,$$

deren allgemeine Lösung durch

$$t(y) = \frac{1}{a} \int \frac{1}{y(y - b)} \, dy$$

gegeben ist. Schreibt man im Zähler des Integranden statt 1 den gleichwertigen Ausdruck $[y - (y - b)]/b$, so kann das Integral in

$$\int \left(\frac{1}{b(y - b)} - \frac{1}{by} \right) dy = \frac{1}{b} \int \frac{1}{y - b} \, dy - \frac{1}{b} \int \frac{1}{y} \, dy$$

aufgespalten werden. Die beiden Integrale auf der rechten Seite lassen sich leicht auswerten. Das zweite ist ein Grundintegral, das gleich $\ln |y| + c_2$ ist. Für das erste erhält man mit Hilfe der Substitution $y - b = z$

$$\int \frac{1}{y - b} \, dy = \int \frac{1}{z} \, dz = \ln |z| + c_1 = \ln |y - b| + c_1 \,.$$

Damit ergibt sich

$$t(y) = \frac{1}{ab} \ln |y - b| - \frac{1}{ab} \ln |y| + c = \frac{1}{ab} \ln \left| \frac{y - b}{y} \right| + c \quad \left(c = \frac{c_1 - c_2}{ab} \right) .$$

Zu Bestimmung der Konstanten c setzen wir $y = y_0$ und $t(y_0) = t_0$ ein und erhalten für c den Ausdruck

$$c = t_0 - \frac{1}{ab} \ln \left| \frac{y_0 - b}{y_0} \right| .$$

Daher ist

$$t(y) = t_0 + \frac{1}{ab} \ln \left| \frac{y - b}{y} \right| - \frac{1}{ab} \ln \left| \frac{y_0 - b}{y_0} \right| = t_0 + \frac{1}{ab} \ln \left| \left(1 - \frac{b}{y} \right) \frac{y_0}{y_0 - b} \right| .$$

Durch Auflösen nach y gelangt man schließlich zur gesuchten Lösungsfunktion

$$y(t) = \frac{b}{1 - \left(1 - \frac{b}{y_0} \right) e^{ab(t - t_0)}}$$

Tabelle 5.1. Sterbetafel für Breslau (auszugsweise, um 1760). Die dritte Spalte enthält die von BERNOULLI errechnete Anzahl der pockengefährdeten Personen.

Alter t in Jahren	Überlebende $y(t)$	Suszeptible $x(t)$ (Pocken)
0	1300	1300
1	1000	896
2	855	685
3	798	571
4	760	485
5	732	416
10	661	208
15	628	108
20	598	56

des Anfangswertproblems ($A3$). Die Methode des Übergangs zur Umkehrfunktion versagt für $y(t) = 0$ und $y(t) = b$. Diese beiden Funktionen sind, wie man leicht erkennt, stationäre (d.h. konstante) Lösungen der Differentialgleichung, die die Anfangsbedingung $y(t_0) = 0$ bzw. $y(t_0) = b$ erfüllen.

In praktischen Anwendungen ist vor allem der Fall $b > 0$, $y_0 > 0$ wichtig, auf den sich die folgende Diskussion beschränkt. Das Verhalten der Lösungsfunktion hängt dann wesentlich vom Vorzeichen des Parameters a ab. Bei negativem a strebt y mit wachsendem t gegen b, und zwar monoton wachsend für $y_0 < b$ bzw. monoton fallend für $y_0 > b$. Im erstgenannten Fall ist der Funktionsgraph die in Abschnitt 2.4.2 diskutierte **logistische Kurve**. (Man erhält auch rein äußerlich die dort angegebene Gleichung der **logistischen Funktion**, wenn man $b = y^*$ und $ab = -r$ setzt.) Falls $a > 0$ und $y_0 < b$ gilt, fällt die Lösungsfunktion vom Anfangswert y_0 monoton gegen Null. Wir bringen dazu ein historisches Beispiel.

Beispiel 5.7. Am 30. April 1760 präsentierte D. BERNOULLI der Königlichen Akademie der Wissenschaften in Paris eine Untersuchung, die wohl das erste mathematische Modell der Epidemiologie enthielt. Es ging dabei um einen Nachweis der Nützlichkeit der Variolation, der damaligen (nicht ungefährlichen) Form der Pockenimpfung. Laut Aufzeichnungen über Breslau erkrankten um 1700 jährlich etwa 1/8 der (suszeptiblen) Bevölkerung an Pocken, und rund 1/8 der Krankheitsverläufe endete tödlich. Die durchschnittliche Lebenserwartung betrug 26 Jahre und 7 Monate. In welchem Ausmaß würde die Einführung einer verpflichtenden Impfung gegen die Pocken die Lebenserwartung vergrößern?

Auf diese Frage versuchte BERNOULLI eine Antwort zu finden und ließ zunächst das mit der Impfung verbundene Risiko außer Betracht. Die empirische Grundlage bildete die in Tabelle 5.1 auszugsweise wiedergegebene Sterbetafel, die um 1760 für Breslau erstellt wurde. Darin bedeutet $y(t)$ die Anzahl der Mitglieder einer Geburtenkohorte (mit ursprünglich $y_0 = $

$y(0) = 1300$ Personen), die den t-ten Geburtstag erleben. Von den das Alter t erlebenden Personen mögen $x(t)$ suszeptibel, d.h., dem Risiko einer Pockeninfektion ausgesetzt sein. Das Aussterben der Geburtenkohorte wurde von BERNOULLI näherungsweise als in der Zeit kontinuierlich verlaufend betrachtet, und folglich wurden sowohl $y(t)$ als auch $x(t)$ als stetige (und differenzierbare) Funktionen von t aufgefaßt. Bezeichnet p den Anteil der Suszeptiblen, der pro Zeiteinheit an Pocken erkrankt, s den Anteil der an Pocken Erkrankten, der pro Zeiteinheit auf Grund dieser Erkrankung stirbt, und m den Anteil der Personen, der pro Zeiteinheit nicht pockenbedingt stirbt (d.h. auf Grund einer anderen Ursache), dann können die pro Zeiteinheit erfolgenden Veränderungen in der betrachteten Geburtenkohorte aus dem in Abb. 5.4 dargestellten Blockschema ersehen werden. Danach ist einerseits die auf die Zeiteinheit bezogene Abnahme $-dx/dt$ der Zahl der Suszeptiblen gleich der Summe $px + mx$ aus der Anzahl der Pockenneuerkrankungen und der Anzahl der nicht pockenbedingten Todesfälle pro Zeiteinheit. Andererseits ist die auf die Zeiteinheit bezogene Abnahme $-dy/dt$ der Zahl der Überlebenden durch die aus der Zahl der pockenbedingten und sonstigen Todesfälle pro Zeiteinheit gebildete Summe $spx + my$ gegeben. Wir erhalten also die beiden „Bilanzgleichungen"

$$-\frac{dx}{dt} = px + mx \quad \text{und} \quad -\frac{dy}{dt} = spx + my.$$

Der Beobachtung nicht zugänglich ist $x(t)$. Statt $x(t)$ direkt zu berechnen, ist es vorteilhafter, zunächst den Quotienten $v(t) = x(t)/y(t)$ zu betrachten. Wegen

$$\frac{dv}{dt} = \frac{\frac{dx}{dt}y - x\frac{dy}{dt}}{y^2} = \frac{1}{y}(-px - mx) - \frac{x}{y^2}(-spx - my)$$
$$= -pv - mv + spv^2 + mv$$

genügt $v(t)$ der Differentialgleichung

$$\frac{dv}{dt} = spv\left(v - \frac{1}{s}\right).$$

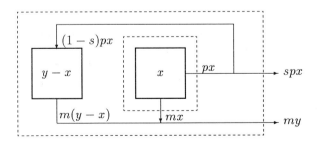

Abb. 5.4. Blockschema zum BERNOULLI-Modell (Erklärungen im Text)

Wenn eine angeborene Immunität gegen Pocken ausgeschlossen wird, muß für die Neugeborenen $v(0) = x(0)/y(0) = 1$ gelten. Die Funktion $v(t)$ genügt somit einem Anfangswertproblem vom Typ ($A3$). Man erhält als Lösung

$$v(t) = \frac{x(t)}{y(t)} = \frac{1}{s + (1-s)e^{pt}} = \frac{8}{1 + 7e^{0.125t}},$$

wobei $s = p = 1/8$ (pro Jahr) gesetzt wurde. Dieses Resultat verwendete BERNOULLI, um mit Hilfe der für $t = 1, 2, \ldots$ (in Jahren) bekannten Größe $y(t)$ die jährliche Zahl der pockenbedingten Todesfälle abzuschätzen. Beispielsweise ist $v(1) = 0.896$, und damit ergibt sich $x(1) = v(1)y(1) = 0.896 \cdot 1000 = 896$. Die mittlere Anzahl der Suszeptiblen unter einem Jahr beträgt also angenähert $[x(0) + x(1)]/2 = 1098$. Davon sterben im betrachteten Altersintervall $1098ps = 1098/64 \approx 17$ Personen an Pocken. Bei Vernachlässigung des mit der Impfung verbundenen Risikos wären also bei Einführung einer allgemeinen Impfpflicht gegen Pocken um 17 Kinder unter einem Jahr weniger gestorben. (In der Sterbetafel von Tabelle 5.1 würde für $y(1)$ statt 1000 der Wert $1000 + 17 = 1017$ stehen.) Auf analoge Art findet man, daß unter den insgesamt $1000 - 855 = 145$ im zweiten Lebensjahr Verstorbenen etwa $sp[x(1) + x(2)]/2 \approx 12$ Pockentote sein müssen. (Gäbe es keine Pockentoten, müßte in Tabelle 5.1 für $y(2)$ statt 855 der Wert $1017 - 145 + 12 = 884$ stehen.) So fortfahrend kann man eine fiktive Sterbetafel konstruieren, in der die Pocken nicht mehr als Todesursache eingehen. BERNOULLI konnte mit einer derartig „bereinigten" Sterbetafel nachweisen, daß die mittlere Lebenserwartung durch Einführung einer allgemeinen Impfpflicht gegen Pocken um rund drei Jahre zunehmen würde (vgl. BERNOULLI 1766).

5.3   Differentialgleichungen zweiter Ordnung

5.3.1   Harmonische Schwingungen

Wir betrachten zuerst die Gleichung

$$(D5') \qquad\qquad \frac{d^2y}{dt^2} + \omega^2 y = 0,$$

des sogenannten **harmonischen Oszillators**, die man aus der Differentialgleichung ($D5$) erhält, wenn man speziell $a = 0$ und $b = \omega^2 > 0$ setzt. Die Gleichung ($D5'$) kann mit einem einfachen Kunstgriff in eine Differentialgleichung erster Ordnung übergeführt werden. Dazu schreiben wir ($D5'$) in der Form $y'' + \omega^2 y = 0$ an ($y'' = d^2y/dt^2$), multiplizieren mit $y' = dy/dt$ und erhalten $y''y' + \omega^2 yy' = 0$. Die Produkte yy' und $y''y'$ sind gleich den Ableitungen von $y^2/2$ bzw. $y'^2/2$ nach t. Mit Hilfe der Kettenregel der Differentialrechnung ergibt sich nämlich

$$\frac{d}{dt}\left(\frac{y^2}{2}\right) = \frac{1}{2}\frac{d}{dt}y^2 = \frac{1}{2} \cdot 2yy' = yy'.$$

Analog zeigt man, daß

$$\frac{d}{dt}\left(\frac{y'^2}{2}\right) = y'y''$$

ist. Mit diesen Ergebnissen folgt

$$y''y' + \omega^2 yy' = \frac{1}{2}\frac{d}{dt}(y'^2 + \omega^2 y^2) = 0\,,$$

d.h., $y'^2 + \omega^2 y^2$ stellt eine positive Konstante dar, die wir mit C^2 bezeichnen. Die Lösung der Gleichung $(D5')$ ist damit auf die Lösung der Differentialgleichung erster Ordnung

$(D5'')$ $$\left(\frac{dy}{dt}\right)^2 + \omega^2 y^2 = C^2$$

zurückgeführt. Die zunächst noch unbestimmte Konstante C kann berechnet werden, wenn man y sowie die Ableitung von y an der Stelle $t_0 = 0$ kennt, also eine Anfangsbedingung der Gestalt $y(0) = y_0, y'(0) = y_0'$ vorgegeben ist. Man erhält $C = \sqrt{y_0'^2 + \omega^2 y_0^2}$.

Im Prinzip läßt sich die erhaltene Differentialgleichung durch Übergang zur inversen Funktion oder durch Trennen der Variablen lösen. (Dazu muß $(D5'')$ auf die Gestalt $y' = \pm\sqrt{C^2 - \omega^2 y^2}$ gebracht werden.) Wir verwenden statt dessen zur Lösung das Konzept der **Phasenebene**, die ein wichtiges Hilfsmittel bei der qualitativen Untersuchung von Differentialgleichungen darstellt. Die Phasenebene ist nichts anderes als die (y, y')-Ebene, in der durch die Gleichung $(D5'')$ zu jeder Wahl von Anfangswerten y_0, y_0' eine sogenannte **Phasenkurve** festgelegt wird. Die Phasenkurven der Differentialgleichung $(D5')$ sind (falls $y_0^2 + y_0'^2 \neq 0$ ist) Ellipsen, deren gemeinsamer Mittelpunkt im Koordinatenursprung O liegt. Die Bezeichnung „Phasenkurven" geht auf ein mechanisches Modell zurück: Wir können uns den durch die Differentialgleichung beschriebenen Prozeß als eine Aufeinanderfolge von Zuständen oder Phasen vorstellen, die durch zusammengehörende Werte von y und y' gekennzeichnet sind. Jeder Phase des Prozesses entspricht also ein Punkt (y, y'), der sich auf einer Phasenkurve bewegt. Da in der oberen Hälfte der Phasenebene $y' > 0$ ist, nimmt dort y mit wachsendem t zu, d.h., die Phasenkurven werden im Uhrzeigersinn durchlaufen. Bei den elliptischen Phasenkurven der Gleichung des harmonischen Oszillators kommt der auf der Kurve laufende Punkt immer wieder zum Ausgangspunkt (y_0, y_0') zurück: Die entsprechenden Lösungen von $(D5')$ sind **periodisch**. Ganz allgemein entspricht einer geschlossenen Phasenkurve eine periodische Lösung der Differentialgleichung, soferne auf der Phasenkurve kein **singulärer Punkt** oder **Gleichgewichtspunkt** liegt. Darunter versteht man einen Punkt der Phasenebene, in dem neben y' auch y'' (und alle höheren Ableitungen) verschwinden. Wegen $y' = 0$ liegen die Gleichgewichtspunkte einer Differentialgleichung stets auf der y-Achse. Die Schwingungsgleichung besitzt den einzigen Gleichgewichtspunkt $O = (0, 0)$. Dieser Punkt repräsentiert einen stationären Zustand des durch $(D5')$ beschriebenen Prozesses; ihm entspricht die stationäre Lösung $y(t) = 0$ der Gleichung des harmonischen Oszillators.

Auf Grund unserer Betrachtungen in der Phasenebene sind wir also in der Lage, die wohl markanteste Eigenschaft der Gleichung $(D5')$ zu erkennen, nämlich die Periodizität der Lösungsfunktionen zu vorgegebenen Anfangswerten y_0, y_0' (die nicht beide verschwinden). Darüber hinaus gelangt man mit Hilfe der Phasenkurven auch leicht zu einer expliziten Darstellung der Lösung. Wir führen zuerst die elliptischen Phasenkurven durch eine einfache Variablentransformation in Kreise über, indem wir statt t die Variable $\tau = \omega t$ verwenden. Wegen

$$\frac{dy}{dt} = \frac{dy}{d\tau} \cdot \frac{d\tau}{dt} = \frac{dy}{d\tau} \cdot \omega$$

ergibt sich aus $(D5'')$

$$\left(\frac{dy}{d\tau}\right)^2 + y^2 = r^2 \,.$$

Das ist in der $(y, dy/d\tau)$-Ebene die Gleichung eines Kreises mit dem Mittelpunkt im Koordinatenursprung O und dem Radius $r = C/\omega$ (vgl. Abb. 5.5). Jeden Punkt Q auf der Kreislinie können wir durch den Winkel φ festlegen, den die Strecke von O nach Q mit der $dy/d\tau$-Achse einschließt (der Winkel ist im Uhrzeigersinn positiv zu nehmen). Speziell sei dem Anfangszustand Q_0 der Winkel φ_0 zugeordnet. Offensichtlich sind die Koordinaten von Q durch $y = r \sin \varphi(\tau)$ und $dy/d\tau = r \cos \varphi(\tau)$ gegeben, wobei φ in noch zu bestimmender Weise von τ abhängt. Differenziert man die y-Koordinate von Q nach τ, so folgt

$$\frac{dy}{d\tau} = r \cos \varphi(\tau) \cdot \frac{d\varphi}{d\tau} \,.$$

Durch Vergleich mit der zweiten Koordinate $dy/d\tau = r \cos \varphi(\tau)$ von Q erhält man $d\varphi/d\tau = 1$, d.h. $\varphi(\tau) = \tau + \varphi_0$. Die Lösung der Schwingungsgleichung zu den vorgegebenen Anfangswerten $y_0 = r \sin \varphi_0$ und $y_0' = \omega r \cos \varphi_0$ ist daher durch

$$y(t) = r \sin (\omega t + \varphi_0)$$

gegeben.

Beispiel 5.8. Wir betrachten zwei Arten, die in einem **Räuber-Beute-Verhältnis** stehen. Der einen Art, die für die andere die Beute bildet, mögen unbegrenzte Ressourcen zur Verfügung stehen, so daß sie – bei Abwesenheit der zweiten Art, den sogenannten Räubern – exponentiell mit der (relativen) Geburtenrate $\alpha > 0$ zunehmen würde. Bezeichnet $B(t)$ die Größe der Beutepopulation zum Zeitpunkt t, gilt also bei Abwesenheit der Räuber $B' = \alpha B$. Analog möge die Größe $R(t)$ der Räuberpopulation, von der wir annehmen, daß sie ausschließlich von Individuen der ersten Art lebt, bei Abwesenheit der Beute exponentiell mit der (relativen) Sterberate $\beta > 0$ abnehmen, d.h., es gilt $R' = -\beta R$. Um die Konsequenzen aufzuzeigen, die sich aus einer Koexistenz beider Arten in einem gemeinsamen Lebensraum ergeben, nehmen wir an, daß die Wachstumsrate $\alpha = B'/B$ der Beute für $R > 1$ um einen zu

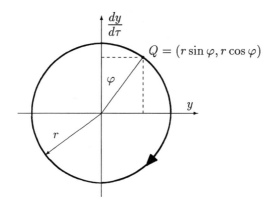

Abb. 5.5. Zur Lösung der Gleichung des harmonischen Oszillators

$\ln R$ proportionalen Term $\gamma \ln R$ ($\gamma > 0$) verkleinert wird. Das Wachstum der Beutepopulation wird daher durch

$$(I) \qquad \frac{1}{B}\frac{dB}{dt} = \alpha - \gamma \ln R$$

beschrieben. Analog treffen wir für die Räuberpopulation die Annahme, daß die Wachstumsrate $-\beta = R'/R$ für $B > 1$ um $\delta \ln B$ ($\delta > 0$) vergrößert wird, wodurch sich die Modellgleichung

$$(I') \qquad \frac{1}{R}\frac{dR}{dt} = -\beta + \delta \ln B$$

ergibt. Die Gleichungen (I) und (I') bilden ein System von zwei nichtlinearen Differentialgleichungen erster Ordnung.

Wir beginnen die mathematische Diskussion, indem wir zu den neuen Variablen $b = \ln B$ und $r = \ln R$ übergehen; unter Beachtung von

$$b' = \frac{db}{dt} = \frac{db}{dB}\frac{dB}{dt} = \frac{1}{B}\frac{dB}{dt} \quad \text{und} \quad r' = \frac{dr}{dt} = \frac{1}{R}\frac{dR}{dt}$$

ergibt sich aus (I) und (I') das aus zwei linearen Differentialgleichungen erster Ordnung bestehende System

$$(II) \qquad b' = \alpha - \gamma r, \quad r' = -\beta + \delta b.$$

Dieses System besitzt eine stationäre (d.h. konstante) Lösung $b = b^* = \beta/\delta$, $r = r^* = \alpha/\gamma$, die man durch Nullsetzen der Zeitableitungen $b' = r' = 0$ erhält. Ein sich im „Zustand" $b = b^*, r = r^*$ befindendes Räuber-Beute-System verbleibt für alle Zeiten in diesem Zustand; b^* und r^* werden daher auch als Gleichgewichtswerte bezeichnet. Wir nehmen nun an, daß unser Räuber-Beute-System auf Grund einer Störung (zum Zeitpunkt $t = 0$) veranlaßt wurde, vom Gleichgewichtszustand $b = b^*, r = r^*$ in einen davon abweichenden Zustand $b = b_0$, $r = r_0$ überzugehen. Um das Verhalten des so gestörten Systems für $t > 0$ zu untersuchen, führen wir anstelle der Variablen b und r die „Abweichungen" $x = b - b^*$ bzw. $y = r - r^*$ von den Gleichgewichtswerten als neue Variablen ein. Für diese ergibt sich aus (II) das einfache System

$$(II')\qquad\qquad\qquad x' = -\gamma y,\ \ y' = \delta x.$$

Setzt man $x = y'/\delta$ aus der zweiten Gleichung in die erste ein, folgt schließlich für y die Differentialgleichung

$$\frac{d^2y}{dt^2} + \omega^2 y = 0$$

mit $\omega = \sqrt{\gamma\delta}$. Das ist die am Beginn dieses Abschnitts betrachtete Gleichung $(D5')$ des harmonischen Oszillators. Die logarithmierte Dichte der Räuberpopulation $r = \ln R$ schwingt also sinusförmig mit der Periode $T = 2\pi/\omega = 2\pi/\sqrt{\beta\gamma}$ um den Gleichgewichtswert $r^* = \alpha/\gamma$. Analoges gilt für $b = \ln B$.

5.3.2   Die Schwingungsgleichung

Bei der Lösung des Anfangswertproblems

$$(A5)\qquad\qquad \frac{d^2y}{dt^2} + a\frac{dy}{dt} + by = 0,\ \ y_0 = y(0),\ y_0' = y'(0),$$

das mit der linear-homogenen Differentialgleichung $(D5)$ und den an der Stelle $t = 0$ vorgeschriebenen Werten für y und y' gebildet wird, nehmen wir eine Unterscheidung zwischen den Fällen $b > a^2/4$ und $b < a^2/4$ vor. (Der Sonderfall $b = a^2/4$ bleibt außer Betracht.)

Fall I: $b > a^2/4$. Das Problem kann auf die Lösung der Gleichung $(D5')$ des harmonischen Oszillators zurückgeführt werden. Zu diesem Zweck machen wir für y den Produktansatz $y(t) = u(t)v(t)$ mit den beiden zunächst noch unbestimmten Funktionen u und v. Setzt man in die Differentialgleichung $(A5)$ ein, geht diese über in

$$u''v + u'(2v' + av) + u(v'' + av' + bv) = 0.$$

Der Klammerausdruck $(2v' + av)$ bei u' verschwindet, wenn man $v(t) = \mathrm{e}^{-at/2}$ wählt. Unter Beachtung von $v' = -av/2$ und $v'' = a^2v/4$ ergibt sich damit für u die Differentialgleichung

$$\frac{d^2u}{dt^2} + \beta u = 0.$$

Nach Voraussetzung ist $\beta = b - a^2/4 > 0$, so daß eine Gleichung des Typs $(D5')$ vorliegt mit der Lösung $u = u_0 \sin(\sqrt{\beta}t + \varphi_0)$. Die Lösung von $(A5)$ kann daher allgemein durch den Ausdruck

$$y(t) = u_0 \mathrm{e}^{-at/2} \sin(\sqrt{\beta}t + \varphi_0)$$

dargestellt werden mit zwei Konstanten u_0 und φ_0, die an die Anfangswerte anzupassen sind. Je nach Vorzeichen von a werden durch die Lösung exponentiell gedämpfte Oszillationen ($a > 0$) oder Oszillationen mit wachsender Amplitude ($a < 0$) dargestellt.

Fall II: $b < a^2/4$. In Analogie zur Vorgangsweise, die in Abschnitt 3.2.2 bei der Lösung der linearen Differenzengleichung zweiter Ordnung angewendet wurde, suchen wir zuerst die Lösungen der mit den Koeffizienten der Differentialgleichung gebildeten charakteristischen Gleichung

$$\lambda^2 + a\lambda + b = 0.$$

Diese besitzt wegen $b < a^2/4$ zwei reelle und verschiedene Lösungen λ_1 und λ_2, mit denen die Koeffizienten a und b in der Differentialgleichung $(A5)$ durch $a = -(\lambda_1 + \lambda_2)$ bzw. $b = \lambda_1\lambda_2$ ausgedrückt werden können. Auf diese Weise kann die Differentialgleichung $(A5)$ entweder in

$$y'' - (\lambda_1 + \lambda_2)y' + \lambda_1\lambda_2 = (y' - \lambda_1 y)' - \lambda_2(y' - \lambda_1 y) = 0$$

oder in

$$y'' - (\lambda_1 + \lambda_2)y' + \lambda_1\lambda_2 = (y' - \lambda_2 y)' - \lambda_1(y' - \lambda_2 y) = 0$$

übergeführt werden. Das sind zwei linear-homogene Differentialgleichungen erster Ordnung für $y' - \lambda_1 y$ bzw. $y' - \lambda_2 y$, die zu den an der Stelle $t = 0$ vorgegebenen Anfangswerten $y_0' - \lambda_1 y_0$ bzw. $y_0' - \lambda_2 y_0$ die Lösungen

$$y' - \lambda_1 y = (y_0' - \lambda_1 y_0)e^{\lambda_2 t} \quad \text{bzw.} \quad y' - \lambda_2 y = (y_0' - \lambda_2 y_0)e^{\lambda_1 t}$$

besitzen. Durch Differenzbildung erhält man daraus sofort die gesuchte Lösung des Anfangswertproblems $(A5)$ in der Gestalt

$$y(t) = C_1 e^{\lambda_1 t} + C_2 e^{\lambda_2 t}$$

mit den von den Anfangswerten abhängigen Konstanten

$$C_1 = \frac{y_0' - \lambda_2 y_0}{\lambda_1 - \lambda_2}, \quad C_1 = \frac{-y_0' + \lambda_1 y_0}{\lambda_1 - \lambda_2}.$$

Die gefundene Lösung bringt ein aperiodisches Zeitverhalten zum Ausdruck. Wenn $a > 0$ und $b > 0$ gilt, sind λ_1 und λ_2 negativ, und $y(t)$ nähert sich mit wachsendem t „asymptotisch" dem Wert Null.

Bei der praktischen Lösung des Anfangswertproblems $(A5)$ geht man in der Regel so vor, daß man zuerst die Lösungen λ_1 und λ_2 der charakteristischen Gleichung $\lambda^2 + a\lambda + b = 0$ berechnet, die Lösung als Summe der Exponentialterme $C_1 e^{\lambda_1 t}$ und $C_2 e^{\lambda_2 t}$ ansetzt und die unbestimmten Koeffizienten aus den Anfangsbedingungen

$$y_0 = y(0) = C_1 + C_2, \quad y_0' = y'(0) = \lambda_1 C_1 + \lambda_2 C_2$$

direkt bestimmt.

Beispiel 5.9. Das Wachstum einer dichteregulierten Population kann mit Hilfe des Differentialgleichungssystems

$$\frac{dx}{dt} = rx, \quad \frac{dr}{dt} = -m\left(r - r_0(1 - \frac{x}{C})\right)$$

beschrieben werden, in dem x die Populationsgröße und r die (zeitabhängige) Wachstumsrate bezeichnen und m, r_0 sowie C positive Konstante sind. Schreibt man die zweite Gleichung in der Form

$$\frac{1}{m}\frac{dr}{dt} + r = r_0(1 - \frac{x}{C}),$$

so wird deutlich, daß die Wachstumsrate zeitverzögert auf Änderungen der Populationsgröße reagiert (vgl. Aufgabe 8 in Abschnitt 5.5). Bei großem m stellt sich r praktisch momentan auf den durch x bestimmten neuen Wert ein. In diesem Fall reduzieren sich die ursprünglichen Wachstumsgleichungen auf die sogenannte logistische Gleichung

$$\frac{dx}{dt} = r_0(1 - \frac{x}{C})x,$$

in der r_0 die Geschwindigkeit der exponentiellen Annäherung an den Gleichgewichtswert C (Umweltkapazität) von x bestimmt.

Das ursprüngliche Gleichungssystem besitzt die konstanten Lösungen $x(t) = C$ und $r(t) = 0$, denen in der (x, r)-Ebene der Gleichgewichtspunkt mit den Koordinaten $x = C$ und $r = 0$ entspricht. Um das Systemverhalten bei einer Störung dieses Zustandes zu untersuchen, ersetzen wir die Variable x durch die Abweichung $\xi = x - C$ vom entsprechenden Gleichgewichtswert. Wir begnügen uns mit einer näherungsweisen Betrachtung, indem wir annehmen, daß die Abweichungen $r(t)$ und $\xi(t)$ am Anfang, also für $t = 0$, und danach stets „klein" bleiben. Setzt man $x = \xi + C$ ein, erhält man für r und ξ das neue System

$$\frac{d\xi}{dt} = r\xi + Cr \approx Cr, \quad \frac{dr}{dt} = -m\left(r + \frac{r_0}{C}\xi\right),$$

wobei in der ersten Gleichung wegen der vorausgesetzten Kleinheit von r und ξ das Produkt $r\xi$ vernachlässigt wurde. Aus dem so „linearisierten" System gewinnt man, wie dies in Abschnitt 5.1.2 gezeigt wurde, unschwer für ξ die linear-homogene Differentialgleichung zweiter Ordnung

$$\frac{d^2\xi}{dt^2} + m\frac{d\xi}{dt} + mr_0\xi = 0$$

mit den konstanten Koeffizienten $a = m$ und $b = mr_0$. Ihre Lösungen zeigen, wenn $m < 4r_0$ ist, ein oszillatorischen Verhalten; die Abweichung ξ geht wegen $m > 0$ mit abnehmender Amplitude oszillatorisch gegen Null, d.h., die Populationsgröße x führt nach einer (kleinen) Störung des Gleichgewichtswertes gedämpfte Schwingungen um C auf. Ist dagegen $m > 4r_0$ liegt der oben betrachtete Fall II vor, in dem x aperiodisch gegen C strebt.

5.4   Differentialgleichungssysteme

5.4.1   Systeme von zwei linear-homogenen Differential-gleichungen erster Ordnung

Wir beziehen uns auf das in Abschnitt 5.1.2 eingeführte System ($D4$) von zwei
linear-homogenen Differentialgleichungen erster Ordnung mit konstanten Koeffizienten. Wie gezeigt wurde, genügen die Lösungen von ($D4$) linear-homogenen
Differentialgleichungen zweiter Ordnung. Damit kann die Lösung von ($D4$) auf
die Lösung der im vorhergehenden Abschnitt betrachteten Schwingungsgleichung
zurückgeführt werden. Das folgende Beispiel soll die Vorgangsweise verdeutlichen.

> **Beispiel 5.10.** In der Anästhesie werden sogenannte Muskelrelaxantien
> appliziert, um während einer Operation die Kontraktionskraft der Mus-
> kulatur auf einen vorgegebenen Sollwert zu bringen. Die Verteilung eines
> derartigen Präparates (Vecuronium) kann mit dem in Abb. 5.1 dargestell-
> ten 2-Kompartmentsystem beschrieben werden, wenn für die Zerfallsrate
> im Wirkkompartiment $f_2 = 0$ gesetzt wird. Wir wollen auf der Grundlage
> der in Beispiel 5.2 formulierten Differentialgleichungen den Zeitverlauf der
> am Wirkort vorhandenen Substanzmenge bestimmen, wenn zum Zeitpunkt
> $t = 0$ die Dosismenge I_1 in das Blutkompartiment injiziert wird und vorher
> beide Kompartimente frei von der Substanz waren. Das zu lösende Anfangs-
> wertproblem für die Substanzmengen x_1 und x_2 im Blut- bzw. Wirkkompar-
> timent lautet also:
>
> $$\frac{dx_1}{dt} = -(f_{21} + f_1)x_1 + f_{12}x_2, \quad \frac{dx_2}{dt} = f_{21}x_1 - f_{12}x_2,$$
>
> $$x_1(0) = I_1, \ x_2(0) = 0.$$

Wir leiten zuerst für x_2 die Differentialgleichung zweiter Ordnung ($x_2'' = d^2x_2/dt^2$)

$$
\begin{aligned}
x_2'' &= f_{21}x_1' - f_{12}x_2' \\
&= -(f_{21} + f_1)f_{21}x_1 + f_{12}f_{21}x_2 - f_{12}x_2' \\
&= -(f_{12} + f_{21} + f_1)x_2' - f_{12}f_1x_2
\end{aligned}
$$

her, die unter Beachtung der Anfangsbedingung $x_2(0) = 0$ und $x_2'(0) = f_{21}x_1(0) - f_{12}x_2(0) = f_{21}I_1$ zu lösen ist. Die charakteristische Gleichung

$$\lambda^2 + (f_{12} + f_{21} + f_1)\lambda + f_{12}f_1 = 0$$

besitzt die Wurzeln

$$\lambda_{1,2} = -\tfrac{1}{2}(f_{12} + f_{21} + f_1) \pm \tfrac{1}{2}\sqrt{(f_{12} + f_{21} + f_1)^2 - 4f_{12}f_1},$$

die beide reell, negativ und verschieden sind, da der Ausdruck in der Quadratwurzel positiv ist, wie die folgende Umformung zeigt:

$$(f_{12} + f_{21} + f_1)^2 - 4f_{12}f_1 = (f_1 - f_{12})^2 + f_{21}(f_{21} + 2f_{12} + 2f_1) > 0.$$

Für die Substanzmenge im Wirkkompartiment gilt daher die Zeitabhängigkeit

$$x_2(t) = C_1 e^{\lambda_1 t} + C_2 e^{\lambda_2 t},$$

in der die Konstanten C_1 und C_2 aus der Anfangsbedingung

$$x_2(0) = C_1 + C_2 = 0, \quad x_2'(0) = \lambda_1 C_1 + \lambda_2 C_2 = f_{21} I_1$$

zu berechnen sind. Man erhält schließlich das Ergebnis

$$x_2(t) = \frac{f_{21} I_1}{\lambda_1 - \lambda_2} \left(e^{\lambda_1 t} - e^{\lambda_2 t} \right).$$

Das Zeitverhalten von x_2 entspricht im wesentlichen der in Beispiel 4.10 untersuchten BATEMAN-Funktion. Indem man den für x_2 erhaltenen Ausdruck in die zweite Gleichung des Systems einsetzt, gelangt man auch für x_1 zu einer expliziten Darstellung der Zeitabhängigkeit.

5.4.2 Systeme von nichtlinearen Differentialgleichungen

a) Autonome Systeme, Phasenkurven. Die Modellierung von dynamischen Systemen führt im allgemeinen auf Systeme von nichtlinearen Differentialgleichungen. Ihre Bedeutung für biologische und medizinische Anwendungen wird durch eine umfangreiche Literatur zum Ausdruck gebracht; Einführungen in die Thematik enthalten z.B. die Bücher von BRAUN et al. (1983), BROWN und ROTHERY (1993), EDELSTEIN-KESHET (1988), EISEN (1988), HADELER (1974), HOFBAUER und SIGMUND (1984), HOPPENSTEADT und PESKIN (1992), MARCUS-ROBERTS und THOMPSON (1983), NÖBAUER und TIMISCHL (1979) oder ROUGHGARDEN (1979). Da Systeme von nichtlinearen Differentialgleichungen nur in Ausnahmefällen exakt lösbar sind, läuft die Problemlösung zumeist auf eine qualitative Analyse oder auf eine numerische Auflösung hinaus. Im folgenden wird – an Hand von Beispielen aus der Populationsbiologie – ein kurzer Einblick in die mathematische Behandlung von nichtlinearen Modellen gegeben. Wer sich eingehender damit befassen will, sollte zuerst die im Rahmen dieser Einführung vermittelten Kenntnisse über Differentialgleichungen vertiefen. In diesem Zusammenhang sei auf BRAUN (1979) oder BRAUER und NOHEL (1989) verwiesen.

Eine große Zahl von praxisrelevanten mathematischen Modellen wird durch **autonome** Differentialgleichungssysteme dargestellt. Dabei handelt es sich – bei Beschränkung auf zwei Gleichungen – um Systeme der Gestalt

$$(D6) \qquad \frac{dx_1}{dt} = f_1(x_1, x_2), \ \frac{dx_2}{dt} = f_2(x_1, x_2),$$

d.h., die Änderungsraten hängen (über die Funktionen f_1 bzw. f_2) nur von den jeweiligen Werten der abhängigen Variablen x_1 und x_2, nicht aber explizit von t ab. Es sei $x_1 = x_1(t)$ und $x_2 = x_2(t)$ jene Lösung von $(D6)$, die für $t = t_0$ die vorgegebenen Anfangswerte $x_{10} = x_1(t_0)$, $x_{20} = x_2(t_0)$ besitzt. Faßt man $x_1(t)$ und $x_2(t)$ als (rechtwinkelige) Koordinaten eines Punktes P in der (x_1, x_2)-Ebene

auf, erhält man die zur betrachteten Lösung gehörende **Phasenkurve**; das ist
also jene Kurve, die P – ausgehend von $P_0 = (x_{10}, x_{20})$ – mit wachsendem $t \geq t_0$
durchläuft. Die Gleichung der Phasenkurve kann direkt aus $(D6)$ ermittelt werden.
Dazu denkt man sich t als Funktion von x_1 ausgedrückt (was zumindest abschnitts-
weise möglich ist) und in $x_2 = x_2(t)$ eingesetzt. Das ergibt eine Darstellung der
Phasenkurve in der Form $x_2 = x_2(t(x_1))$. Wegen $dx_2/dx_1 = (dx_2/dt)(dt/dx_1) =
(dx_2/dt)/(dx_1/dt)$ genügt die Phasenkurve der Differentialgleichung

$$\frac{dx_2}{dx_1} = \frac{f_2(x_1, x_2)}{f_1(x_1, x_2)}.$$

Gilt für einen Punkt (x_1^*, x_2^*) sowohl $f_1(x_1^*, x_2^*) = 0$ als auch $f_2(x_1^*, x_2^*) = 0$, ist
dx_2/dx_1 unbestimmt. Punkte mit dieser Eigenschaft entsprechen den konstanten
Lösungen des Systems $(D6)$ und werden als **singuläre Punkte** oder **Gleichgewichtspunkte** bezeichnet. Die Bestimmung der Gleichgewichtspunkte und die
Beschreibung der Phasenkurven in der Umgebung der Gleichgewichtspunkte sind
zwei grundlegende Aufgaben bei der qualitativen Diskussion von autonomen Systemen. Sie werden im folgenden Beispiel in Verbindung mit dem klassischen
Räuber-Beute-Modell behandelt.

Beispiel 5.11. Das nach LOTKA und VOLTERRA benannte Räuber-Beute-
System wird durch die Modellgleichungen

$$\frac{dx_1}{dt} = (a_1 - \alpha_{12} x_2) x_1, \quad \frac{dx_2}{dt} = (-a_2 + \alpha_{21} x_1) x_2$$

beschrieben, wobei t die Zeit, x_1 und x_2 die Größen der Beute- bzw. Räuberpopulation bezeichnen, und a_1, a_2, α_{12} sowie α_{21} positive Konstanten
darstellen. Wie man leicht nachprüft, ist (x_1^*, x_2^*) mit $x_1^* = a_2/\alpha_{21} > 0$ und
$x_2^* = a_1/\alpha_{12} > 0$ ein Gleichgewichtspunkt. Das Gleichungssystem vereinfacht
sich, wenn man die Populationen in Einheiten der entsprechenden Gleichgewichtswerte zählt, also anstelle der Variablen x_1 und x_2 die neuen Variablen
$\xi_1 = x_1/x_1^*$ bzw. $\xi_2 = x_2/x_2^*$ einführt. Diese genügen dem Differentialgleichungssystem

$$\frac{d\xi_1}{dt} = a_1(1 - \xi_2)\xi_1, \quad \frac{d\xi_2}{dt} = a_2(-1 + \xi_1)\xi_2$$

mit den Gleichgewichtspunkten $(0,0)$ und $(1,1)$. Wir bestimmen den Ver-
lauf der durch den Anfangspunkt (ξ_{10}, ξ_{20}) mit positiven Koordinaten $\xi_{10} \neq 1$
und $\xi_{20} \neq 1$ gehenden Phasenkurve. Zu diesem Zweck bilden wir die Differentialgleichung

$$\frac{d\xi_2}{d\xi_1} = \frac{a_2(-1 + \xi_1)\xi_2}{a_1(1 - \xi_2)\xi_1} = \frac{a_2\left(1 - \frac{1}{\xi_1}\right)}{a_1\left(\frac{1}{\xi_2} - 1\right)}.$$

Durch Trennen der Variablen ergibt sich

$$a_1 \int \left(\frac{1}{\xi_2} - 1 \right) d\xi_2 = a_2 \int \left(1 - \frac{1}{\xi_1} \right) d\xi_1,$$

woraus nach Integration die Gleichung

$$-a_1 f(\xi_2) = a_2 f(\xi_1) + C \quad \text{mit} \quad f(x) = x - \ln x, C = -a_1 f(\xi_{20}) - a_2 f(\xi_{10})$$

der Phasenkurve in der (ξ_1, ξ_2)-Ebene folgt. Wegen $f(x) \geq 0$ und $f''(x) = 1/x^2 > 0$ ist f für $x > 0$ nichtnegativ und nach unten konvex. Für genügend kleine bzw. große (positive) Werte von ξ_1 ist die rechte Seite von $-a_1 f(\xi_2) = a_2 f(\xi_1) + C$ positiv, d.h., es gibt keine ξ_2, die die Gleichung erfüllen. Analoges gilt für genügend kleine bzw. große $\xi_2 > 0$. Zu „mittleren" Werten von ξ_1 (ξ_2) besitzt die Gleichung – wegen der Konvexität von f – höchstens zwei Lösungswerte von ξ_2 (ξ_1). Ferner schneidet die durch den Gleichgewichtspunkt $(1,1)$ verlaufende Gerade mit der Gleichung $\xi_2 = 1 + k(\xi_1 - 1)$ die Phasenkurve für jeden Anstieg k in höchstens zwei Punkten; setzt man nämlich $\xi_2 = 1 + k(\xi_1 - 1)$ in die Gleichung der Phasenkurve ein, folgt

$$g(\xi_1) = a_1 f(1 + k(\xi_1 - 1)) + a_2 f(\xi_1) + C = 0.$$

Diese Gleichung besitzt höchstens zwei Lösungen, da g wegen $g''(x) = a_1 f''(1 + k(x - 1))k^2 + a_2 f''(x) \geq 0$ eine (nach unten) konvexe Funktion ist. Die betrachtete Phasenkurve stellt somit eine geschlossene Kurve um den Gleichgewichtspunkt $(1,1)$ dar. Wenn daher das System durch eine Störung veranlaßt wird, vom Punkt $(1,1)$ in den Anfangspunkt (ξ_{10}, ξ_{20}) überzugehen, bewegt sich der Punkt $(\xi_1(t), \xi_2(t))$ in der (ξ_1, ξ_2)-Ebene auf einer geschlossenen Kurve um $(1,1)$ und bleibt somit in der „Nähe" des Gleichgewichtspunktes. Der Gleichgewichtspunkt entspricht einem „stabilen" Zustand des Systems.

Wir können als Ergebnis festhalten: Der mit den Lösungen $x_1(t)$, $x_2(t)$ des klassischen Räuber-Beute-Modells gebildete Punkt $P = (x_1(t), x_2(t))$ bewegt sich in der (x_1, x_2)-Ebene für jeden von (x_1^*, x_2^*) verschiedenen Anfangspunkt $P_0 = (x_{10}, x_{20})$ mit $x_{10} > 0$ und $x_{20} > 0$ auf einer geschlossenen Kurve um den Gleichgewichtspunkt (x_1^*, x_2^*), und zwar – wie man sich auf Grund der Vorzeichen von dx_1/dt und dx_2/dt klar machen kann – entgegen dem Uhrzeigersinn. Die Größen der Beute- und Räuberpopulationen führen also periodische Schwingungen um die jeweiligen Gleichgewichtswerte x_1^* bzw. x_2^* aus.

b) Das Prinzip der ersten Näherung. Die Diskussion des Systems $(D6)$ wird oft dadurch vereinfacht, daß man die Funktionen $f_1(x_1, x_2)$ und $f_2(x_1, x_2)$ in der Umgebung eines interessierenden Gleichgewichtspunktes (x_1^*, x_2^*) „linearisiert". Die Linearisierung wird so vorgenommen, daß man $f_1(x_1, x_2)$ und $f_2(x_1, x_2)$ durch die Linearapproximationen

$$\begin{aligned} f_1(x_1, x_2) &\approx a_{11}(x_1 - x_1^*) + a_{12}(x_2 - x_2^*), \\ f_2(x_1, x_2) &\approx a_{21}(x_1 - x_1^*) + a_{22}(x_2 - x_2^*) \end{aligned}$$

ersetzt und die Koeffizienten a_{ij} folgendermaßen bestimmt: Um a_{12} zu erhalten, wird $f_1(x_1, x_2)$ nach x_1 differenziert (dabei die zweite Variable als Konstante betrachtet) und in die erhaltene Ableitung $x_1 = x_1^*$, $x_2 = x_2^*$ eingesetzt. Man schreibt dafür kurz

$$a_{11} = \frac{\partial f_1}{\partial x_1}(x_1^*, x_2^*)$$

und spricht von der an der Stelle $x_1 = x_1^*$, $x_2 = x_2^*$ gebildeten **partiellen Ableitung** der (von x_1 und x_2 abhängigen) Funktion f_1 nach x_1. Analog wird a_{12} berechnet, indem man f_1 nach x_2 differenziert (dabei x_1 als Konstante betrachtet) und in die Ableitung $x_1 = x_1^*$, $x_2 = x_2^*$ einsetzt; wir schreiben für a_{12} und entsprechend für die weiteren Koeffizienten

$$a_{12} = \frac{\partial f_1}{\partial x_2}(x_1^*, x_2^*), \quad a_{21} = \frac{\partial f_2}{\partial x_1}(x_1^*, x_2^*), \quad a_{22} = \frac{\partial f_2}{\partial x_2}(x_1^*, x_2^*).$$

Wenn man in $(D6)$ die Funktionen $f_1(x_1, x_2)$ und $f_2(x_1, x_2)$ durch die obigen Linearapproximationen ersetzt, erhält man die Näherung

$$\frac{dx_1}{dt} = \frac{\partial f_1}{\partial x_1}(x_1^*, x_2^*)(x_1 - x_1^*) + \frac{\partial f_1}{\partial x_2}(x_1^*, x_2^*)(x_2 - x_2^*),$$

$$\frac{dx_2}{dt} = \frac{\partial f_2}{\partial x_1}(x_1^*, x_2^*)(x_1 - x_1^*) + \frac{\partial f_2}{\partial x_2}(x_1^*, x_2^*)(x_2 - x_2^*),$$

die das an der Stelle $x_1 = x_1^*$, $x_2 = x_2^*$ **linearisierte System** von $(D6)$ heißt. Die Bedeutung des linearisierten Systems ist darin begründet, daß es – unter oft zutreffenden Voraussetzungen – den prinzipiellen Verlauf der Phasenkurven von $(D6)$ in der Nähe des betrachteten Gleichgewichtspunktes wiedergibt (Prinzip der ersten Näherung). Eine genaue Formulierung dieses Prinzips und seiner Voraussetzungen findet man z.B. in BRAUER und NOHEL (1979). Von dem Prinzip wurde bereits im Beispiel 5.9 Gebrauch gemacht. Weitere Anwendungen enthält das folgende Beispiel.

Beispiel 5.12. Im ersten Kapitel (Beispiel 1.37) wurden die Gleichgewichtspunkte des VOLTERRAschen Konkurrenzmodells

$$\frac{dx_1}{dt} = r_1 x_1 \left(1 - \frac{x_1 + \alpha_{12} x_2}{C_1}\right), \quad \frac{dx_2}{dt} = r_2 x_2 \left(1 - \frac{\alpha_{21} x_1 + x_2}{C_2}\right)$$

(r_i, C_i und α_{ij} sind positive Konstante) berechnet.

a) Wir setzen zuerst

$$\frac{1}{\alpha_{21}} > \frac{C_1}{C_2} > \alpha_{12}, \quad \text{d.h.} \quad \frac{1}{C_1} > \frac{\alpha_{21}}{C_2} \quad \text{und} \quad \frac{1}{C_2} > \frac{\alpha_{12}}{C_1}$$

voraus (die interspezifische Konkurrenz ist schwach im Vergleich zur intraspezifischen). Dann gibt es einen Gleichgewichtspunkt (x_1^*, x_2^*) mit positiven Koordinaten, die Lösungen des Gleichungssystems $x_1 + \alpha_{12} x_2 = C_1$,

$\alpha_{21}x_1 + x_2 = C_2$ sind. Um Aufschluß über das Verhalten der Phasenkurven in der Nähe des Gleichgewichtspunktes (x_1^*, x_2^*) zu erhalten, nehmen wir eine Linearisierung vor und bilden dazu die partiellen Ableitungen

$$a_{11} = \frac{\partial f_1}{\partial x_1}(x_1^*, x_2^*) = \frac{r_1}{C_1}(C_1 - x_1^* - \alpha_{12}x_2^*) - \frac{r_1 x_1^*}{C_1} = -\frac{r_1 x_1^*}{C_1},$$

$$a_{12} = \frac{\partial f_1}{\partial x_2}(x_1^*, x_2^*) = -\frac{r_1 \alpha_{12} x_1^*}{C_1},$$

$$a_{21} = \frac{\partial f_2}{\partial x_1}(x_1^*, x_2^*) = -\frac{r_2 \alpha_{21} x_2^*}{C_2},$$

$$a_{22} = \frac{\partial f_2}{\partial x_2}(x_1^*, x_2^*) = \frac{r_2}{C_2}(C_2 - \alpha_{21}x_1^* - x_2^*) - \frac{r_2 x_2^*}{C_2} = -\frac{r_2 x_2^*}{C_2}.$$

Damit ergibt sich das linearisierte System

$$\frac{d\xi_1}{dt} = a_{11}\xi_1 + a_{12}\xi_2, \quad \frac{d\xi_2}{dt} = a_{21}\xi_1 + a_{22}\xi_2,$$

in dem $\xi_1 = x_1 - x_1^*$ und $\xi_2 = x_2 - x_2^*$ die jeweiligen Abweichungen von den Gleichgewichtswerten ausdrücken. Aus diesem System leitet man die linear-homogene Differentialgleichung $\xi_1'' + a\xi_1' + b\xi_1 = 0$ her mit den Koeffizienten $a = -a_{11} - a_{22} = r_1 x_1^*/C_1 + r_2 x_2^*/C_2 > 0$ und $b = a_{11}a_{22} - a_{12}a_{21} = r_1 r_2 x_1^* x_2^* (1 - \alpha_{12}\alpha_{21})/(C_1 C_2) > 0$. Wegen

$$\frac{a^2}{4} - b = \frac{1}{4}\left(\frac{r_1 x_1^*}{C_1} - \frac{r_2 x_2^*}{C_2}\right)^2 + \frac{r_1 r_2 x_1^* x_2^* \alpha_{12}\alpha_{21}}{C_1 C_2} > 0$$

liegt Fall II der Schwingungsgleichung (vgl. Abschnitt 5.3.2) vor. Die Lösungen der charakteristischen Gleichung $\lambda^2 + a\lambda + b = 0$ sind beide negativ; die Abweichung ξ_1 nähert sich daher mit wachsendem t aperiodisch dem Wert 0. Analoges gilt für ξ_2. Der Punkt (ξ_1, ξ_2) bleibt stets in der „Nähe" des Nullpunktes und bewegt sich schließlich für $t \to \infty$ in den Nullpunkt hinein. Der Gleichgewichtspunkt entspricht einem „asymptotisch stabilen" Zustand des Systems. Das ursprüngliche System zeigt qualitativ dasselbe Lösungsverhalten in der Umgebung von (x_1^*, x_2^*) wie das linearisierte.

b) Nun sei

$$\frac{1}{C_1} > \frac{\alpha_{21}}{C_2} \quad \text{und} \quad \frac{1}{C_2} < \frac{\alpha_{12}}{C_1}$$

(Population 2 reguliert Population 1 stärker als sich selbst). Dann gibt es – abgesehen vom Nullpunkt – die Gleichgewichtspunkte $P_1^* = (C_1, 0)$ und $P_2^* = (0, C_2)$. Die Linearisierung an der Stelle P_1^* führt auf das System

$$\frac{d\xi_1}{dt} = -r_1\xi_1 - r_1\alpha_{12}\xi_2, \quad \frac{d\xi_2}{dt} = r_2\left(1 - \frac{\alpha_{21}C_1}{C_2}\right)\xi_2$$

für die Abweichungen $\xi_1 = x_1 - C_1$ und $\xi_2 = x_2$ von den Gleichgewichtswerten. Die zweite Differentialgleichung ist von der ersten entkoppelt und besitzt die Lösung $\xi_2 = \xi_{20}e^{\epsilon t}$ mit $\epsilon = r_2(1-\alpha_{21}C_1/C_2) > 0$ zum Anfangswert $\xi_{20} = \xi_2(0)$. Mit wachsendem t weicht ξ_2 immer mehr von Null ab. Analoges gilt für ξ_1. Der Gleichgewichtspunkt P_1^* entspricht daher einem „instabilen" Zustand des Systems. Dagegen ist der Gleichgewichtspunkt P_2^* – wie der zuerst betrachtete Gleichgewichtspunkt (x_1^*, x_2^*) – „asymptotisch stabil". Wieder zeigt das ursprüngliche System qualitativ dasselbe Lösungsverhalten in der Umgebung der P_1^* und P_2^* wie das linearisierte.

c) Numerische Lösung. Ergänzend zur qualitativen Untersuchung eines nichtlinearen Differentialgleichungssystems, das nur mühsam oder überhaupt nicht exakt lösbar ist, besteht die Möglichkeit, zu vorgegebenen Anfangswerten und spezifizierten Modellparametern die Lösungsfunktionen durch numerische Methoden zu bestimmen. Das Anfangswertproblem möge von der Gestalt

$$\frac{dx_1}{dt} = f_1(x_1, x_2, t), \quad \frac{dx_2}{dt} = f_2(x_1, x_2, t), \quad x_1(t_0) = x_{10}, \quad x_2(t_0) = x_{20}$$

sein. Es sollen die Lösungsfunktionen $x_1 = x_1(t)$ und $x_2 = x_2(t)$ näherungsweise in Form einer Wertetabelle berechnet werden. Die Stellen t_i, an denen die Näherungswerte für $x_1(t)$ und $x_2(t)$ gesucht sind, seien äquidistant angeordnet mit der Schrittweite h, d.h., $t_1 = t_0 + h$, $t_2 = t_1 + h$ usw. Zur Berechnung der Näherungswerte für x_1 und x_2 gibt es verschiedene Methoden. Die einfachste ist das **Polygonzugverfahren** von EULER, dem die Rechenvorschrift

$$x_1(t_{i+1}) \approx x_1(t_i) + h\frac{dx_1}{dt}(t_i) = x_1(t_i) + hf_1(x_1(t_i), x_2(t_i), t_i),$$

$$x_2(t_{i+1}) \approx x_2(t_i) + h\frac{dx_2}{dt}(t_i) = x_2(t_i) + hf_2(x_1(t_i), x_2(t_i), t_i)$$

zugrunde liegt. Beginnend mit $i = 0$ können damit auf iterativem Wege Näherungswerte für die Lösungsfunktionen an den Stellen t_1, t_2 usw. bestimmt werden. Diese weichen – abhängig von der gewählten Schrittweite h – mehr oder weniger stark von den exakten Werten der Lösungsfunktionen ab. Die Größenordnung der Abweichungen läßt sich in einfacher Weise so abschätzen, daß man die Iterationen mit halber Schrittweite wiederholt und die Differenzen der einander entsprechenden Näherungswerte bildet.

Beispiel 5.13. Wir wenden das EULERsche Polygonzugverfahren auf das VOLTERRAsche Konkurrenzmodell in Beispiel 5.12 an und legen dazu die Modellparameter folgendermaßen fest (die Zeiteinheit ist 1 Stunde; die Angaben sind Schätzungen aus experimentell festgestellten Wachstumsverläufen von zwei konkurrierenden Hefearten; vgl. BROWN und ROTHERY 1993): $r_1 = 0.218$, $C_1 = 13$, $\alpha_{12} = 3.15$, $r_2 = 0.061$, $C_2 = 5.8$, $\alpha_{21} = 0.439$. Die Iterationsgleichungen lauten ($i = 0, 1, 2 \ldots$):

$$x_1(t_{i+1}) \approx x_1(t_i) + hr_1x_1\left(1 - \frac{x_1 + \alpha_{12}x_2}{C_1}\right),$$

$$x_2(t_{i+1}) \approx x_2(t_i) + hr_2x_2\left(1 - \frac{\alpha_{21}x_1 + x_2}{C_2}\right).$$

Tabelle 5.2. EULERsches Polygonzugverfahren: Näherungswerte zu Beispiel 5.13

Zeit t_i	$h = 1$ x_1	$h = 0.5$ ξ_1	Fehler in %	$h = 1$ x_2	$h = 0.5$ ξ_2	Fehler in %
1	0.5916	0.5954	0.64	0.5267	0.5270	0.05
2	0.6982	0.7070	1.24	0.5545	0.5550	0.10
3	0.8218	0.8368	1.79	0.5833	0.5841	0.13
4	0.9643	0.9870	2.30	0.6131	0.6141	0.16
5	1.1277	1.1597	2.76	0.6438	0.6450	0.19
6	1.3139	1.3568	3.16	0.6754	0.6767	0.20
7	1.5245	1.5799	3.50	0.7077	0.7091	0.20
8	1.7609	1.8302	3.78	0.7406	0.7420	0.19
9	2.0239	2.1082	4.00	0.7740	0.7752	0.17
10	2.3137	2.4137	4.14	0.8076	0.8087	0.13

Wir beginnen die Iteration, indem wir zum Zeitpunkt $t_0 = 0$ die Anfangswerte $x_1(0) = x_2(0) = 0.5$ vorschreiben. Die für zwei Schrittweiten erhaltenen Näherungswerte x_1 und x_2 ($h = 1$) bzw. ξ_1 und ξ_2 ($h = 0.5$) sind in Tabelle 5.2 bis zum Zeitpunkt $t = 10$ zusammengefaßt; als Fehlermaß wurde $100|x_1 - \xi_1|/\xi_1$ bzw. $100|x_2 - \xi_2|/\xi_2$ verwendet.

Neben dem verfahrensbedingten Approximationsfehler ist der durch das verwendete Rechengerät bestimmte Rundungsfehler zu berücksichtigen. Während der Approximationsfehler abnimmt, wenn man die Schrittweite kleiner macht, wird der Rundungsfehler umso größer, je mehr Iterationen stattfinden, d.h., je kleiner die Schrittweite ist. Da sich der Approximationsfehler und der Rundungsfehler überlagern, wird der Gesamtfehler bei Verkleinerung von h bis zu einer kritischen Schrittweite abnehmen, danach aber wieder anwachsen. Einführungen in die Simulation von Differentialgleichungsmodellen auf digitalen Rechenanlagen findet man z.B. in BOSSEL (1989), JAMES et al. (1993) oder SCHMIDT (1985).

5.5 Aufgaben

1. Ein Behälter (Volumen V) ist mit einer Salzlösung gefüllt. Die im Wasser aufgelöste Salzmasse ist m_0. Die Lösung soll verdünnt werden. Zu diesem Zweck wird ab dem Zeitpunkt $t = 0$ dem Behälter pro Zeiteinheit ein bestimmtes Wasservolumen v zugeführt und dasselbe Volumen der Lösung abgeleitet. Dabei wird angenommen, daß durch eine geeignete Vorrichtung stets eine gleichmäßige Durchmischung gewährleistet ist.
   a) Welche Salzkonzentration (gelöste Salzmasse pro Volumen) besitzt die Lösung nach t Zeiteinheiten?
   b) Wie lange dauert es, bis der Salzgehalt im Behälter auf 2 kg gesunken ist, wenn $V = 1000$ l, $m_0 = 10$ kg und $v = 25$ l ist?

2. In ein Fließgewässer mit der Strömungsgeschwindigkeit $u=2$ m/s (dieser Wert entspricht ungefähr der mittleren Geschwindigkeit der Donau bei Nußdorf) wird an der Stelle x_0 zum Zeitpunkt t_0 eine gewisse Fremdstoffmenge eingeleitet, die sich sofort mit dem Wasser vermischt und an der Stelle x_0 eine bestimmte Fremdstoffkonzentration c_0 bewirkt. Der Fremdstoff möge bestandsproportional mit der Rate $k = 2.5$ d^{-1} (dieser Wert entspricht etwa der Abbaurate von fäkalkoliformen Bakterien bei 20°C) zerfallen. Man beschreibe die Fremdstoffkonzentration c in Flußrichtung mit einem geeigneten Differentialgleichungsmodell und bestimme jene Entfernung von der Einleitstelle, bei der die Konzentration auf die Hälfte des Ausgangswertes gesunken ist.

3. Das Wachstum einer Population (Größe x) möge bestandsproportional mit einer zeitabhängigen Wachstumsrate erfolgen, die gleich der Differenz aus der Geburtenrate $b(t)$ und der Sterberate $d(t)$ ist, d.h. $dx/dt = [b(t) - d(t)]x$. Es soll der sogenannte demografische Übergang der Population von hohen Geburten- und Sterberaten zu tiefen unter der Voraussetzung beschrieben werden, daß im Zeitpunkt $t = 0$ die Sterberate um $k > 0$ Einheiten unter die Geburtenrate fällt und dieser Abstand bis zum Zeitpunkt T erhalten bleibt, also $b(t) - d(t) = k$ im Intervall $0 \le t \le T$ gilt. Um welchen Faktor wächst die Population während der betrachteten Zeitspanne, wenn $k = 0.02$ pro Jahr und $T = 60$ Jahre angenommen wird?

4. Man betrachte eine bestandsproportional wachsende Population (Größe x, Anfangswert x_0 zum Zeitpunkt $t = 0$) mit der hyperbolisch von der Zeit t abhängigen Wachstumsrate $r(t) = (dx/dt)/x = r_0/(1 + \alpha t)$.
   a) Wie lautet die Lösung der Differentialgleichung $dx/dt = r(t)x$ zum Anfangswert $x(0) = x_0$?
   b) Welche Spezialfälle ergeben sich für $\alpha = r_0$, $\alpha = 0$ bzw. $\alpha = -r_0$?

5. Die Wachstumsfunktion

$$x = x_0 \exp\left(\frac{r_0}{\alpha}(1 - e^{-\alpha t})\right) \quad \text{mit} \quad \exp(\ldots) = e^{(\ldots)}$$

von GOMPERTZ beruht auf einem bestandsproportionalen Wachstum mit der exponentiell von der Zeit abhängigen Wachstumsrate $r(t) = (dx/dt)/x = r_0 e^{-\alpha t}$ (r_0 und α sind Konstante). Man leite die GOMPERTZsche Wachstumsfunktion durch Lösen der Differentialgleichung $dx/dt = r(t)x$ bei vorgegebenem Anfangswert $x(0) = x_0$ her.

6. Aus einer exponentiell mit der Rate $r = 0.2$ (pro Woche) wachsenden Fischpopulation (Größe x, Anfangswert $x_0 = 1000$ zum Zeitpunkt $t = 0$) werden pro Woche $h = 100$ Fische entfernt, so daß ab $t = 0$ das Wachstumsmodell $dx/dt = rx - h$ gilt.
   a) Man bestimme die Lösung des Anfangswertproblems.
   b) Wie groß ist die Verdopplungsdauer?
   c) Wenn h einen kritischen Wert h^* überschreitet, stirbt die Population aus;

wie groß ist h^*?

d) Wie lange dauert es, bis die Population ausstirbt, wenn $h = 250$ ist?

7. Das Modell der „einfachen Epidemie" unterscheidet in einer abgeschlossenen Population der (konstanten) Größe N zwei Klassen von Individuen, und zwar solche, die gesund und dem Risiko der Infektion ausgesetzt sind, und solche, die bereits erkrankt und infektiös sind. Bezeichnen $S(t)$ bzw. $I(t)$ die Individuenanzahlen in den genannten Klassen, wird die Zahl der pro Zeiteinheit neu erkrankten Individuen durch die Modellgleichung $dI/dt = \beta IS = \beta I(N - I)$ mit der positiven Infektionsrate β ausgedrückt.

a) Man bestimme die Lösung dieser Differentialgleichung, wenn der Anfangswert $I_0 < N$ zum Zeitpunkt $t = 0$ vorgegeben ist.

b) Wann ist die Zahl $y = dI/dt$ der Neuerkrankungen am größten, d.h., der Höhepunkt der Epidemie erreicht ($I_0 < N/2$) ?

8. In Beispiel 5.9 wurde die zeitliche Änderung der Wachstumsrate r durch die Differentialgleichung $dr/dt = -mr + mr_0(1 - x/C)$ beschrieben, in der x die Populationsgröße und m, r_0 sowie C positive Konstante bezeichnen.

a) Man zeige durch Auflösen der Differentialgleichung, daß für festes x die Lösung mit dem Anfangswert r_1 zum Zeitpunkt t_1 durch den Ausdruck $r = (r_1 - r^*)e^{-m(t-t_1)} + r^*$ gegeben ist, der für $t \to \infty$ dem Wert $r^* = r_0(1 - x/C)$ zustrebt.

b) Die Wachstumsrate möge bis zum Zeitpunkt $t = 0$ den festen Wert r^* besitzen. Im Zeitpunkt $t = 0$ erfolge eine sprunghafte Änderung der Populationsgröße von x auf $x + \Delta x$, so daß für $r > 0$ die Wachstumsrate der Differentialgleichung $dr/dt = -mr + mr_0[1 - (x + \Delta x)/C]$ mit $r(0) = r^*$ genügt. Man zeige, daß die Lösung dieses Anfangswertproblems durch den Ausdruck $r = r^*(x + \Delta x)e^{-mt}/C + r_\infty$ gegeben ist, der für $t \to \infty$ dem Wert $r_\infty = r^*[1 - (x + \Delta x)/C]$ zustrebt. (Die Wachstumsrate reagiert also zeitverzögert auf eine Änderung der Populationsgröße, indem sie sich – ausgehend von r^* – im Laufe der Zeit dem neuen Wert r_∞ nähert. Die Annäherung erfolgt umso rascher, je größer m ist.)

9. Eine zeitkontinuierliche Approximation des Selektionsmodells von FISHER und WRIGHT (siehe Beispiel 3.18) wird verwendet, um die schwache Selektion gegen ein rezessives Gen A_1 zu beschreiben. Dazu setzt man die Fitnesswerte f_{12} und f_{22} der Genotypen A_1A_2 bzw. A_2A_2 gleich 1, während die Fitness von A_1A_1 nur wenig kleiner als 1 angenommen wird, d.h. $f_{11} = 1 - s$ ($s > 0$). Dann kann man zeigen, daß die Häufigkeit p des A_1-Gens näherungsweise durch eine im Verlaufe der Zeit t (gezählt in Einheiten der Generationsdauer) kontinuierlich abnehmende Funktion $p = p(t)$ beschrieben werden kann, die der Differentialgleichung $dp/dt = -sp^2(1 - p)$ genügt.

a) Man leite die Differentialgleichung aus dem Selektionsmodell von FISHER und WRIGHT her.

b) Man bestimme die Zeit t, nach der p vom Anfangswert $p(0) = 0.3$ auf $p(t) = 0.1$ gesunken ist ($s = 0.2$).

Hinweis zu b): Man löse die Differentialgleichung durch Trennung der Variablen und beachte dabei:

$$\frac{1}{p^2(1-p)} = \frac{1}{1-p} + \frac{1}{p} + \frac{1}{p^2}.$$

10. Man zeige für das durch die Differentialgleichungen $dx_1/dt = -(f_{21}+f_1)x_1 + f_{12}x_2$ und $dx_2/dt = f_{21}x_1 - f_{12}x_2$ (f_{ij} und f_i sind positive Konstante) mit den Anfangswerten $x_1(0) = I_1 > 0$ und $x_2(0) = 0$ beschriebene Kompartmentsystem (vgl. Beispiel 5.10) die Gültigkeit des DOSTschen Gesetzes, wonach die Fläche unter der x_1-Kurve nur von I_1 und f_1 abhängt.

11. Das klassische Räuber-Beute-Modell von LOTKA und VOLTERRA wird durch das aus den Differentialgleichungen

$$\frac{dx_1}{dt} = f_1(x_1, x_2) = (a_1 - \alpha_{12}x_2)x_1, \quad \frac{dx_2}{dt} = f_2(x_1, x_2) = (-a_2 + \alpha_{21}x_1)x_2$$

bestehende System dargestellt (x_1 und x_2 sind die Dichten der Beute- bzw. Räuberpopulation, a_i und α_{ij} sind positive Konstante; vgl. Beispiel 5.11).
a) Man linearisiere das System an der Stelle $x_1^* = a_2/\alpha_{21}$, $x_2^* = a_1/\alpha_{12}$ und löse das linearisierte System.
b) Man zeige an Hand des linearisierten Systems die Gültigkeit der drei Gesetze von VOLTERRA:
(1) Die über eine Periode gemittelten Individuenanzahlen $\overline{x}_1$ und $\overline{x}_2$ stimmen mit den Gleichgewichtswerten x_1^* bzw. x_2^* überein.
(2) Die Anfangswerte haben keinen Einfluß auf die Mittelwerte x_1^* und x_2^*.
(3) Werden beide Populationen proportional zu ihrer Größe mit zeitlich konstanter Rate dezimiert, was auf eine Verkleinerung von a_1 und eine Vergrößerung von a_2 hinausläuft, so nimmt dadurch der Mittelwert der Räuberpopulation ab, jener der Beutepopulation zu.

12. Man linearisiere die Differentialgleichungen

$$\frac{dx_1}{dt} = f_1(x_1, x_2) = r_1 x_1 \left(1 - \frac{x_1 + \alpha_{12}x_2}{C_1}\right),$$

$$\frac{dx_2}{dt} = f_2(x_1, x_2) = r_2 x_2 \left(1 - \frac{\alpha_{21}x_1 + x_2}{C_2}\right)$$

(r_i, C_i und α_{ij} sind positive Konstante) des VOLTERRAschen Konkurrenzmodells an der Stelle $x_1 = 0$, $x_2 = C_2$ unter der Voraussetzung $1/C_1 > \alpha_{21}/C_2$ und $1/C_2 < \alpha_{12}/C_1$ (vgl. Beispiel 5.12b). Welches Zeitverhalten zeigen die Lösungen des linearisierten Systems für $t \to \infty$?

Anhang: Lösungen der Aufgaben

1 Beobachtungsdaten (Abschnitt 1.5)

1. 134.84, 0.913, 0.408.

2. Siehe Abb. A.1.

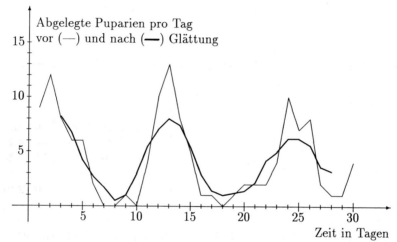

Abb. A.1. Glättung der Zeitreihe von Aufgabe 2 mit $k = 2$

3. 1.375 Jahre.

4. 90 MJ pro m^2 und Jahr.

5. 2.65 Stunden.

6. 0.17 mm^3.

7. a) $2q(1 - q) = 0.0139 = 1.39\%$;

b) Die Häufigkeiten der Allele M und N sind $p = \sqrt{363/1279} = 0.5327$ und $q = 1 - p = 0.4673$, die Häufigkeiten der Genotypen MN und NN sind $H = 2pq = 0.4979$ bzw. $R = q^2 = 0.2184$; folglich sind $0.4979 \cdot 1279 \approx 637$ Personen vom Typ MN und 279 vom Typ NN.

8. Man schreibe jeden Summanden $(x_i - x^*)^2$ von $Q(x^*)$ um in $((x_i - \overline{x}) - (x^* - \overline{x}))^2 = (x_i - \overline{x})^2 - 2(x_i - \overline{x})(x^* - \overline{x}) + (x^* - \overline{x})^2$; durch Aufsummieren erhält man $Q(x^*) = Q(\overline{x}) - 2(x^* - \overline{x})\Sigma(x_i - \overline{x}) + \Sigma(x^* - \overline{x})^2 = Q(\overline{x}) + n(x^* - \overline{x})^2$, woraus die Behauptung folgt.

9. a) 0.69, 2.30, bzw. 0.50;
   b) Stelle 1: 1.63, Stelle 2: 0.30.

10. 664 kJ/h.

11. $x' > x (x' < x)$ für $x < 500 \, (x > 500)$.

12. $n = 50$.

13. $t_{1/2} = (\ln 2)/\lambda = 5760$ Jahre.

14. 2965 Jahre.

15. $h = 1785$ m.

16. a) $t = R_0/(a\sqrt{r})$, b) $a^2 = R^2/(t^2 r) = 0.77$ km^2 pro Generation.

17. a) $P_{\max} = \alpha I P/(\alpha I - P)$, b) $P_{\max} = \alpha I[\ln(\alpha I) - \ln(\alpha I - P)]$.

18. $f_{12} < f_{11}$ und $f_{12} < f_{22}$ bzw. $f_{12} > f_{11}$ und $f_{12} > f_{22}$.

19. a) $2^8 = 256$;
    b) es gibt $3! = 6$ Permutationen: $abc, acb, bac, bca, cab, cba$;
    c) es gibt $\binom{12}{6} = 924$ Aufteilungen in zwei gleich große Gruppen bzw. $\binom{12}{4}\binom{8}{4} = 34650$ Aufteilungen in drei gleich große Gruppen;
    d) es gilt: $\binom{n}{k} = \frac{n(n-1)\cdots(n-k+1)}{k!} \frac{(n-k)!}{(n-k)!} = \frac{n!}{k!(n-k)!}$.

20. a) Distanzmatrix (oberes Dreieck): $\mathbf{D} = \begin{pmatrix} 0 & 2 & 2.24 & 2.00 & 3.16 & 4.12 \\ & 0 & 1.00 & 2.83 & 4.24 & 4.12 \\ & & 0 & 2.24 & 3.61 & 3.16 \\ & & & 0 & 1.41 & 2.24 \\ & & & & 0 & 2.24 \\ & & & & & 0 \end{pmatrix}$.

   Gruppenbildung:
   G_{23} (Taxa 2 und 3, Distanz: 1.00), G_{45} (Taxa 4 und 5, Distanz: 1.41), G_{231} (G_{23} und Taxon 1, Distanz: 2.06), G_{456} (G_{45} und Taxon 6, Distanz: 2.12), G_{231456} (G_{231} und G_{456}, Distanz: 2.98).
   b) Taxa 1 und 3 (cos-Maß: 0.9983).

21. $\mathbf{x}_5 = \begin{pmatrix} 688.128 \\ 288.358 \end{pmatrix} \approx \begin{pmatrix} 688 \\ 288 \end{pmatrix}$.

22. $\mathbf{S} = \begin{pmatrix} s_1^2 & s_{12} \\ s_{12} & s_2^2 \end{pmatrix} = \begin{pmatrix} 0.181 & 0.526 \\ 0.526 & 1.771 \end{pmatrix}$.

23. $x_1 = 4.62$, $x_2 = 2.38$.

24. a) $\mathbf{A} = \begin{pmatrix} a+b & -a \\ c & -b-c \end{pmatrix}$, $\mathbf{A_Q} = \begin{pmatrix} b & -a \\ 0 & -b-c \end{pmatrix}$, $\mathbf{A_R} = \begin{pmatrix} a+b & b \\ c & 0 \end{pmatrix}$;
    $|\mathbf{A}| = -b(a+b+c)$, $|\mathbf{A_Q}| = -b(b+c)$, $|\mathbf{A_R}| = -bc$; $Q = |\mathbf{A_Q}|/|\mathbf{A}| = (b+c)/(a+b+c)$, $R = |\mathbf{A_R}|/|\mathbf{A}| = c/(a+b+c)$.

    b) $\begin{pmatrix} Q \\ R \end{pmatrix} = \frac{1}{-b(a+b+c)} \begin{pmatrix} -b-c & a \\ -c & a+b \end{pmatrix} \cdot \begin{pmatrix} b \\ 0 \end{pmatrix} = \begin{pmatrix} \frac{b+c}{a+b+c} \\ \frac{c}{a+b+c} \end{pmatrix}$.

25. a) $|\mathbf{A}| = -23$, b) $\mathbf{A}^{-1} = \frac{1}{23} \begin{pmatrix} 14 & 19 & -8 \\ 3 & 9 & -5 \\ 10 & 7 & -9 \end{pmatrix}$ c) $\mathbf{x} = \frac{1}{23} \begin{pmatrix} 7 \\ -10 \\ -18 \end{pmatrix}$.

2 Funktionen (Abschnitt 2.6)

1. a) $y = 0.886t - 1649.6$, b) 122.4.

2. $\hat{y} = 2.20t + 7.86$, $B = 98.3\%$.

3. Wenn man die Zeit t in Jahren von 1900 rechnet, ergibt sich: $\bar{t} = 83.5$, $S_{tt} = 143$, $\bar{c} = 17.675$, $S_{tc} = -73.15$, $\hat{k} = S_{tc}/S_{tt} = -0.5115$.

4. Die Behauptung folgt unmittelbar aus $\sum \hat{y}_i = n\bar{y} + \hat{k} \sum (x_i - \bar{x})$ in Verbindung mit der Tatsache, daß die Summe rechts gleich Null ist.

5. Die zu minimierende Quadratsumme $Q(k) = \sum(y_i - kx_i)^2$ der Residuen kann wie folgt umgeformt werden:

$$\begin{aligned} Q(k) &= \sum(y_i^2 - 2kx_iy_i + k^2x_i^2) = \sum y_i^2 - 2k\sum x_iy_i + k^2\sum x_i^2 \\ &= \sum x_i^2 \left(k^2 - 2k\frac{\sum x_iy_i}{\sum x_i^2} + \frac{\sum y_i^2}{\sum x_i^2} \right) \\ &= \sum x_i^2 \left[\left(k - \frac{\sum x_iy_i}{\sum x_i^2} \right)^2 - \left(\frac{\sum x_iy_i}{\sum x_i^2} \right)^2 + \frac{\sum y_i^2}{\sum x_i^2} \right]. \end{aligned}$$

6. $\hat{G} = 0.000134 \cdot L^{2.976}$, $B = 99.9\%$.

7. a) v_m; b) $v = v_m[S]/K$; c) der Funktionsgraph ist ein Teil einer Hyperbel, der vom Nullpunkt monoton wachsend gegen die Sättigungsgerade $v = v_m$ strebt (vgl. Abb. 2.10).

8. a) $y = 1/N = (1 - at)/N_0 = kt + d$ mit $d = 1/N_0$ und $k = -ad$; $\bar{t} = 237.5$, $\bar{y} = 0.6937$, $s_t^2 = 13683.6$, $s_{ty} = -69.76$, $\hat{k} = -0.005098$, $\hat{d} = 1.9045$; $\hat{N}_0 = 1/\hat{d} = 0.5251$, $\hat{a} = -\hat{k}/\hat{d} = 0.002677$; Regressionsfunktion: $\hat{N} = 0.5251/(1 - 0.002677t)$.
b) 2000: $\hat{N}(350) = 8.328$, 2010: $\hat{N}(360) = 14.474$, 2020: $\hat{N}(370) = 55.216$, 2030: $\hat{N}(380) = -30.432$!; die Regressionsfunktion besitzt an der Stelle $t = 1/0.002577 = 373.55$ eine Unendlichkeitsstelle.
c) Erwartete N-Werte: $\hat{N}(0) = \hat{N}_0 = 0.525$, $\hat{N}(50) = 0.606$, $\hat{N}(100) = 0.717$ usw.; $S_{rr} = \sum (N - \hat{N})^2 = 0.43$. Exponentialmodell: Regressionsfunktion $\hat{N} = 0.3863\mathrm{e}^{0.006948t}$; $S_{rr} = 3.68$.

9. $y = \sqrt[3]{t/L} = kt + d$ mit $d = 1/\sqrt[3]{L^*a}$ und $k = ad/6$; $\bar{t} = 5.15$, $\bar{y} = 0.3697$, $S_{tt} = 134.03$, $S_{ty} = 1.2185$, $\hat{k} = 0.009091$, $\hat{d} = 0.3228$; $\hat{a} = 6\hat{k}/\hat{d} = 0.1690$, $\hat{L}^*\hat{a} = 1/\hat{d}^3 = 29.73$, d.h. $\hat{L}^* = 29.73/\hat{a} = 175.9$; Regressionsfunktion: $\hat{L} = 175.9(1 - \mathrm{e}^{-0.169t})$ (wegen $\hat{a}t_{\max} = 0.169 \times 12 < 2.5$ ist die im Lösungshinweis empfohlene Approximation vertretbar).

10. Parabeln (siehe Abb. A.2).

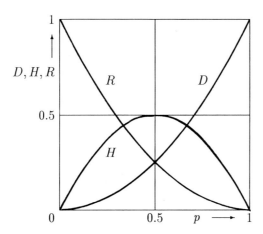

Abb. A.2. HARDY–WEINBERGsche Parabeln

11. $P = 94 - 0.25(t - 14)^2$, $t_{\max} = 14$, $P_{\max} = 94$.

12. Gleichungssystem für p_0, p_1, p_2: $p_0 + 2p_1 + 4p_2 = 0.5$, $p_0 + 5p_1 + 25p_2 = 0.8$, $p_0 + 8p_1 + 64p_2 = 0.4$; Koeffizientenmatrix $\mathbf{A}$ und deren Inverse $\mathbf{A}^{-1}$: $\mathbf{A} = \begin{pmatrix} 1 & 2 & 4 \\ 1 & 5 & 25 \\ 1 & 8 & 64 \end{pmatrix}$, $\mathbf{A}^{-1} = \frac{1}{18} \begin{pmatrix} 40 & -32 & 10 \\ -13 & 20 & -7 \\ 1 & -2 & 1 \end{pmatrix}$. Durch Multiplikation von $\mathbf{A}^{-1}$ mit der rechten Seite des Gleichungssystems ergibt sich: $p_0 = -16/180$, $p_1 = 67/180$, $p_2 = -7/180$, d.h., das quadratische Interpolationspolynom besitzt die Gleichung $p = (-16 + 67a - 7a^2)/180$. Für $a = 6$ folgt daraus der Funktionswert $p = 0.7444$.

13. $\hat{A} = 10.56\mathrm{e}^{-0.0124t}\,\mu\mathrm{Ci}$, $t_{1/2} = 56\,\mathrm{min}$.

14. $y = 347/(1 + 106.55\mathrm{e}^{-0.6429t})$, $B = 99.94\%$.

15. a) $y = 17.6 + 4.8\sin(0.524t + 1.2)$; b) y ist maximal für $0.524t + 1.2 = \pi/2$, d.h. $t = 0.7$; für $t = 0.5$ (Jänner) erhält man den Wert $y = 22.4°C$, für $t = 1.5$ (Februar) den Wert $y = 22°C$.

16. $\lg M \approx 1.56 + 0.696\sin(0.5236t - 0.0543)$.

17. $T = 10.13 - 6.74\cos(\pi t/6) - 2.16\sin(\pi t/6) = 10.13 + 7.08\sin(\pi t/6 - 1.88)$, $S_{TT} = 344.04$, $S_{rr} = 16.32$, $B = 95.26\%$.

3 Differenzengleichungen (Abschnitt 3.5)

1. 29 Tage.

2. 4 Jahre.

3. Modellgleichung: $p_{n+1} = (1 - u)p_n$; 6932 Generationen.

4. Modellgleichung $p_{n+1} = (1 - u)p_n + v(1 - p_n)$; $p^* = d/(1 - q) = v/(u + v) = 0.091$.

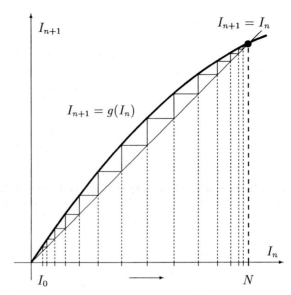

A.3. Geometrische Iteration (Aufgabe 9, Abschnitt 3.5)

5. x_n = Körpergewicht am n-ten Tag nach Beginn der Diät; Modellgleichung: $x_{n+1} = x_n - (100x_n + 5000 - 12000)/25000 = (249/250)x_n + 7/25$; Anfangsbedingung $x_0 = 100$; 102 Tage.

6. y_n = Anzahl der Erkrankten zum Zeitpunkt n; Modellgleichung $y_{n+1} = 0.75y_n + 500$; $\{y_n\}$ konvergiert monoton wachsend gegen $y^* = 2000$.

7. Charakteristische Gleichung: $\lambda^2 - 0.5\lambda - 0.5 = 0$; $\lambda_1 = 1$, $\lambda_2 = -0.5$; $p_n^m = p^* + (2/3)(p_0^m - p_0^w)(-0.5)^n$.

8. Mit $v_n = x_n - C$ geht die Modellgleichung über in $v_{n+1} = v_n - R_0 v_n(v_n + C)/C$; für kleine Werte von v_n gilt $v_{n+1} \approx v_n k$ mit $k = 1 - R_0$.

9. Siehe Abb. A.3.

10. Charakteristische Gleichung $\lambda^2 - 0.5\lambda - 0.25 = 0$; $\lambda_1 = (1 + \sqrt{5})/4 = 0.809$, $\lambda_2 = (1 - \sqrt{5})/4 = -0.309$; $\lim_{n\to\infty} f_n = 1 - \lim_{n\to\infty} y_n = 1$.

4 Differentiation und Integration (Abschnitt 4.4)

1. $\Delta r \approx dr = [-(\ln R_0)/\mu^2]\Delta\mu = -r(\Delta\mu/\mu)$; $|\Delta r/r| \approx |\Delta\mu/\mu| = 10.3\%$.

2. $x = 1.1111$, $r = \ln x = 0.1054$, $(r_0 - r)/r = -3\%$.

3. $0 \le x \le 1$: $s_0(x) = -2x + 7x^3$;
$1 \le x \le 2$: $s_1(x) = 5 + 19(x - 1) + 21(x - 1)^2 - 15(x - 1)^3 = 22 - 68x + 66x^2 - 15x^3$;
$2 \le x \le 3$: $s_2(x) = 30 + 16(x - 2) - 24(x - 2)^2 + 8(x - 2)^3 = -162 + 208x - 72x^2 + 8x^3$.

4. Vorgegebene Funktionswerte und Ableitungen: $f(-1) = -1$, $f(0) = 0$, $f(1) = 1$, $f'(-1) = f'(1) = 0$;
$-1 \leq x \leq 0$: $s_0(x) = -1 + 1.5(x+1)^2 - 0.5(x+1)^3 = 1.5x - 0.5x^3$;
$0 \leq x \leq 1$: $s_1(x) = 1.5x - 0.5x^3$.

5. $f'(I) = \frac{P_m}{I_m} e^{1-I/I_m} \left(1 - \frac{I}{I_m}\right)$ $f''(I) = -\frac{P_m}{I_m^2} e^{1-I/I_m} \left(2 - \frac{I}{I_m}\right)$; $f'(I_m) = 0$, $f''(I_m) = -P_m/I_m^2 < 0$.

6. $H'_S(p) = -\ln p + \ln(1-p)$, $H''_S(x) = -1/[p(1-p)]$; $H'_S(p) = 0 \Leftrightarrow \ln p = \ln(1-p \Leftrightarrow p = 0.5$; wegen $H''_S(0.5) = -4 < 0$ nimmt H_S für $p = 0.5$ den Maximalwert $H_S(0.5) = -0.5\ln 0.5 - 0.5\ln 0.5 = \ln 2$ an.

7. Es ist $Q'(x^*) = 2(x_1 - x^*)(-1) + 2(x_2 - x^*)(-1) + \cdots + 2(x_n - x^*)(-1) = -2(\sum x_i - nx^*) = -2n(\bar{x} - x^*)$ und $Q''(x^*) = 2n > 0$. Somit ist $\bar{x}$ die einzige lokale Minimumstelle, und es gilt $Q(x^*) > Q(\bar{x})$ für alle $x^* \neq \bar{x}$.

8. $y' = f'(x) = -xy$, $y'' = f''(x) = -y - xy' = y(-1 + x^2)$, $y^{(3)} = f^{(3)}(x) = y'(-1+x^2) + y \cdot 2x = xy(3 - x^2)$. Die Lösungen von $f''(x) = 0$ sind $x_{1,2} = \pm 1$. Wegen $f^{(3)}(x_{1,2}) \neq 0$ sind das die gesuchten Wendepunktskoordinaten.

9. $f'(t) = y^* r(y^*/y_0 - 1)e^{-rt}/[1 + (y^*/y_0 - 1)e^{-rt}]^2 > 0$ für $y^* > y_0 > 0$;
$f''(t) = y^* r(y^*/y_0 - 1)(Z/N)'$ mit $Z = e^{-rt}$ und $N = [1 + (y^*/y_0 - 1)e^{-rt}]^2$,
$f''(t) = (Z'N - ZN')/N^2$, $Z'N - ZN' = [1 - r(y^*/y_0 - 1)e^{-rt}][-re^{-rt} - r(y^*/y_0 - 1)e^{-2rt} + 2r(y^*/y_0 - 1)e^{-2rt}] = re^{-rt}[1 - r(y^*/y_0 - 1)e^{-rt}][-1 + (y^*/y_0 - 1)e^{-rt}] = 0$,
d.h. $(y^*/y_0 - 1)e^{-rt} = 1$ und $t_w = [\ln(y^*/y_0 - 1)]/r$ $(t_w > 0$ für $y^* > 2y_0)$;
Einsetzen von t_w in die Funktionsgleichung führt schließlich auf $y_w = y^*/2$.

10. $r^2 = -4Dt[\ln 4\pi Dc_0/Q_0 + \frac{3}{2}\ln t]$,
$dr^2/dt = -4D[\ln 4\pi Dc_0/Q_0 + \frac{3}{2}\ln t] - 6D = 0$, $t_{\max} = Q_0^{2/3}/[4\pi ec_0^{2/3}]$,
$d^2r^2/dt^2(t_{\max}) = -6D/t_{\max} < 0$; $r_{\max} = \sqrt{3Q_0^{2/3}/[2\pi ec_0^{2/3}]}$.

11. 0.6827.

12. Wir setzen $x_1 = -h$, $x_2 = h$, $x_{1/2} = (x_1 + x_2)/2 = 0$ sowie $f_1 = f(x_1)$, $f_2 = f(x_2)$, $f_{1/2} = f(x_{1/2})$; Ansatz für p_2: $p_2(x) = a_0 + a_1 x + a_2 x^2$; die Koeffizienten a_0, a_1 und a_2 sind aus dem Gleichungssystem $p_2(-h) = f_1$, $p_2(0) = f_{1/2}$, $p_2(h) = f_2$ zu bestimmen; man erhält: $a_0 = f_{1/2}$, $a_1 = (f_2 - f_1)/(2h)$, $a_2 = (f_1 - 2f_{1/2} + f_2)/(2h^2)$; damit folgt: $\int_{-h}^{h} p_2(\xi)d\xi = \int_{-h}^{h} (a_0 + a_1\xi + a_2\xi^2)d\xi = 2a_0 h + 2a_2 h^3/3 = 2f_{1/2}h + (f_1 - 2f_{1/2} + f_2)h/3 = (f_1 + 4f_{1/2} + f_2)h/3$ mit $h = (x_2 - x_1)/2$.

13. a) $u(x) = U'(x) = [(1 + e^{-x})^{-1}]' = (-1)(1 + e^{-x})^{-2}e^{-x}(-1) = e^{-x}/(1 + e^{-x})^2$;
b) wegen $e^{-x} > 0$ ist $u(x) > 0$; $u(-x) = e^x/(1 + e^x)^2 = e^x e^{-2x}/[(1 + e^x)^2 e^{-2x}] = e^{-x}/[(1 + e^x)e^{-x}]^2 = u(x)$;
c) wegen $U' = u$ ist U eine Stammfunktion von u, daher $\int_{-\infty}^{x} u(\xi)d\xi = U(x) - U(-\infty) = U(x)$; aus $U = 1/(1 + e^{-x})$ folgt $e^{-x} = 1 - 1/U$, d.h. $x = \ln[U/(1 - U)]$.

14. $AUC_{0-12} = \int_0^{12} 33.96(e^{-0.161t} - e^{-1.04t})dt = 33.96(-e^{-0.161t}/0.161 + e^{-1.04t}/1.04)|_0^{12} = 147.72$.

15. $L = \int_0^{2.5} 0.5 \sin(0.4\pi t) dt = 2.5/\pi \approx 0.8$ (Liter).

5 Differentialgleichungen (Abschnitt 5.5)

1. a) $V dc/dt = -vc$, $c(0) = m_0/V$, $c(t) = m_0 e^{-vt/V}/V$;
   b) $c(t) = 0.01 e^{-t/40} = 0.002$, $t = -40 \ln 0.2 \approx 64$ (min).

2. Modellgleichung $dc/dx = -kc/u$ (siehe Beispiel 5.1), $c(x) = c_0 e^{-kx/u}$, $c(x) = c_0/2$, $x = \ln 2/(k/u) = 47.9$ km.

3. $dx/dt = kx$, $x(T) = x(0)e^{kT}$, $x(T)/x(0) = e^{kt} = e^{1.2} = 3.32$.

4. a) Integration durch Trennung der Variablen: $\int dx/x = r_0 \int dt/(1 + \alpha t)$,
   $\ln x = (r_0/\alpha)\ln(1 + \alpha t) + K$, $K = \ln x_0$, $x(t) = x_0(1 + \alpha t)^{r_0/\alpha}$;
   b) $\alpha = r_0 : x(t) = x_0(1 + r_0 t)$ (lineares Wachstum); $\alpha = 0 : dx/dt = r_0 x$,
   $x(t) = x_0 e^{r_0 t}$ (exponentielles Wachstum); $\alpha = -r_0 : x(t) = x_0/(1 - r_0 t)$
   (hyperbolisches Wachstum mit der Unendlichkeitsstelle $t = 1/r_0$).

5. Integration durch Trennung der Variablen: $\int dx/x = r_0 \int e^{-\alpha t} dt$, $\ln x = -(r_0/\alpha)e^{-\alpha t} + K$, $K = \ln x_0 + (r_0/\alpha)$, $x(t) = \exp(\ln x_0 + (r_0/\alpha)(1 - e^{-\alpha t}) = x_0 \exp((r_0/\alpha)(1 - e^{-\alpha t})$.

6. a) $x_h = K e^{rt}$, $x_p = h/r$, $x(t) = x_h + x_p = K e^{rt} + h/r$ mit $K = x_0 - h/r$,
   $x(t) = 500 e^{0.2t} + 500$;
   b) $x(t) = 2x_0 = 2000$, $t = (\ln 3)/0.2 = 5.49$ Wochen;
   c) Population stirbt aus, wenn $(dx/dt)/x = r(x - h/r) = (rx_0 - h)e^{rt} < 0$,
   d.h., wenn $h > rx_0$ ist, $h^* = rx_0$;
   d) $x(t) = -250 e^{0.2t} + 1250 = 0$, $t = (\ln 5)/0.2 = 8.05$ Wochen.

7. a) Integration durch Trennung der Variablen:
   $\int dI/[I(N - I)] = (1/N) \int [1/I + 1/(N - I)]dI = \beta \int dt$,
   $(1/N)[\ln I - \ln(N - I)] = \beta t + K$, $K = (1/N)[\ln I_0 - \ln(N - I_0)]$,
   $\ln(N/I - 1) = -N\beta t + \ln(N/I_0 - 1)$, $N/I - 1 = (N/I_0 - 1)e^{-N\beta t}$,
   $I(t) = N/[1 + (N/I_0 - 1)e^{-N\beta t}]$.
   b) Aus der Differentialgleichung ergibt sich durch Differentiation:
   $dy/dt = d^2 I/dt^2 = \beta[(dI/dt)(N - I) - I(dI/dt)] = \beta(dI/dt)(N - 2I) = 0$
   d.h. $I = N/2$; $N/[1 + (N/I_0 - 1)e^{-N\beta t}] = N/2$, $t_{\max} = 1/(N\beta)\ln(N/I_0 - 1)$;
   wegen $d^2 y/dt^2 = d^3 I/dt^3 = \beta[(d^2 I/dt^2)(N - 2I) - 2(dI/dt)] =$
   $\beta(dI/dt)[\beta(N - 2I)^2 - 2] = \beta^2 I(N - I)[\beta(N - 2I)^2 - 2]$
   und $d^3 I/dt^3(N/2) = -N^2\beta^2/2 < 0$ ist $t_{\max}$ eine Maximumstelle von y.

8. a) $r_h = K e^{-mt}$, $r_p = r_0(1 - x/C)$, $r(t) = K e^{-mt} + r_0(1 - x/C)$
   mit $K = [r_1 - r_0(1 - x/C)]e^{mt_1}$ d.h. $r(t) = (r_1 - r^*)e^{-m(t-t_1)} + r^*$
   mit $r^* = r_0(1 - x/C)$; wegen $\lim e^{-m(t-t_1)} = 0$ für $t \to \infty$,
   ist $\lim r(t) = r^*$ für $t \to \infty$;
   b) analog zu a) findet man $r(t) = (r^* - r_\infty)e^{-mt} + r_\infty$
   mit $r_\infty = r^*[1 - (x + \Delta x)/C]$, d.h.

$r(t) = r^*(x + \Delta x)e^{-mt}/C + r^*[1 - (x + \Delta x)/C] \to r^*$
für $t \to \infty$.

9. a) $p_{n+1} = p_n[p_n(1 - s) + 1 - p_n]/\Phi(p_n) = p_n(1 - sp_n)/\Phi(p_n)$
mit $\Phi(p_n) = (1 - s)^2 p_n^2 + 2p_n(1 - p_n) + (1 - p_n)^2 = 1 - sp_n^2$;
$\Delta p/\Delta t = (p_{n+1} - p_n)/1 = -sp_n^2(1 - p_n)/(1 - sp_n^2) \approx -sp_n^2(1 - p_n)$;
b) Lösung der Differentialgleichung durch Trennung der Variablen:
$dp/[p^2(1 - p)] = [1/(1 - p) + 1/p + 1/p^2]dp = -sdt$,
$\int [1/(1 - p) + 1/p + 1/p^2]dp = -s \int dt$,
$-\ln(1 - p) + \ln p - 1/p = -st + K = -0.2t + K$
mit $K = -\ln 0.7 + \ln 0.3 - 10/3 = -4.181$,
$t(p) = -20.9 + 5\ln(1 - p) - 5\ln p + 5/p$, $t(0.1) = 40.1$.

10. Wenn man die Differentialgleichungen addiert, folgt
$dx_1/dt + dx_2/dt = -f_1 x_1$; Integration von $t = 0$ bis $t = \infty$ ergibt links
$\int_0^\infty (dx_1/dt + dx_2/dt)dt = x_1(\infty) - x_2(\infty) - x_1(0) + x_2(0) = -I_1$;
daher ist die gesuchte Fläche: $\int_0^\infty x_1 dt = I_1/f_1$.

11. a) $\partial f_1/\partial x_1(x_1^*, x_2^*) = 0$, $\partial f_1/\partial x_2(x_1^*, x_2^*) = -\alpha_{12}x_1^*$, $\partial f_2/\partial x_1(x_1^*, x_2^*) = \alpha_{21}x_2^*$,
$\partial f_2/\partial x_2(x_1^*, x_2^*) = 0$; an der Stelle (x_1^*, x_2^*) linearisiertes System für die Abweichungen $\xi_1 = x_1 - x_1^*$, $\xi_2 = x_2 - x_2^*$: $d\xi_1/dt = -\alpha_{12}x_1^*\xi_2$, $d\xi_2/dt = \alpha_{21}x_2^*\xi_1$;
Einsetzen von $\xi_1 = (d\xi_2/dt)/(\alpha_{21}x_2^*$ in die erste Gleichung ergibt
$d^2\xi_2/dt^2 + a_1 a_2 \xi_2 = 0$, $\xi_2(t) = r\sin(\omega t + \varphi_0)$ mit $\omega = \sqrt{a_1 a_2}$
(r und φ_0 sind aus den Anfangswerten $\xi_2(0) = r\sin\varphi_0$ und
$\xi_2'(0) = \alpha_{21}x_2^*\xi_1(0) = r\omega\cos\varphi_0$ zu berechnen),
$x_1(t) = r\omega\cos(\omega t + \varphi_0)/(\alpha_{21}x_2^*)$;
b) x_1 und x_2 führen sinusförmige Schwingungen um x_1^* bzw. x_2^* mit der Periode $T = 2\pi/\omega$ aus, daher sind die Zeitmittelwerte (über eine Periode) der Abweichungen von den Gleichgewichtswerten gleich Null.

12. $\partial f_1/\partial x_1(x_1^*, x_2^*) = -\epsilon$ mit $\epsilon = r_1(\alpha_{12}C_2/C_1 - 1) > 0$,
$\partial f_1/\partial x_2(x_1^*, x_2^*) = 0$, $\partial f_2/\partial x_1(x_1^*, x_2^*) = -r_2\alpha_{21} < 0$,
$\partial f_2/\partial x_2(x_1^*, x_2^*) = -r_2 < 0$; an der Stelle $x_1^* = 0$, $x_2^* = C_2^*$ linearisiertes System für die Abweichungen $\xi_1 = x_1$, $\xi_2 = x_2 - C_2^*$:
$d\xi_1/dt = -\epsilon\xi_1$, $d\xi_2/dt = -r_2\alpha_{21}\xi_1 - r_2\xi_2$;
Lösungen: $\xi_1(t) = \xi_1(0)e^{-\epsilon t} \to 0$ für $t \to \infty$,
$\xi_2(t) = \xi_2(0)e^{-r_2 t} + r_2\alpha_{21}\xi_1(0)(e^{-\epsilon t} - e^{-r_2 t})/(\epsilon - r_2) \to 0$ für $t \to \infty$ ($\epsilon \neq r_2$).

Literatur

Einführende Mathematik-Lehrbücher:

Ade, H., Schell, H.: Numerische Mathematik. Stuttgart: Klett 1975.

Bach, G.: Mathematik für Biowissenschaftler. Stuttgart: G. Fischer 1989.

Batschelet, E.: Einführung in die Mathematik für Biologen. Berlin - Heidelberg - New York: Springer 1980.

DeSapio, R.: Calculus for the Life Sciences. San Francisco: Freeman 1978.

Dürr, R., Ziegenbalg, J.: Dynamische Prozesse und ihre Mathematisierung durch Differenzengleichungen. Paderborn: Schöningh 1984.

Fuchs, G.: Mathematik für Mediziner und Biologen. Berlin - Heidelberg - New York: 1979.

Olinick, M.: An Introduction to Mathematical Models in the Social and Life Sciences. Reading: Addison-Wesley 1978.

Precht, M., Kraft, R., Voit, K.: Mathematik 1, 2 für Nichtmathematiker. München - Wien: Oldenbourg 1994.

Riede, A.: Mathematik für Biologen. Braunschweig - Wiesbaden: Vieweg 1993.

Weiterführende Mathematik-Lehrbücher:

Brauer, F., Nohel, J. A.: The qualitative theory of ordinary differential equations. New York: Dover 1989.

Braun, M.: Differentialgleichungen und ihre Anwendungen. Berlin - Heidelberg - New York: Springer 1979.

Hadeler, K. P.: Mathematik für Biologen. Berlin - Heidelberg - New York: Springer 1974.

James, M. L., Smith, G. M., Wolford, J. C.: Applied Numerical Methods for Digital Computation. New York: HarperCollins 1993.

Ludwig, R.: Methoden der Fehler- und Ausgleichsrechnung. Braunschweig: Vieweg 1969.

Neunzert, H. (Hrsg.): Analysis 1, 2. Ein Lehr- und Arbeitsbuch für Anfänger. Berlin - Heidelberg - New York: Springer 1980.

Oelschlägel, D., Matthäus, W.-G.: Numerische Methoden. Leipzig: Teubner 1974.

Rommelfanger, H.: Differenzengleichungen. Mannheim: Bibliographisches Institut 1986.

Bücher über mathematische Modellbildung:

Banks, R. B.: Growth and Diffusion Phenomena. Berlin - Heidelberg - New York: Springer 1991.

Bossel, H.: Simulation dynamischer Systeme. Braunschweig - Wiesbaden: Vieweg 1989.

Braun, M., Coleman, C. S., Drew, D. A. (Hrsg.): Differential Equation Models. Berlin - Heidelberg - New York: Springer 1983.

Brown, D., Rothery, P.: Models in Biology. Chichester - New York: Wiley 1993.

Doucet, P., Sloep, P. B.: Mathematical Modelling in the Life Sciences. New York - London: Horwood 1992.

Edelstein-Keshet, L.: Mathematical Models in Biology. New York - Toronto: Random House/Birkhäuser 1988.

Eisen, M.: Mathematical Methods and Models in the Biological Sciences. Englewood Cliffs: Prentice-Hall 1988.

Hofbauer, J., Sigmund, K.: Evolutionstheorie und dynamische Systeme. Berlin - Hamburg: Parey 1984.

Hoppensteadt, F. C., Peskin, C. S.: Mathematics in Medicine and the Life Sciences. Berlin - Heidelberg - New York: Springer 1991.

Jorgensen, S. E.: Fundamentals of Ecological Modelling. Amsterdam: Elsevier 1988.

Lotka, A. J.: Elements of Mathematical Biology. New York: Dover 1956.

Marcus-Roberts, H., Thompson, M. (Hrsg.): Life Science Models. Berlin - Heidelberg - New York: Springer 1983.

Murray, J. D.: Mathematical Biology. Berlin - Heidelberg - New York: Springer 1990.

Nöbauer, W., Timischl, W.: Mathematische Modelle in der Biologie. Braunschweig: Vieweg 1979.

North, G. R.: Introduction to simple climate models. In: Diaz, J.-I., Lions, J.-L. (Hrsg.): Mathematics, Climate and Environment. Paris: Masson 1993.

Okubo, A.: Diffusion and Ecological Problems: Mathematical Models. Berlin - Heidelberg - New York: Springer 1980.

Richter, O.: Simulation des Verhaltens ökologischer Systeme. Weinheim: VCH 1985.

Schmidt, B.: Systemanalyse und Modellaufbau. Berlin - Heidelberg - New York: Springer 1985.

Smith, J. M.: Mathematical Ideas in Biology. Cambridge: Cambridge University Press 1971.

Smith, J. M.: Models in Ecology. Cambridge: Cambridge University Press 1975.

Weitere Literaturhinweise:

Batschelet, E., Brand, L. Steiner, A.: On the kinetics of lead in the human body. J. Math. Biol. 8, 15-23 (1979).

Beier, W.: Einführung in die theoretische Biophysik. Stuttgart: G. Fischer 1965.

Bernoulli, D.: Essai d'une nouvelle analyse de la mortalité causée par la petite Vérole, et des avantages de l'Inoculation pour la prévenir. Mém. Math. Phys. Acad. Roy. Sci. 1 (1766).

Bertalanffy, L.v., Beier, W., Laue, R.: Biophysik des Fließgleichgewichts. Braunschweig: Vieweg 1977.

Dieren, W. v. (Hrsg.): Mit der Natur rechnen. Der neue Club-of-Rome-Bericht. Basel - Boston - Berlin: Birkhäuser 1995.

Gause, G. F.: Struggle for Existence. New York: Dover 1971.

Gibaldi, M., Perrier, D.: Pharmacokinetics. New York: Dekker 1975.

Jischa, M. F.: Herausforderung Zukunft. Technischer Fortschritt und ökologische Perspektiven. Heidelberg: Spektrum d. Wiss. 1993.

Li, C. C.: First Course in Population Genetics. Pacific Grove: Boxwood 1976.

Lindsay, R. B., Margenau, H.: Foundation of Physics. New York: Dover 1957.

Odum, E. P.: Prinzipien der Ökologie. Heidelberg: Spektrum d. Wiss. 1991.

Peitgen, H.-O., Jürgens, H., Saupe, D.: Fractals for the Classroom. Berlin - Heidelberg - New York: Springer 1992.

Pielou, E. C.: Mathematical Ecology. New York: Wiley 1977.

Pielou, E. C.: The Interpretation of Ecological Data. New York - Chichester: Wiley 1984.

Roughgarden, J.: Theory of Population Genetics and Evolutionary Ecology. New York: Macmillan 1979.

Thornley, J. H. M.: Mathematical Models in Plant Physiology. London - New York - San Francisco: Academic Press 1976.

Timischl, W.: Biostatistik. Wien - New York: Springer 1990.

Wilson, E. O., Bossert, W. H.: Einführung in die Populationsbiologie. Berlin - Heidelberg - New York: Springer 1973.

Wissel, Ch.: Theoretische Ökologie. Berlin - Heidelberg - New York: Springer 1989.

Sachverzeichnis

Ableitung, erste 123, 146
    der Exponentialfunktion 130
    der Potenzfunktion 130
    der Sinusfunktion 131
    der Summe 132
    der Umkehrfunktion 131
    des Produkts 133
    des Quotienten 134
    n-te 148
    partielle 193
    Richtungs- 128
    zusammengesetzter Funktionen 135
    zweite 146
Ableitungsfunktion 123
Abstand, euklidischer 28
    Mahalanobis- 43
Ähnlichkeitsmaß 33
Albinismus 46
Allometrie 62
Altersverteilung, stabile 111
Änderungsrate, mittlere 127
    momentane 127
Anfangswertproblem 172
Anstieg, einer Funktion 123
    einer Geraden 55
    mittlerer 123
Approximation, diskrete 136
    lineare 124, 137
    lokale 137
    quadratische 147
arcus tangens 89
Areal-Arten-Funktion 63
Artenmannigfaltigkeit 47
asymptotisch für $n \to \infty$ 111
Ausgleichskurve 52
Auslöschung 18

Bateman-Funktion 138, 190

Bernoulli-Modell 180
Bestimmtheitsmaß 60
Betrag 10
Binomialkoeffizient 13
Biogeographie 63
Blei, Verteilungsmodell 40
Blockdiagramm 1
Blutgruppen, AB0- 1
    MN- 46
Bogenmaß 16
BSB_5-Modell 177

C^{14}-Methode 48
Cramersche Regel 38

Defektgen 48, 105
Definitionsmenge 52
    -lücke 114
demografischer Übergang 197
Dendrogramm 31
Determinante, zweireihige 29
    Koeffizienten- 38
Dezibel (dB) 15, 83
Diagonalmatrix 34
Differential 126
Differentialgleichung 155
    allgemeine Lösung 172
    des harmonischen Oszillators 182
    erster Ordnung 169
    linear-homogene, inhomogene 169
    nichtlineare 169
    partikuläre Lösung 175
    zweiter Ordnung 171
Differentialgleichungssystem,
    autonomes 190
    linearisiertes 193
Differentialquotient 115, 123
    als Änderungsrate 127

als Tangentenanstieg 123
als Sensitivitätsmaß 125
Differenzengleichungen 99
    erster, zweiter Ordnung 100
    lineare erster Ordnung 102
    Systeme von linearen 100, 108
Differenzenquotient 55, 114, 123
Diffusion 78, 128
Distanzmatrix 28
Dosis-Wirkungs-Kurve 84
DuBois, Formel von 11
Durchschnitte, gleitende 6

Einheitsmatrix 34
Element, einer Matrix 27
    Hauptdiagonal- 38
    Nebendiagonal- 38
Epidemie, MKS- 6
    Modell der einfachen 198
Euler, Polygonzugverfahren von 195
Exponentialfunktionen 71
    natürliche, allgemeine 72
Exponentialverteilung 162
Extrapolation, lineare 55
Extremwerte, lokale 154

Fakultät 25
Fehler, absoluter, relativer 17
    mittlerer, Standard- 5
    systematischer, zufälliger 4
Fehlerfortpflanzung 18
Fertilitätsrate 144
Ficksches Gesetz 128
Fitness, mittlere 22
Fixpunkt 116
Flächendiagramm 2
Folge, alternierende 101
    arithmetische 102
    beschränkte 110
    divergente 110
    Fibonacci- 99, 107
    geometrische 101
    konstante Lösungs- 116
    konvergente 109
    Null- 109
    rekursiv definierte 99, 112

Fourieranalyse, numerische 91
Fremdstoffverteilung in
    Fließgewässer 168
Frequenz 85
    Grund- 91
    Kreis- 86
Funktion, allometrische 62
    differenzierbare 123
    diskrete 53
    Exponential- 72
    gebrochene lineare 68
    Grenzwert einer 113
    integrierbare 158
    konvexe 147
    Kosinus- 87
    Logarithmus- 82
    logistische 79, 180
    Potenz- 61
    Regressions- 52
    Sinus- 86
    stetige 114
    Tangens- 87
Funktionsgleichung, -graph 53
    -polygon 54

Gauß–Jordansches
    Eliminationsverfahren 41
Gebäralter, mittleres 145
Geburtenkohorte 8
Gegenkathete 15
Gen-, Genotyphäufigkeit 2
Gerade, Anstieg 55
    Nullpunkts- 61, 92
    Regressions- 59
    y-Achsenabschnitt 56
Geradengleichung, Hauptform 56
    Punkt-Richtungsform 56
    Zwei-Punktform 55
Glättung einer Zeitreihe 6
Gleichgewichtspunkt 116, 191
    abstoßender, anziehender 116
    asymptotisch stabiler 194
    instabiler 195
    stabiler 192
Gleichgewichtswert,

exponentielle Annäherung 76
Gleichung, algebraische 20
    charakteristische 107, 187
    Exponential- 23
    logistische 178, 188
    quadratische 21
    transzendente 23
Gleichungssystem, lineares 36
    nichtlineares 44
    schlecht konditioniertes 39
Gleitpunktdarstellung 17
Glockenkurve 129, 165
Glukose-Infusion 175
Gradient 128
Grenzwert, von Folgen 109
    von Funktionen 114
Grundintegrale 160

Halbwertszeit 74
Hardy–Weinberg-Gleichgewicht 11
Häufigkeit, absolute, relative 1
    Gen-, Genotyp- 2
Häufigkeitspolygon 54
    -verteilung 53
Hauptsatz der Differential- und Inte-
    gralrechnung 159
Histogramm 53
Höhenformel, barometrische 48
Hyperbel 68
Hypothenuse 15

Integral, bestimmtes 157
    einer Summe 161
    -mittelwert 158
    unbestimmtes 159
    uneigentliches 161
Integrand 158
Integration, durch Substitution 163
    numerische 159
    partielle 162
Integrationsgrenzen 158
    -konstante 160
    -variable 158
Interpolation, lineare 55
    mit kubischen Splines 151
Intervall, abgeschlossenes, offenes 11

-skala 3
Inverse Matrix 42
Iteration, algebraische 101
    geometrische 117

Kapazität des Lebensraumes 21
Keplersche Faßregel 166
Kettenregel 135
Klassifikation, numerische 31
Kleinste-Quadrat-Schätzung 58
Klimamodell 141
Koeffizientenmatrix 36
Kohortentafel 143
Kombinationen 25
Kompartmentmodellierung 170
Komposition von Funktionen 135
Konkurrenz, inter-, intraspezifische 44
Konstante, additive 132
    multiplikative 134
konvex, nach unten, nach oben 69, 147
Konvexität 147
Koordinatensystem, rechtwinkeliges 51
Korrelationskoeffizient 33, 60
Kosinus 16
    -funktion, -zeiger 87
Kovarianz 35, 59
Krümmung 146
Kurve, Ausgleichs- 52
    Glocken- 129
    Links-, Rechts- 70, 148
    logistische 79, 180
Kurvenanpassung an
    periodische Daten 89

Lambert–Beersches Gesetz 74, 163
Lautstärke 15, 83
Lebenserwartung, mittlere 9
Lebensrate 8
Leslie-Matrix 49
    -Modell 99, 108, 111
Limes 109
Lincoln-Index 154
Linearfaktoren 21
Linearisierung durch
    log/log-Transformation 64
    log-Transformation 75

Reziproktransformation 69, 93
Linearisierung von
  Differenzengleichungen 118
  Differentialgleichungssystemen 192
Logarithmus 14
  -funktion 82
  Rechengesetze 15
logistische Funktion 79, 167, 180
logit 167
Lotka–Volterra-(Räuber-Beute-)
  Modell 191, 199

Mahalanobis-Distanz 43
Malthus 96
Matrix, Einheits- 34
  Element einer 27
  Determinante einer 38
  Diagonal- 34
  inverse 41
  Koeffizienten- 36
  Kovarianz- 35
  $n \times p$- 27
  quadratische 27
  symmetrische 29
  transponierte 29
Matrizen, Addition von 29
  Gleichheit von 28
  Produkt von 34
Maximum, lokales 154
Maximum-Likelihood-Methode 154
Median 3
Merkmal, metrisches 3
  nominales 1
  ordinales 3
Merkmalsraum 27
Methode der
  elementaren Abstraktion 168
  kleinsten Quadrate 58
  Trennung der Variablen 173
  Variation der Konstanten 176
Michaelis-Konstante 93
Minimum, lokales 154
Mittelwert, arithmetischer 4
  Integral- 158
Modellbildung 19

auf diskreten Zeitskalen 96
  mit Differentialgleichungen 168
monoton fallend, wachsend 101
Mortalität 143
Multiplikationsformel 24
Mutation 121

Näherungsparabel 146
Nettoreproduktionsrate 145, 164
Newtonsches Gesetz 78, 133
Newton-Verfahren 139, 165
Nullphasenwinkel 84
Nullstellen 70
  Bestimmung von 138
numerisch instabil 19

ordinales Merkmal 3
Ordnungssymbol o 125

Parabel, -scheitel, -achse 69
  Näherungs- 146
Parallelogrammethode 88
partielle Ableitung 193
Pascalsches Dreieck 13
Periode 85
Permutation 25
Pharmakon, Verteilungsmodell 170
Phasenebene 183
Phasenkurve 183, 191
Photosyntheserate 48, 68, 124, 164,
  165
Pockenimpfung 180
Polstelle 66
Polygonzugverfahren von Euler 195
Polynom, kubisches 151
  Näherungs- 146
  quadratisches 21, 69, 94, 147
  Taylor- 148
  trigonometrisches 91, 95
  vom Grade n 137
Potenzfunktion 61
  -gesetze 11
  -regel 130
Prinzip der ersten Näherung 192
Produktregel 123
proportional, direkt 63

indirekt 66

quadratische Ergänzung 22
Quotientenregel 134

Rangmerkmal 3
Räuber-Beute-Modell 184, 191
Reaktion, bimolekulare 68
Regression, durch den Nullpunkt 61
   nichtlineare 65
   Problemstellung 57
Regressionsfunktion 52
   -gerade 59
Reihe, geometrische 102
Reizschwelle 15, 83
Residuen 58
Restglied (Lagrange) 148
Rückfangmethode 26
Runden 17

Sauerstoffhaushalt in
   Fließgewässer 176
Schadstoffausbreitung 166
Schaefersches Modell 21, 71, 133
Schutzstellen 18
Schwellendosis 84
Schwingung 85
   dominante 91
   gedämpfte 188
   harmonische 182
   sinusförmige 86
Schwingungsamplitude 86
   -gleichung 171, 186
Sekantenverfahren 141, 142
Selbstbefruchtung 97, 103
Selektion, totale 105
Selektionsmodell von
   Fisher und Wright 22, 119, 198
Signum 10
Shannon-Index 47, 165
Sichelzell-Anämie 120
signifikante Ziffern 17
singulärer Punkt 183, 191
Sinus 16
   -funktion 85
   -funktion, allgemeine 86

-zeiger 87
Skala, metrische, ordinale 3
   nominale 1
Skalarprodukt 32
Spline, kubischer 152
Stabdiagramm 1, 53
Stabilitätsbedingung 118
Stammfunktion 159
Standardabweichung, -fehler 5
Sterberate, altersspezifische 16
Sterbetafel, -funktionen 10
Sterile Insektentechnik,
   Modell 19, 112, 118
Streckendiagramm 2
streng monoton wachsend, fallend 138
Streudiagramm 51
Substitutionsmethode 36
Summenregel 132
Summenzeichen 4
Systeminput, -output 126

Tangens 16
   -funktion 87
Tangentenapproximation 124
   -problem 114, 123
taxonomische Einheit 28
Taylorpolynom 148
Transformation, linearisierende 65
   log- 75
   log/log- 64
   Reziprok- 69
Trapezregel 156
Trennung der Variablen 173
Tsetsefliegen 8, 144

Umkehrfunktion 131
Unbestimmtheitsstelle 114, 163
Unendlichkeitsstelle 66, 114
Ungleichung 20
   quadratische 23
Unstetigkeitsstelle 114

Variable, abhängige, unabhängige 52
   diskrete, kontinuierliche 53
Varianz 5, 12
Variation der Konstanten 176

Variolation 180
Vektor, Spalten-, Zeilen- 27
Veränderung, bestandsproportionale 72
Vererbung, geschlechtsgebundene 121
Verdopplungszeit 24, 74
Verhältnisskala 3
Volterrasches Konkurrenzmodell 45, 193,
        195, 199

Wachstum, altersabhängiges 98
    geometrisches 96
    hyperbolisches 93, 197
    dichtereguliertes 97
    lineares 102
    logistisches 79
Wachstumsfaktor, dominanter 111
Wachstumsfunktion von Gompertz 197
Wachstumskurve, S-förmige 79
Wachstumsrate 62
        Pro-Kopf- 56
Wärmeproduktion 62
Weber–Fechnersche Formel 15, 84, 134
Wendepunkt, -tangente 154
Wertemenge 52
        -tabelle 51
Winkelgeschwindigkeit 84

Zahlenfolge 96
        -gerade 10
Zeigermodell 84
Zentroid 30, 59
        -methode 31
Zerfallsgesetz, radioaktives 74
Zielgröße 75
Zuwachsrate, natürliche 21

SpringerBiologie

Werner Timischl

Biostatistik

Eine Einführung für Biologen

1990. 53 Abbildungen. VIII, 218 Seiten.
Broschiert DM 51,–, öS 360,–. Hörerpreis: öS 288,–
ISBN 3-211-82218-6

Das Buch vermittelt ein statistisches Basiswissen für Biologen: Beschreibung eindimensionaler Stichproben, deskriptive Korrelations- und Regressionsrechnung, Parameterschätzung und Signifikanztests sowie ausgewählte Testverfahren. Die zahlreichen durchgerechneten Beispiele im Text und die Aufgaben (mit Lösungen im Anhang) verleihen der „Biostatistik" den Charakter eines Arbeitsbuches, das sich auch zum Selbststudium eignet.

SpringerMedizin

Adolf F. Fercher

Medizinische Physik

Physik für Mediziner, Pharmazeuten und Biologen

1992. 676 Abbildungen. XXVI, 919 Seiten.
Broschiert DM 78,–, öS 546,–
ISBN 3-211-82371-9

Das Buch führt in die physikalischen Grundlagen der medizinischen Physik ein. Die reine Physik wird systematisch dargestellt; die Physik der Körperfunktionen, der medizinisch-physikalischen Meß- und Behandlungsverfahren der Klinik, der Wechselwirkung der verschiedenen physikalischen Größen mit dem Körper und der Unfallverhütung wird überwiegend in Form von Beispielen präsentiert.

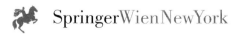 SpringerWienNewYork

P.O.Box 89, A-1201 Wien • New York, NY 10010, 175 Fifth Avenue
Heidelberger Platz 3, D-14197 Berlin • Tokyo 113, 3-13, Hongo 3-chome, Bunkyo-ku

Springer-Verlag
und Umwelt